消化性溃疡合理用药与饮食调养

主　编

尹国有

副主编

李合国　郭　敏　谢　进

编著者

尹国有　李合国　李　广

韩振宏　尹淑颖　蒋时红

郭　敏　徐心阔　饶　洪

陈玲曾　谢　进　蔡小平

金盾出版社

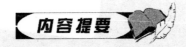

内容提要

本书以问答的形式,简要介绍了消化性溃疡的基础知识;详细阐述了消化性溃疡的西药治疗、中药治疗及饮食调养。其文字通俗易懂,内容科学实用,可作为消化性溃疡患者家庭治疗和自我调养康复的常备用书,也可供基层医务人员和广大群众阅读参考。

图书在版编目(CIP)数据

消化性溃疡合理用药与饮食调养/尹国有主编. — 北京:金盾出版社,2016.8

ISBN 978-7-5186-0922-2

Ⅰ.①消… Ⅱ.①尹… Ⅲ.①消化性溃疡—用药法—问题解答②消化性溃疡—食物疗法—问题解答 Ⅳ.① R975-44 ②R573.1-44

中国版本图书馆 CIP 数据核字(2016)第 097388 号

金盾出版社出版、总发行

北京太平路 5 号(地铁万寿路站往南)

邮政编码:100036 电话:68214039 83219215

传真:68276683 网址:www.jdcbs.cn

封面印刷:北京印刷一厂

正文印刷:北京万博诚印刷有限公司

装订:北京万博诚印刷有限公司

各地新华书店经销

开本:850×1168 1/32 印张:8.5 字数:205 千字

2016 年 8 月第 1 版第 1 次印刷

印数:1~3 000 册 定价:26.00 元

(凡购买金盾出版社的图书,如有缺页、
倒页、脱页者,本社发行部负责调换)

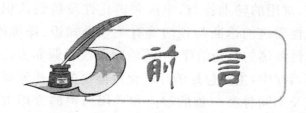

前　言

　　消化性溃疡主要是指发生在胃和十二指肠的慢性溃疡，即胃溃疡和十二指肠溃疡，因溃疡的形成与胃酸/胃蛋白酶的消化作用有关而得名。消化性溃疡是一种临床常见病、多发病，约10％的人一生中患过此病。临床上十二指肠溃疡较胃溃疡多见，两者之比约为3∶1。消化性溃疡以上腹部疼痛为主要症状，具有病程较长、愈后容易复发等特点，可引发出血、穿孔、癌变、幽门梗阻等并发症，严重威胁着人们的健康和生活质量。在消化性溃疡的治疗中，除保持良好的心态、稳定的情绪和规律化的生活起居外，药物治疗是首选，合理饮食是最重要的自我调养方法，而在这一过程中患者及其家属的参与显得尤为重要。为了普及医学知识，增强人们的自我保健意识，让广大读者在正确认识消化性溃疡的基础上，合理地选用药物治疗消化性溃疡，恰当地运用饮食调养消化性溃疡，我们组织编写了《消化性溃疡合理用药与饮食调养》一书。

　　本书以消化性溃疡的中西医治疗用药和饮食调养为重点，采用问答的形式，系统地介绍了消化性溃疡的防治知识，认真细致地解答了广大消化性溃疡患者在寻求运用药物治疗和饮食调养过程中可能遇到的各种问题，力求让广大读者看得懂、用得上。书中从正确认识消化性溃疡开始,简要介绍了消化性溃疡的概念、发病原因、临床表现、常用的辅助检查、中医对消化性溃疡的认识,以及消化性溃疡的诊断与预防等有关基础知识;详细阐述了消化性溃疡的西药治疗、中药治疗及饮食调养方法等。在西药治疗中,主要包括治疗消化性溃疡的选药原则、注意事项及不同种类药物的特点和常用药物的应用方法、不良反应等;在中药治疗中,主要包括常用的单味中药、方剂,辨证选方用药、中成药、单方、验方等;在饮食调养中,主要包括饮食调养的原则、常用的粥类食疗方、菜肴类食疗方、汤羹类食疗方及适宜于不同体质、不同证型患者的食疗药膳等。

书中文字通俗易懂,内容科学实用,对所选用的西药、中药及食疗方的功能、适应证,以及应用方法叙述详尽,可作为消化性溃疡患者家庭治疗和自我调养康复的常备用书,也可供基层医务人员和广大群众阅读参考。

需要说明的是:由于疾病是复杂多样、千变万化的,加之消化性溃疡患者个体差异和病情轻重不一,在应用本书中介绍的西药、中药及食疗方治疗调养消化性溃疡时,一定要先咨询医生,切不可自作主张、生搬硬套地"对号入座",以免引发不良事件。

在本书的编写过程中,参考了许多公开发表的著作,在此一并向有关作者表示衷心的感谢。由于我们水平有限,书中不当之处欢迎广大读者批评指正。

尹国有

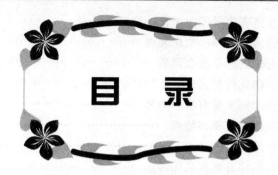

目 录

一、正确认识消化性溃疡

二、西药治疗消化性溃疡

三、中药治疗消化性溃疡

四、消化性溃疡的饮食调养

一、正确认识消化性溃疡

1. 胃在人体什么部位，其形态如何

　　胃界于食管末端与十二指肠之间，是消化管最宽的部分，是一个囊状器官，与食管相连的近侧端较膨大，而向十二指肠移行的远端则逐渐缩窄（图 1）。胃位于上腹部相当左季肋区和腹上区，其长轴呈斜位，自左后上方斜向右前下方。胃有出、入两个口，前、后两个壁及凹、凸两个缘，其与腹段食管相连处称为贲门，与近段十二指肠相连处为幽门。贲门处在形态上未形成明显的括约肌结构，但该处压力较胃内及食管内明显增高，在功能上起着括约肌的作用，所以称之为食管下端括约肌，可防止胃内容物

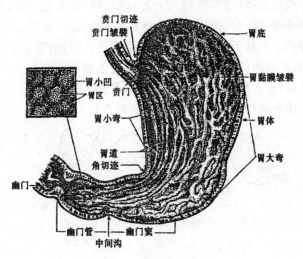

贲门切迹
贲门皱襞
胃底
胃小凹
胃区　　贲门
胃黏膜皱襞
胃小弯
胃体
胃道
角切迹
胃大弯
幽门
幽门管　　幽门窦
中间沟

图 1　胃的形态及分部

反流食管,如该处压力下降,可引起胃食管反流性疾病;幽门是胃的出口,胃在幽门处的中层环形肌特别厚,形成幽门括约肌,有延缓胃内容物排出的作用。胃的前壁朝向前上方,后壁朝向后下方。前后壁向上互相移行一条较短的凹缘,称为胃小弯,有时在小弯近幽门侧出现一个角状弯曲,称角切迹。前、后壁向下互相移行成较长的凸缘,称为胃大弯,长度为胃小弯的4～5倍,是腹段食管左缘的直接延续,自贲门开始就突然以锐角向左后上方作弓状弯曲,随后自左向右逐渐续于幽门下缘;食管与大弯之间所夹的锐角称贲门切迹,胃大弯与大网膜相连,因而活动范围较大。

　　正常人胃的形状、大小和位置因人的体型、体位、胃的充盈程度和胃的张力而异,也可因年龄、性别而不同。胃充盈时大部分位于左季肋部,小部分位于上腹部。如在站立位时用造影剂硫酸钡充填做 X 线观察,胃可分为角型胃、钩型胃、瀑布型胃、长型胃(图2)。角型胃的位置较高,胃底和胃体几乎成横位,整个胃上宽下窄,胃角钝,呈牛角形,多见于矮胖者;钩型胃胃底或胃体斜向右下或垂直,幽门部转向右上方,形似钩,角切迹明显,胃下极达髂嵴水平,见于一般体型者;瀑布型胃胃底呈囊袋状,向后倾倒,胃泡大,多见于正常人;长型胃胃呈垂直位,全胃几乎位于腹腔左侧,只有幽门位于右侧,胃下缘可在髂嵴连线水平以下,甚至进入盆腔,胃上窄下宽,多见于瘦长体型及体质虚弱者。

　　胃靠6条韧带与其他周围组织相连接,胃小弯侧有肝胃韧

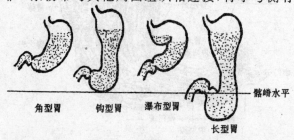

图 2　X 线下胃的分型

带、肝十二指肠韧带,大弯侧有胃结肠韧带、胃脾韧带、胃膈韧带,后壁有胃胰韧带,这些韧带对胃起着相对固定的作用。胃前壁的中间部分无脏器覆盖,直接与腹壁相贴,距体表最近,是胃的触诊部位。部分前壁和右侧壁与肝左叶、右叶相邻;左侧在左肋弓掩盖下与膈肌相邻。胃后壁与左肾、左肾上腺、胰腺和脾门血管相邻。胃大弯的后下方与横结肠毗邻,胃底部邻接膈与脾。

2. 胃壁有哪些组织结构

胃壁共有四层组织,由内向外分别为黏膜、黏膜下层、肌层和浆膜层。

(1)黏膜:胃黏膜较厚,一般为 0.3～1.5 毫米,以贲门处最薄,幽门附近最厚。胃黏膜由上皮、固有膜和黏膜肌层所组成,黏膜表面平滑,质地柔软。由于黏膜下层组织疏松,所以胃壁在一般状态下由黏膜和黏膜下层共同形成许多高低不等的皱襞,排列形式除贲门和幽门附近呈放射状排列外,其余大部分则不很规则,仅在胃小弯侧有 4～5 条沿小弯排列的纵行皱襞,各相邻皱襞之间的沟称为胃道。在胃和十二指肠交界处,被覆于幽门括约肌内面的黏膜形成环形的皱襞,称为幽门瓣。

①上皮。胃黏膜表面被覆以排列整齐的单层柱状上皮,在贲门附近胃与食管连接处上皮细胞由柱状转变为复层扁平状,但两者的黏膜肌层仍相连续。此处黏膜表面用显微镜观察时,两种上皮相接处境界分明。上皮细胞的细胞核位于细胞的基底部,而胞质顶部充满黏液颗粒,细胞分泌黏液,覆盖在胃黏膜表面,形成一薄层保护膜,或与胃酸结合,在黏膜表面形成一层胃蛋白酶难以透过的屏障,从而起着保护胃黏膜的作用。

②固有膜。固有膜为致密的结缔组织,内有大量由胃上皮细胞下陷形成的胃腺,如贲门腺、胃底腺和幽门腺等,除了分泌胃酸、胃蛋白酶帮助消化外,还分泌大量黏液等。

③黏膜肌层。黏膜肌层由两层薄的平滑肌组成,肌纤维呈内

环、外纵排列，并有少量肌纤维伸入固有膜的腺体之间，此肌收缩可缩紧黏膜并协助分泌物的排出。

（2）黏膜下层：黏膜下层位于黏膜下肌层之间，由疏松的结缔组织构成，其中除包含有淋巴细胞、肥大细胞和脂肪细胞外，还有极其丰富的毛细血管丛和淋巴管网及神经丛。由于黏膜与肌层之间借疏松的组织相连，故当胃扩张或蠕动时，黏膜可以随着这种活动伸展或移位。

（3）肌层：胃壁的肌层甚厚，由外纵、中环、内斜三层平滑肌构成，此种结构可增加胃壁的牢固性，具有很强的抗扩张作用。

①纵层。纵肌层为胃肌的最浅层，是食管纵肌层的直接延续，此肌在胃大弯、胃小弯处较发达，而前、后壁则较稀疏，至幽门处该肌则均匀移行于十二指肠纵肌层，其中一部分纵行肌纤维与十二指肠环行肌纤维混合交织，这部分肌纤维与幽门的开合有关。

②环层。环肌层为中层，比较发达，是食管和十二指肠肌层的延续，与胃的长轴呈垂直排列，但在胃底的顶端却呈同心圆形排列，它在幽门处明显增厚形成幽门括约肌，但在贲门处则不很显著。

③斜层。斜肌层为最内层的平滑肌层，较薄弱而不完整，由食管的环形肌延续而来，自贲门向右下方斜行分散于胃的前、后壁，至幽门管附近逐渐消失。

（4）浆膜层：浆膜层是胃的最外层，由间皮细胞连接而成，被覆在肌层的表面，两者之间借少量疏松结缔组织相连。胃的浆膜实际为脏腹膜的一部分，向周围器官延续形成网膜和韧带等结构。

3. 胃有哪些主要生理功能

胃为一个近似袋状的器官，是消化道中最大的部分。胃的生理功能是复杂多样的，但概括起来不外分泌、运动及吸收诸方面。

食物进入胃中后,通过上述功能进行储存、消化和吸收,以提供给机体维持正常的功能活动所需要的营养物质。上述任何环节的功能出现异常,就会影响机体的正常功能活动。将胃的生理功能归纳起来,主要有以下 5 个方面。

(1)储存功能:当进食时,胃底和胃体部的肌肉产生反射性的舒张,而幽门部关闭,这样使食物停留在胃内进行消化。

(2)消化吸收:食物进入胃约 5 分钟即开始蠕动,并可持续 1 小时左右,加之胃酸、胃蛋白酶的分泌,使食物和胃液充分混合,食物化学分解。同时,蠕动可搅拌和磨碎食物,并推动胃内容物通过幽门向十二指肠移动。胃壁可吸收乙醇和少量水分,但对食物中的营养成分则吸收较少,绝大部分营养的吸收是在小肠。因此,大量饮酒不仅伤胃,而且因其迅速吸收易致乙醇中毒。

(3)分泌功能:胃具有外分泌和内分泌功能,胃液是胃黏膜各种外分泌细胞分泌的,主要成分有盐酸、胃蛋白酶和黏液等组成的混合物,凭借这些物质的作用,实现初步消化食物、参与造血和自身保护功能。除此之外,胃还有内分泌功能,分泌胃泌素、胃动素、生长抑素等激素。

(4)防御功能:胃有黏膜屏障、胃酸分泌型免疫球蛋白及淋巴组织等,可防止致病微生物及异物的侵入。

(5)运动功能:食物进入胃后,一层层铺在胃中,先进入的在周围,后进入的在中间,随后胃的运动即加强。通过胃的紧张性收缩、容受性舒张和蠕动三种主要运动形式,完成食物和胃液的混合、搅拌、粉碎,并推送胃内容物通过幽门向十二指肠移行。

4. 胃液中含有哪些成分,其作用是什么

胃液是胃壁各种腺体细胞分泌的具有帮助消化和保护胃黏膜作用的混合性液体。正常胃液酸性很高,pH 值为 0.9~1.5,成人每天可分泌 1.5~2.5 升胃液,其中除水分外,主要为游离酸、结合酸、胃蛋白酶、少量黏液和钾、钠、氯等离子。此外,还有抗恶

性贫血的内因子。

（1）盐酸：由胃分泌的盐酸称为胃酸。胃壁从内向外分为黏膜层、黏膜下层、肌层、浆膜层。在黏膜层内有丰富的腺体，胃腺含有主细胞、黏液细胞和壁细胞。其中壁细胞合成分泌盐酸，故壁细胞又称盐酸细胞。正常人胃壁细胞数达 10 亿个以上。胃液中的盐酸分两种：一种是解离状态的游离酸；另一种是与蛋白质结合的结合酸。其主要作用有激活胃蛋白酶原，使之转化为胃蛋白酶，对蛋白质起消化作用；直接杀灭细菌，抑制胃内容物发酵，防止细菌进入肠道，还能阻止细菌合成亚硝胺等化学致癌剂；分解食物中的蔗糖和麦芽，同时盐酸进入小肠能促进胰液、肠液分泌，还有助于铁吸收。

（2）胃蛋白酶：胃蛋白酶是一种蛋白质消化酶，由胃腺的主细胞合成分泌，在胃内对蛋白质有分解消化作用。胃蛋白酶是在胃酸的作用下由胃蛋白酶原转化而来的。胃蛋白酶原是由胃黏膜层胃底腺的主细胞所分泌，本身并无活性，只有在酸性较强的环境下才被激活成为活性胃蛋白酶，而且这种活性与胃酸的强弱也有直接关系。

（3）黏液：黏液由胃黏膜上皮细胞、贲门腺、幽门腺和胃底腺的黏液细胞所分泌。黏液覆盖在胃黏膜上皮表面形成膜，具有润滑作用，使食物易于通过；还能保护胃黏膜，使其不受食物中坚硬物质的机械损伤；并有防止氢离子对黏膜的侵蚀作用。

（4）内因子：内因子也是由胃腺的壁细胞所分泌，是一种糖蛋白，在胃内能与摄入的维生素 B_{12} 结合在一起移行至回肠，促进肠上皮吸收维生素 B_{12}。当内因子缺乏时，可引起维生素 B_{12} 吸收障碍，从而发生恶性贫血。

5. 十二指肠的解剖结构是怎样的

十二指肠为一管状器官，上接幽门，下接空肠，全长为 20～30 厘米，是小肠中最粗最短的一段。十二指肠大部分位于腹膜后，

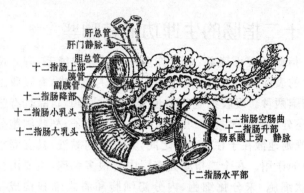

肝总管
肝门静脉
胆总管
十二指肠上部
胰管
副胰管
十二指肠降部
十二指肠小乳头
十二指肠大乳头
钩突
胰体
十二指肠空肠曲
十二指肠升部
肠系膜上动、静脉
十二指肠水平部

图3　十二指肠的解剖结构

呈"C"形包绕胰头，可分为上部、降部、水平部和升部（图3）。上部起始于幽门，向右后上行，至胆囊颈附近，折转向下续于降部，长约3厘米，与幽门相接的一段肠壁较薄，黏膜光滑，无环状皱襞，即是通常所称的十二指肠球部，是十二指肠溃疡的好发部位。降部长7～8厘米，沿第1～2腰椎右侧绕胰头右侧略呈弓状下行，至第三腰椎水平急转向左移行于水平部，降部黏膜有很多环状皱襞，在后内侧壁中段有一纵形皱襞，皱襞下部有十二指肠乳头，胆总管与主胰管共同开口于此。水平部长约10厘米，横越第三腰椎前面的腹主动脉、下腔静脉，然后折向左上移行为升部，其上缘紧贴胰头和胰颈，前方有肠系膜上动脉、静脉走过，下方有空肠襻和小肠系膜。升部较短而游离，长2～3厘米，沿脊柱第三腰椎左侧上行至第二腰椎左侧，再向前下转折，形成十二指肠空肠曲，终止于十二指肠悬韧带，与空肠相接，临床上可借此韧带来确定十二指肠及其末端。源于胃十二指肠动脉的胰十二指肠上动脉及源于肠系膜上动脉的胰十二指肠下动脉是十二指肠的主要血液供应。

6. 十二指肠的生理功能有哪些

十二指肠肠腔面隆起,形成许多环形皱襞和绒毛,有效增加了肠黏膜的表面积。十二指肠上皮为单层柱状上皮,有吸收细胞和杯状细胞两种。吸收细胞的数量较多,约占90%,除具有吸收作用外,还分泌碳酸氢盐,中和从胃排入的氢离子;杯状细胞分散存在,不规则地散在于柱状上皮之间,其分泌的黏液,具有润滑和保护黏膜的作用。在十二指肠固有层中有很多肠腺,主要由柱状细胞、杯状细胞、未分化细胞、内分泌细胞和潘式细胞构成。其中,未分化细胞位于肠腺基底部,可分化成柱状细胞和杯状细胞。肠腺分泌清亮、黏稠并含有黏液、溶菌酶、碳酸氢盐的碱性液体,这些碱性液体;可保护十二指肠免受酸性胃液等的侵蚀。

十二指肠是胃液、胆汁、胰液和自胃内排出食糜的汇集处,除接受胆汁与胰液外,其黏膜腺体能分泌多种消化酶。十二指肠内所含有的多种消化酶,如肠蛋白酶、乳糖酶、蔗糖酶等,有利于食物的消化吸收。十二指肠分泌的胃肠激素,如胃泌素、肠抑胃素、胆囊收缩素等,在胃肠功能调节中起着重要作用。

食物进入胃内作短暂停留后,首先胃的蠕动将食物研磨成半液体状态,并与唾液混合,形成食糜,再逐渐排送到十二指肠和小肠内,进一步消化吸收。

7. 什么是胃黏膜屏障

在生理情况下,胃壁黏膜细胞为何不被自身强烈的盐酸和活性胃蛋白酶所消化,主要是因为胃黏膜屏障的存在。胃黏膜能够防止胃液自身消化和食物或药物等物理或化学刺激的损伤,保持胃黏膜细胞完整性的防御机构,即为胃黏膜屏障。胃黏膜屏障是保护胃功能极为重要的防御和修复机制,胃黏膜屏障的物质基础较为复杂,大致可分为黏液-碳酸氢盐屏障、黏膜屏障、胃黏膜血流、免疫细胞-炎症反应和修复重建因子。

(1)黏液-碳酸氢盐屏障:黏液由胃黏膜上皮细胞和胃小凹的黏液细胞分泌的,主要成分为具有黏滞性和水不溶性的糖蛋白凝胶。正常生理情况下,胃黏膜表面有一层很厚的黏液,使外来物质不能直接与黏膜接触,减少了机械性的摩擦。同时,黏液内含有黏蛋白成分,黏液内所含的大部分水分填充于黏蛋白的分子之间,有利于阻止氢离子的逆向弥散。胃黏膜上皮细胞还能分泌碳酸氢盐,与渗透入黏液层的氢离子中和,有效阻挡氢离子向胃黏膜上皮的逆弥散,保护胃黏膜免受氢离子的侵蚀。而上皮细胞局部接近中性的 pH 值环境,又可使胃蛋白酶的活性丧失。无论是黏液还是碳酸氢盐的单独存在,均不能防止胃上皮细胞免受胃酸和胃蛋白酶的侵袭,只有两者结合,才能形成有效的黏液-碳酸氢盐屏障,再加上黏液中含有的免疫球蛋白、抗菌物质、表面活性磷酸酯等成分,共同构成了保护胃黏膜的第一道防线。

(2)黏膜屏障:胃黏膜上皮细胞之间紧密连接,形成一层致密的脂蛋白结构,有效防止了氢离子的逆向弥散,抵御潜在的有害物质的侵袭。正常人胃黏膜上皮细胞每分钟脱落约 50 万个,2~4 日完全更新 1 次。这种正常的细胞更新,保障了胃黏膜结构和功能的完整,组成了保护胃黏膜的第二道防线。

(3)胃黏膜血流:包括体液、血液、神经递质及黏膜的微循环,参与维持胃黏膜的结构功能与更新,促进黏液生成和分泌。胃黏膜血流十分丰富,占全胃的 70% 以上,当人体处于应激状态时,胃黏膜血流减少,从而引起胃黏膜损伤。

(4)免疫细胞-炎症反应:巨噬细胞、肥大细胞定居在固有层,作为警戒细胞,可感知外来物质进入黏膜,释放炎性介质,增加粒细胞浸润,引起炎症反应。炎症是把"双刃剑",既有防御作用,其产生的氧自由基又有损伤作用,而巯基系统则能消除氧自由基,防止黏膜损伤。

(5)修复重建因子:黏膜损伤时,溃疡区附近多能干细胞合成并分泌大量表皮生长因子,后者在局部与相应受体结合,促进溃疡周边正常的上皮细胞移行,覆盖溃疡创面,称为早期修复。同时,还能促进上皮细胞分裂、分化与增殖,称为晚期修复,最终完成溃疡创面的再生和修复功能。溃疡局部成纤维细胞、血管内皮细胞能生成并释放成纤维生长因子,促进肉芽组织内新生血管生成。另外,三叶肽是结构独特的一类小分子肽,对胃黏膜保护及损伤后修复也具有重要作用,可与黏液凝胶层中糖蛋白结合形成复合物,加强黏液凝胶层。三叶肽也是黏膜损伤的快速反应肽,在早期修复阶段增强与表皮生长因子协同,促进上皮细胞的迁移修复。

8. 什么是消化性溃疡,发病情况如何

消化性溃疡主要是指发生在胃和十二指肠的慢性溃疡,即胃溃疡和十二指肠溃疡,因溃疡的形成与胃酸/胃蛋白酶的消化作用有关而得名。溃疡的黏膜缺损超过黏膜肌层,不同于糜烂。消化性溃疡是一种全球性的常见病、多发病,据估计约10%的人一生中患过此病。消化性溃疡可发生于任何年龄,但中年最为常见,胃溃疡多见于中老年,十二指肠溃疡多见于青壮年,胃溃疡的发病高峰比十二指肠溃疡大约迟10年。消化性溃疡男性患病比女性多见,男女发病率之比十二指肠溃疡为4.4~6.8:1,胃溃疡为3.6~4.7:1。临床中十二指肠溃疡比胃溃疡多见,两者之比约为3:1,但有地区差异,在胃癌高发区胃溃疡所占的比例明显增加。我国消化性溃疡研究协作组的资料显示,南方消化性溃疡的发病率明显高于北方,城市高于农村,这可能与饮食习惯、工作环境等因素有关。消化性溃疡的发生还与季节变化有关,一般秋季好发,夏季明显降低,有调查表明,一年中的2月份和9月份是消化性溃疡的好发月份。

消化性溃疡以上腹部疼痛为主要症状,具有病程较长、愈后容易复发等特点,可引发出血、穿孔、幽门梗阻、癌变等并发症,严重威胁着人们的健康和生活质量,因此应积极进行预防和治疗。

9. 消化性溃疡是怎样发生的

在正常生理情况下,胃、十二指肠黏膜具有一系列防御和修复机制,能抵御攻击因素的损害,维持黏膜的完整性,消化性溃疡之所以发生,是胃、十二指肠黏膜攻击损害因素与防御因素之间失衡的结果。

各种与发病有关的因素,如胃酸、胃蛋白酶、感染、遗传、环境、饮食、神经精神因素等,通过不同的途径或机制,引起攻击损害因素与黏膜自身的防御因素之间失去平衡,从而导致消化性溃疡的发生。这种失衡可能是由于攻击损害因素作用的增强,也可能是由于防御因素作用的减弱,或两者兼而有之。其中,覆盖黏膜的黏液、胃黏膜屏障、黏膜的血液循环、细胞再生,以及一些重建修复因子都是保护胃黏膜的防御因素。而胃酸、胃蛋白酶、幽门螺杆菌感染、阿司匹林等非甾体类抗炎药,以及吸烟、饮酒等,都是对黏膜有伤害作用的攻击损害因素。另外,胃排空延缓、胆汁反流、胃肠道激素(如胃泌素、生长抑素等),以及遗传因素、药物因素、环境因素、精神因素,也与消化性溃疡的发生有关。

一般认为,胃溃疡的发生主要是由于黏膜防御因素或修复因素的作用减弱,而十二指肠溃疡的形成主要是由于攻击损害因素的力量增强,也可能两者兼而有之,最终导致胃溃疡、十二指肠溃疡。

10. 消化性溃疡的发病与胃酸有关系吗

消化性溃疡因溃疡的形成与胃酸/胃蛋白酶的消化作用有关而得名,而胃蛋白酶的活性是依赖于 pH 值的,与胃酸密切相关,在胃内 pH 值＞4 时胃蛋白酶即失去生物活性,因此探讨消化性溃疡的发病机制主要考虑胃酸的因素。早在 1910 年,Schwartz 就提出了"无酸无溃疡"的理念,这不仅是对消化性溃疡认识的起点,至今仍然是消化性溃疡治疗的重要理论基础。

胃溃疡的发生与胃酸过多密切相关,胃酸一直被认为是胃溃疡形成的原因,而随之应用的各种抗酸抑酸药物也的确证实了有利于胃溃疡尽早愈合。动物实验也证实胃酸过高可诱发胃溃疡,曾有人给狗的胃内滴注酸性溶液或给予促进狗的胃酸分泌的药物,发现可产生胃溃疡。一般来说,正常人基础胃酸排出量<5毫摩/升,若基础排酸量>10毫摩/升,即可认为是高酸水平。绝大多数十二指肠溃疡患者的基础胃酸排出量可超过10毫摩/升,十二指肠溃疡患者处于高酸状态的可能原因,一是壁细胞数目增多,十二指肠溃疡患者的壁细胞数量一般可较正常人增加1倍左右,其胃酸排出量也可增加1倍多,而胃溃疡患者的壁细胞数目和胃酸排出量与正常人基本接近。二是壁细胞对刺激物的敏感性增强,从而使十二指肠溃疡患者的基础胃酸排出量与最大胃酸排出量的比值高出正常人1倍多,胃酸分泌也明显高于正常人。三是胃酸分泌的正常反馈机制发生缺陷。四是迷走神经张力过高,而迷走神经兴奋可促使乙酰胆碱释放增多,直接刺激壁细胞分泌盐酸和刺激G细胞分泌胃泌素。

近年来,对H_2受体拮抗药、质子泵抑制药等抑酸药物的研究均证实,抑制胃酸分泌能够显著促进消化性溃疡的愈合。虽然胃酸在溃疡的形成过程中起着决定性的作用,是消化性溃疡发生的重要因素之一,然而并不是所有的消化性溃疡患者胃酸分泌均增多,胃酸的这种黏膜损害作用一般只在正常黏膜防御和修复功能遭受破坏时才会发生。

11. 胃蛋白酶与溃疡病形成有何联系

胃蛋白酶是一种蛋白质消化酶,在胃内对蛋白质有分解消化作用。胃蛋白酶并非由胃内直接分泌,而是在胃酸的作用下由胃蛋白酶原转化而来。胃蛋白酶原是由胃黏膜层胃底腺的主细胞所分泌。胃蛋白酶本身并无活性,只有在酸性条件下才能被激活成为有活性的胃蛋白酶。据检测,当胃内pH值<5时才有此激

活转化作用。不仅胃蛋白酶原转化为胃蛋白酶需要胃酸的参与，而且胃蛋白酶的活性与胃酸也有直接的关系。胃酸增多，胃内pH 值在 1.8～3.5 时胃蛋白酶活性最强。

胃蛋白酶是消化性溃疡形成的重要损害因素(攻击因子)之一，可与盐酸(胃酸)一起导致溃疡的形成。胃蛋白酶分泌增加或胃酸分泌增加均可导致溃疡发生，而当胃、十二指肠黏膜的防御机制减弱时，胃蛋白酶的攻击力量相对处于优势，也可导致溃疡的形成。目前已发现，迷走神经、消化道激素和肽类可刺激胃蛋白酶原分泌增加，并进一步发现主细胞分泌胃蛋白酶原的受体，阻断这些受体对胃蛋白酶原的分泌作用，就可减少胃蛋白酶原的产生，从而减弱胃蛋白酶对消化道黏膜的消化侵蚀作用，不仅可预防消化性溃疡的发生，也有利于溃疡的愈合。根据此原理已经研制和生产出了一些药物，如常用的丙谷胺就有此作用。

由此可以看出，胃蛋白酶、胃酸与溃疡病的发生是密切相关的，调整控制胃蛋白酶、胃酸的分泌，是预防和治疗消化性溃疡的重要方面。

12. 消化性溃疡的发病与胃的排空有关系吗

食物由胃排入十二指肠的过程称为胃的排空。胃的蠕动将食糜送入终末胃窦，当胃窦内压力升高，超过幽门和十二指肠压力，并足以克服幽门部的阻力时，才会发生胃排空。胃排空的速度与食物的量、渗透压及化学成分有关。一般来说，食物的量越大，排空速度越快；渗透压越高，排空越慢；稀的流体食物比稠的或固体食物排空快；切碎的、颗粒小的食物比大块的食物排空快。胃的排空时间以糖类最短，脂肪类食物最长，蛋白质类介于两者之间，对于混合物，由胃完全排空通常需要 4～6 小时。食物在胃中消化时引起的胃运动是产生胃内压的根源，也是促进胃排空的原动力。

消化性溃疡的发病与胃的排空有一定的关系。有研究表明，大部分十二指肠溃疡患者的胃排空速度明显增快，其中液体排空最为明显。胃排空加快，可使十二指肠腔内酸度增高，超过了碳酸氢盐的中和能力，从而导致黏膜受损，溃疡形成。而胃溃疡患者由于在长期致病因素的作用下，促发慢性胃炎，进而出现胃排空迟缓，胃窦收缩失常，影响食糜向前推进，使胃黏膜屏障不能有效地对抗胃酸和胃蛋白酶的侵袭作用，才导致溃疡的发生。由此可见，不论是十二指肠溃疡还是胃溃疡的发生，均与胃的排空有关，日常生活中注意合理饮食，保持心情舒畅，以保持胃的正常排空，对预防消化性溃疡的发生大有帮助。

13. 饮酒与消化性溃疡有何关系

酒文化在我国源远流长，酒是亲朋相聚、节日喜庆常用的饮品。人们宴请宾客好友之时，多是美酒飘香之际，推杯换盏，其乐融融，大有不醉不休之势，殊不知，嗜物均应有"度"，适之则有益，过之则有害，饮酒亦然，少饮之有益，多饮则遗患无穷。

酒的品种很多，有果酒、啤酒、黄酒、白酒、红酒等。对一个健康人来说，少量、间断饮用一些低度的优质酒，能提神、助消化、暖胃肠、御风寒、活血通络，对人的健康是有益的。但是，饮酒无度或经常饮用含乙醇浓度高的烈性酒，对人体有百害而无一利，酗酒不仅可损伤胃黏膜引起急性胃炎，长期饮酒也是诱发胃黏膜慢性损伤引发慢性胃炎、消化性溃疡等的重要原因。

在临床中，我们常常遇到大量饮酒后出现上腹部疼痛、烧灼感，甚至伴有呕血或黑粪的患者，对这些患者进行急诊胃镜检查往往可发现胃内黏膜明显充血、水肿，甚至糜烂，部分患者已经形成了溃疡，有的还能看到新鲜血液渗出或涌出。由此可见，饮酒对胃黏膜有明显的损害。有人曾对收治的 100 例 35 岁以下青年人溃疡病伴出血者进行了详细的观察及统计分析，发现饮酒是主要诱因之一，占 55%。还有人 1991 年在西安调查过百例溃疡病患者,并随机调查了相同人数的对照组,发现溃疡组患者的饮酒人数是对照组人群的 4 倍,这又从另一个侧面反映了饮酒与溃疡病有着密切的关系。大量临床显示,饮酒不仅可引发急性胃炎、慢性胃炎和消化性溃疡,而且对溃疡活动期的患者和有溃疡史的患者危害更大,往往可造成溃疡加重、出血和复发。

饮酒之所以是促发胃黏膜慢性损伤进而引发急性胃炎、慢性胃炎、消化性溃疡等的重要原因,主要与以下因素有关:乙醇是酒中的主要成分,它可直接造成胃黏膜损伤,形成胃炎及溃疡,特别是空腹饮酒损伤更明显;乙醇可造成人体抵抗力下降,机体自身调节功能失常,胃黏膜的防御因素减弱,损害因素与防御因素之间失衡,容易促发急性胃炎、慢性胃炎和消化性溃疡;乙醇直接作用于溃疡患者的溃疡创面,轻则延缓溃疡愈合,重则使溃疡加重,甚至出现出血、穿孔等并发症。

14. 吸烟与慢性胃炎和消化性溃疡有何关系

吸烟为什么容易引发慢性胃炎和消化性溃疡呢?目前其机制尚不十分清楚,通常认为与以下因素有关。

(1)烟草中含有尼古丁,能刺激胃黏膜,引起黏膜下血管收缩和痉挛,导致胃黏膜缺血、缺氧,对胃黏膜造成破坏。

(2)吸烟可促使胃酸和胃蛋白酶原的分泌增多。

(3)吸烟可抑制胰腺分泌碳酸氢盐,减弱其在十二指肠内中和胃酸的能力,导致十二指肠持续酸化。

(4)烟草中的尼古丁还可导致幽门括约肌松弛,胃运动功能失调,使胆汁及十二指肠液反流入胃。胆汁中的胆酸对胃黏膜有很大的损害作用,会引起胃黏膜糜烂和出血。

(5)吸烟会增加胃蠕动,促进胃酸分泌,胃酸含量的增加亦对胃黏膜造成损害,使胃黏膜屏障功能受损,发生胃炎和溃疡等病变。

（6）吸烟还影响胃黏膜合成前列腺素，前列腺素能使胃黏膜微循环血管扩张，改善胃的血液循环，对保护胃黏膜的完整性有重要作用，前列腺素合成一旦减少，胃黏膜的保护因素也随之减少，这样就会给胃黏膜的修复增加困难。

（7）吸烟破坏胃黏膜防御能力，增加幽门螺杆菌感染的机会，吸烟与幽门螺杆菌感染可协同诱发和加重慢性胃炎及消化性溃疡的发生。

由此可以看出，吸烟不仅容易损伤胃黏膜引起慢性胃炎，还容易引发消化性溃疡，使其反复发作，经久难愈。若想使你的胃肠功能强健，就应立即戒烟。

15. 消化性溃疡的发病与情绪有关吗

情绪是人类在进化过程中产生的，是人体对外界刺激的突然影响或长期影响产生的适应性反应，它与疾病的形成有着密切的关系。不少百岁老人的经验证明，乐观开朗是他们长寿的原因之一，若能经常保持乐观的态度，将对身体健康十分有利。相反，烦恼、忧愁、悲伤、焦虑、恐惧、愤怒等都可能成为疾病的诱因，而损害身体健康。据统计，人类疾病有 $50\%\sim80\%$ 是由于不良心态、恶劣情绪引起的。

消化性溃疡的发病与情绪密切相关。大量临床和实验研究证实，不良情绪是引发消化性溃疡的重要因素，也不利于其治疗和康复。例如，战争期间溃疡病的发生率明显增高，十二指肠溃疡愈合后的患者若有情绪性应激时，容易引起溃疡的复发或产生并发症，这些现象均提示情绪因素对消化性溃疡的发生有较为明显的影响。临床中也发现，多数消化性溃疡患者是脑力劳动者，而且是性情偏激或多愁善感的人。目前已知消化性溃疡的形成是由于保护黏膜的防御因素和伤害黏膜的攻击因素之间失去平衡的结果，而调节防御因素和攻击因素之间平衡的是自主神经。自主神经中枢位于下丘脑，会发出以胃酸分泌为首的各种指令，一般健康人的自主神经会正常运作而维护防御因素和攻击因素平衡,所以不会发生溃疡,但是当人的身心承受强大压力,出现烦恼、悲伤、焦虑、愤怒等不良情绪时,自主神经就会受到影响,导致胃的调节功能出现障碍,使防御因素的作用减弱,攻击因素的力量增强,长此下去,使胃、十二指肠黏膜受损,导致消化性溃疡的发生。

16. 与幽门螺杆菌感染密切相关的疾病有哪些

幽门螺杆菌是一种呈 S 形或弧形弯曲的革兰阴性杆菌,1983年由澳大利亚学者从胃病患者的胃黏膜中首次分离出,是一种微嗜氧、触酶阳性、具有尿素酶活性的革兰阴性杆菌。我国于1985年开始对幽门螺杆菌进行研究,近年来关于幽门螺杆菌的研究日益深入。尽管发现幽门螺杆菌仅仅数十年,但有关它与胃、十二指肠疾病关系的研究已非常深入,幽门螺杆菌感染是慢性胃炎、消化性溃疡的主要致病因素,除慢性胃炎、消化性溃疡外,与幽门螺杆菌感染密切相关的疾病还有胃癌等。

(1)慢性胃炎:慢性胃炎的发病率很高,有上腹部不适的患者,其检出率可达 80% 以上,但过去对其病因却一直不清楚。自从澳大利亚两位科学家发现幽门螺杆菌以后,对幽门螺杆菌的研究成为全世界医学研究的热点,研究证实幽门螺杆菌是慢性胃炎的主要病因。我国也于 1985 年首次分离出幽门螺杆菌,并对幽门螺杆菌进行了大量的基础和临床研究,发现慢性活动性胃炎患者中幽门螺杆菌感染率较高,幽门螺杆菌阳性的胃炎多为活动性胃炎,杀灭幽门螺杆菌后则变为非活动性胃炎。慢性活动性浅表性胃炎逐渐发展可以转变为慢性萎缩性胃炎,继而加重萎缩性胃炎并发生肠上皮组织转化及异型增生,成为癌前病变。萎缩性胃炎被认为是胃癌的癌前病变,因此,萎缩性胃炎患者应注意定期复查胃镜,以便及时发现早期癌变。

(2)消化性溃疡:消化性溃疡是临床常见的一种多发病,其胃镜检出率为16.5%～28.9%。过去认为,"无酸则无溃疡",抑酸可愈合溃疡,虽然抑酸愈合溃疡不难,但一年内复发率高达60%～90%。幽门螺杆菌的发现和相关研究显示,消化性溃疡与幽门螺杆菌的感染密切相关。我国胃溃疡的幽门螺杆菌检出率约为70%,十二指肠溃疡的幽门螺杆菌检出率约为90%,而根除幽门螺杆菌之后经过长期随访观察,溃疡复发率明显下降至10%以下。因此有人提出了"无幽门螺杆菌则无溃疡"的说法。

(3)胃癌:根据流行病学资料,幽门螺杆菌与胃癌的发生有十分密切的关系,幽门螺杆菌被认为是胃癌的一个高危致病因素。实验研究显示,幽门螺杆菌可引起细胞过度增殖,使DNA易受损伤,幽门螺杆菌还可引起原癌基因激活,抑癌基因失活,癌基因过度表达及基因突变等。因此,认为幽门螺杆菌是胃癌的一个启动因子。

17. 非甾体抗炎药为何容易引起消化性溃疡

非甾体抗炎药是一类不含有甾体结构的抗炎药,非甾体抗炎药自阿司匹林于1898年首次合成后,100多年来已有百余种上千个品牌上市,这类药物包括阿司匹林、对乙酰氨基酚、吲哚美辛、萘普生、双氯芬酸、布洛芬、罗非昔布等,该类药具有抗炎、抗风湿、镇痛、退热和抗凝血等作用,在临床上广泛应用于骨关节炎、类风湿关节炎、多种发热和各种疼痛症状的缓解,是目前全球使用最多的药物种类之一。随着非甾体抗炎药使用的增多,这类药物的安全使用问题也越来越受到人们的关注。

非甾体抗炎药最常见的不良反应是对胃肠道的毒副作用,尤其是消化性溃疡。近年来的研究认为,非甾体抗炎药是仅次于幽门螺杆菌感染的又一个致消化性溃疡的主要致病因子。大量研究资料显示,服用非甾体抗炎药的患者发生消化性溃疡及其并发症的危险性明显高于普通人群；有临床研究报道，在服用非甾体抗炎药患者中，过半数内镜下见胃黏膜糜烂、出血，10%～25%可发现胃溃疡或十二指肠溃疡，1%～2%的患者发生出血、穿孔等溃疡并发症。非甾体抗炎药引起的溃疡以胃溃疡较十二指肠溃疡多见，溃疡形成及其并发症发生的危险性除与服用非甾体抗炎药的种类、剂量、疗程有关外，尚与同时服用抗凝血药、糖皮质激素等因素有关。

非甾体抗炎药之所以容易引起消化性溃疡，主要是因为非甾体抗炎药破坏黏膜屏障，使黏膜防御和修复功能受损，其损害作用包括局部作用和系统作用两个方面。绝大多数非甾体抗炎药在胃内酸性环境下呈非离子状态，可透过细胞膜弥散入黏膜上皮细胞内，细胞内较高的 pH 值环境使药物离子化而在细胞内积聚，细胞内高浓度非甾体抗炎药产生细胞毒而损害胃黏膜屏障。非甾体抗炎药的肠溶制剂或前药可克服药物的这一局部损害作用，但临床研究表明，剂型改变并不能降低非甾体抗炎药相关溃疡的发生率，且经肠外给药同样可发生溃疡，由此提示局部作用并非主要致溃疡机制。目前已经认识到非甾体抗炎药的系统作用主要是抑制环氧合酶，环氧合酶是花生四烯酸合成前列腺素的关键限速酶，环氧合酶有两种异构体，即结构型环氧合酶-1 和诱生型环氧合酶-2。环氧合酶-1 在组织细胞中恒量表达，催化生理性前列腺素合成而参与机体生理功能调节；环氧合酶-2 主要在病理情况下由炎症刺激诱导产生，促进炎症部位前列腺素的合成。传统的非甾体抗炎药如阿司匹林、吲哚美辛等旨在抑制环氧合酶-2 而减轻炎症反应，但特异性差，同时抑制了环氧合酶-1，导致胃肠黏膜生理性前列腺素 E 合成不足。后者通过增加黏膜和碳酸氢盐分泌、促进黏膜血流增加、细胞保护等功能，在维持黏膜防御和修复功能中起重要作用。

18. 如何理解"无酸无溃疡"和"无幽门螺杆菌无溃疡"

早在 1910 年，Schwartz 就提出了"无酸无溃疡"的理念，这不但是对消化性溃疡认识的起点，而且至今仍然是对消化性溃疡进行治疗的理论基础。胃酸被认为是消化性溃疡发病的必要条件，其他致溃疡的因素都是通过胃酸起作用的，即使黏膜防御因子的减弱，若无胃酸也不会发生溃疡。"无酸无溃疡"之说一直指导着消化性溃疡的临床药物治疗，而且 H_2 受体拮抗药和质子泵抑制药的应用也取得了十分满意的临床疗效。然而，减少胃酸可使消化性溃疡愈合，却不能彻底治愈，一旦停用药物，溃疡极易复发，这说明胃酸只是消化性溃疡发病机制中的一个重要因素，而不是全部的病因，只有找到并消除了病因才可达到溃疡的彻底治愈。

幽门螺杆菌的发现令人为之振奋，经过不断深入的研究证实，幽门螺杆菌与消化性溃疡的发病密切相关，因此有学者提出了"无幽门螺杆菌无溃疡"的说法。目前公认幽门螺杆菌是消化性溃疡最常见和最重要的病因，当人体感染幽门螺杆菌后，细菌产生的一些酶和毒素经一系列作用，可增加胃酸分泌，破坏胃、十二指肠黏膜的防御机制，促进溃疡形成。幽门螺杆菌作为消化性溃疡的病因有以下两方面的证据：幽门螺杆菌在消化性溃疡患者中有很高的检出率，我国胃溃疡的幽门螺杆菌检出率约为 70%，十二指肠溃疡的幽门螺杆菌检出率约为 90%，明显高于普通人群，并且幽门螺杆菌阴性的消化性溃疡患者往往能找到服用非甾体类抗炎药等其他致病因素；成功根除幽门螺杆菌可使消化性溃疡的复发率明显下降，有资料显示，经常规抑酸治疗后愈合的消化性溃疡年复发率为 50%～70%，而根除幽门螺杆菌之后经过长期随访观察，溃疡复发率明显下降至 10% 以下，这表明去除病因后的消化性溃疡可获治愈。

在临床中也存在着无幽门螺杆菌感染的消化性溃疡，还有些溃疡已根除幽门螺杆菌,但溃疡仍有复发,可见消化性溃疡还存在着其他病因,有待进一步研究。

19. 肝硬化患者容易发生消化性溃疡吗

肝硬化患者容易发生消化性溃疡是显而易见的,在肝硬化患者中,消化性溃疡的发生率是正常人群的 10 倍以上。肝硬化患者容易发生消化性溃疡的原因尚不十分清楚,可能与肝硬化时门静脉高压性胃病引起胃黏膜血流降低、黏膜前列腺素合成减少等有关。临床中常将肝硬化伴发的消化性溃疡称之为肝源性溃疡,其发生机制主要有以下几个方面:门静脉高压时,胃黏膜血液循环障碍,细胞通透性增加,氢离子反弥散,胃黏膜障碍功能减弱;肝功能不全,对各种致病因子的抵抗力减弱,应激能力下降,容易发生应激性溃疡;体液因子代谢异常,如胃泌素在肝内灭活减少,胃泌素水平增高,胃酸分泌明显增多,导致消化性溃疡的形成;肝病时人血白蛋白降低,削弱了胃和十二指肠黏膜的抵抗及修复能力。

肝源性溃疡患者大多没有一般消化性溃疡的节律性疼痛,即使有也可能被肝病本身的消化系统症状所掩盖,很多患者由于出现了消化性出血做内镜检查时才发现有溃疡存在。肝源性溃疡并发出血在肝硬化门静脉高压合并上消化道出血的病因中处于第三位,仅次于食管胃底静脉典型破裂出血和急性胃黏膜病变。肝源性溃疡较普通消化性溃疡较为复杂,其疗效也较差,其治疗原则是降低门静脉压力,改善胃黏膜血流,调整胃酸分泌,加强抑酸治疗。另外,积极治疗原发病肝硬化,改善肝功能是应当特别注意的。

20. 消化性溃疡有哪些临床表现

消化性溃疡患者的临床表现不一,上腹部疼痛是消化性溃疡的主要症状,可伴有反酸、嗳气、恶心、呕吐、上腹饱胀、烧灼感、胃纳减退等其他胃肠道症状,但部分患者可无症状或症状较轻,以致不为患者所注意,而以出血、穿孔等并发症为首发症状。

(1)临床特点:慢性过程,病史可达数年至数十年;周期性发作,发作与自发缓解相交替,发作期可为数周或数月,缓解期亦可长短不一,短者数周,长者数年;发作常有季节性,多在秋冬或冬春之交发病,可因精神情绪不良或过度疲劳而诱发;发作时上腹部疼痛呈节律性,腹痛多可因进食或服用抗酸药而缓解,典型表现多见于十二指肠溃疡患者。

(2)症状:上腹部疼痛为主要症状,性质可为钝痛、灼痛、胀痛、剧痛或饥饿样不适感。多位于中上腹,可偏右或偏左。一般为轻至中度持续性疼痛。疼痛有典型的节律性,在十二指肠溃疡表现为疼痛在两餐之间发生(饥饿痛),持续不减至下餐进食后缓解;在胃溃疡表现为餐后约 1 小时发生,经 1～2 小时逐渐缓解,至下餐进食后再重复上述节律。部分患者疼痛还会在午夜发生(夜间痛),在十二指肠溃疡患者较多见。上腹部疼痛常可在服用抗酸药后缓解。部分患者无上述典型表现的疼痛,而仅表现为无规律性的上腹隐痛或不适。具有或不具有典型疼痛者均可伴有反酸、嗳气、上腹胀等症状。

(3)体征:溃疡活动时上腹部可有局限性轻压痛,缓解期则无明显体征。

21. 经常有烧灼感是怎么回事

烧灼感是人们生活中最易发生的一种症状和自我感觉,俗称"烧心"。在人的一生中,绝大多数都有过上腹部烧灼感的病史或正被烧灼感所困扰。所谓烧灼感,是指心窝部有烧灼不适感,或有火辣辣的感觉。有人认为,烧灼感是心脏病的症状,或是自主神经功能紊乱引起的,其实绝大多数烧灼感是消化系统的胃和食管疾病引起的。

要想知道烧灼感是怎么回事,先要了解胃的有关结构和胃酸。胃通过贲门和食管连接,食管下端的肌肉有一高压环,称为食管下端括约肌,就像袖口的松紧带,平时括约肌紧缩食管下端,咽下的食物饮料可以顺利"通关"进入胃内。正常情况下,胃内消化或储存的食物和胃液,是不会倒(逆)行进入食管的。胃酸是胃黏膜细胞分泌的盐酸,浓度在 0.1% 左右,胃酸和胃蛋白酶等共同对食物中的蛋白质进行初步消化,胃黏膜本身不怕被胃酸消化,这是因为它拥有 3~4 层物质构成的保护系统。正常胃蠕动之所以能将消化物推向十二指肠而不会逆行入食管,原因之一是胃的推动方向是向前而不是向后,更重要的是食管下端括约肌在那儿严密把关,只许食物进胃而不许倒流。

一旦因各种疾病如消化性溃疡、胆囊炎及手术、药物等的作用,导致括约肌压力下降关闭不严,或者胃的推动方向反了(向后方倒推),再加上食管不能将反上来的胃酸、食物及时往下推回胃中,问题就发生了。食管的衬里(医学上称为黏膜)属复层鳞状上皮,经不住酸的侵蚀,食管黏膜一旦受到酸的侵蚀、消化,通过神经反射就会出现烧灼感的症状和感觉。所以,有烧灼感就意味着有胃向食管的反流,轻者影响生活质量,重者可引起食管炎、食管溃疡,甚至出血。这些都是食管癌的危险因素,久之还可发生食管狭窄而致吞咽不利。

当然,烧灼感也不全是消化系统的胃和食管疾病致使胃酸反流引起的,自主神经功能紊乱、胆囊炎及胸部疾病等也可引起烧灼感,奉劝有烧灼感的朋友,应及时去医院找医生详细检查,接受正规治疗,以免耽误病情。

22. 为什么消化性溃疡患者常"打嗝"

"打嗝"在医学上称为嗳气,是指胃里的气体及少量消化液和食物突然反流到食管或嘴里的现象,并同时伴有嗝的响声。

正常人偶尔可因进食太快、进食刺激性食物等引发"打嗝",但频发则是一种疾病的表现,如慢性胃炎、消化性溃疡、幽门梗阻、十二指肠炎等，都可出现"打嗝"。当消化性溃疡尤其是十二指肠溃疡时，胃及十二指肠黏膜受损，幽门周围黏膜有炎性水肿，或幽门痉挛，或十二指肠球部形成瘢痕挛缩等，就会引起幽门不通畅，即幽门不全梗阻。由于胃的出口有梗阻，吃下去的食物不能按正常的速度排空，食物在胃内停留过久而发酵，产生气体（主要是二氧化碳），这些气体在胃内积存到一定量时，刺激胃蠕动，当胃蠕动收缩时，因胃的出口有梗阻，胃内张力增大，迫使胃的入口——贲门开放，使气体和少量食物逆流到食管或口腔，同时因压缩的气体突然冲出，声带发出"嗝"的声音，就是"打嗝"。另外，有些胃肠道神经官能症也有"打嗝"现象。

23. 消化性溃疡主要有哪些类型

消化性溃疡主要是指发生在胃和十二指肠的慢性溃疡，即胃溃疡和十二指肠溃疡，不过也有其特殊类型的消化性溃疡存在，如复合溃疡、幽门管溃疡、球后溃疡等。将消化性溃疡归纳起来，主要有以下几种类型。

（1）胃溃疡：胃溃疡是指发生于贲门与幽门之间的一种界限清楚的局限性组织缺损。胃溃疡与胃糜烂不同，胃溃疡穿透黏膜肌层，愈合后不可避免地留有纤维性瘢痕。

（2）十二指肠溃疡：十二指肠溃疡是指胃酸和胃蛋白酶接触的十二指肠黏膜发生局限性的超过黏膜肌层的溃破，部位常在十二指肠球腔内，所以习惯称之为十二指肠球部溃疡。

（3）复合溃疡：复合溃疡是指胃和十二指肠同时发生的溃疡。十二指肠溃疡往往先于胃溃疡出现，其幽门梗阻的发生率较高。

（4）幽门管溃疡：幽门管位于胃的远端，与十二指肠交界，长约2厘米。幽门管溃疡与十二指肠溃疡相似，胃酸分泌一般较高。幽门管溃疡上腹疼痛的节律性不明显，对药物治疗反应较差，呕吐较多见，较易发生幽门梗阻、出血和穿孔等并发症。

（5）球后溃疡：十二指肠溃疡大多发生在十二指肠球部，发生在十二指肠球部以下的溃疡称球后溃疡。球后溃疡多发生在十二指肠乳头的近端,具有十二指肠溃疡的临床特点,但夜间痛及背部放射痛多见,对药物治疗反应较差,较易并发出血。

(6)巨大溃疡:巨大溃疡是指直径>2厘米的溃疡。巨大溃疡对药物治疗反应较差、愈合时间较慢,易发生慢性穿透或穿孔。胃的巨大溃疡应注意与恶性溃疡相鉴别。

(7)老年人消化性溃疡:近年来老年人发生消化性溃疡的报道增多。老年人消化性溃疡的临床表现多不典型,胃溃疡多位于胃体上部甚至胃底部,溃疡常较大,易误诊为胃癌。

(8)无症状性溃疡:约15%的消化性溃疡患者可无症状,而以出血、穿孔等并发症为首发症状。无症状性溃疡可见于任何年龄,以老年人较多见。非甾体抗炎药引起的溃疡近半数无症状。

24. 无症状溃疡有哪些特点

在临床上,大多数消化性溃疡患者有一定的症状,如上腹疼痛、反酸、嗳气等,但有少部分消化性溃疡患者却没有上腹疼痛、反酸等消化性溃疡的症状,也无消化不良等表现,常常是因为突然发生上消化道出血、胃穿孔等并发症被发现;也有的是因为其他疾病就诊做胃镜或上消化道 X 线钡剂检查时才发现同时还有消化性溃疡,这些平时无任何症状的溃疡称之为无症状溃疡。

消化性溃疡以上腹部疼痛为主要症状,无症状溃疡也称无痛性溃疡,发病率约占消化性溃疡患者的15%。无症状溃疡发病隐匿,常延误治疗,所以必须给予重视。将无症状溃疡的特点归纳起来,主要有以下几点:有症状的消化性溃疡经过服用抗溃疡药物治愈后,有部分患者复发时无明显的症状,呈现无症状溃疡;无症状溃疡以服用非甾体抗炎药者多见,非甾体抗炎药引起的溃疡近半数无症状,因为药物的镇痛作用掩盖了溃疡病的症状;无症状溃疡可见于任何年龄,但以老年人较多见,一些老年人患溃疡病时症状往往不典型或没有症状,或以出血、穿孔等并发症为首发症状,这与老年人的痛觉阈值较青年和中年为高、对痛觉不够敏感有关,还可能与老年人的胃肠神经末梢感觉迟钝有关。

25. 应激性溃疡有何特点

应激性溃疡是指机体在各类严重烧伤、危重疾病等严重应激状态下发生的急性消化道糜烂、溃疡等病变,最后可导致消化道出血、穿孔。应激性溃疡多发生于胃部,又称急性胃黏膜病变、急性糜烂性胃炎、急性出血性胃炎等,发于十二指肠者较为少见。多种疾病均可导致应激性溃疡的发生,其中最常见的应激源有严重颅脑外伤、严重烧伤、严重创伤及各种困难、复杂的大手术后,全身严重感染,多脏器功能衰竭,休克,心、肺、脑复苏术后,严重心脑血管疾病,严重心理应激(如精神创伤、过度紧张等)。重型颅脑外伤引起的急性应激性溃疡又称为 Cushing 溃疡,严重烧伤后引起的溃疡称为 Curling 溃疡。

应激性溃疡常无上腹部疼痛、反酸等明显的前驱症状,主要临床表现为上消化道大出血(呕血或黑粪)和失血性休克症状,也可发生穿孔,有些患者可仅表现为上腹部疼痛。对无显性出血的患者,如果有呕吐物或粪便隐血试验阳性、不明原因血红蛋白浓度降低≥20 克/升,应考虑有应激性溃疡并发出血的可能。应激性溃疡大多发生在原发疾病发生的 3～5 日,少数可延至 2 周。急诊内镜检查是诊断应激性溃疡的重要方法,内镜下可见溃疡好发于胃体部,也可见于食管、十二指肠和空肠,病变形态以多发性糜烂、溃疡为主,溃疡周围水肿不明显,没有纤维化。应激性溃疡的特点是发病快,愈合也快,溃疡愈合后一般不留瘢痕。

26. 幽门管溃疡有哪些临床特点

幽门管位于胃的远端,与十二指肠交界,长约 2 厘米,在这个范围内的消化性溃疡称为幽门管溃疡。幽门管溃疡的发生率约占消化性溃疡的 10%,由于幽门管管径较小,又是胃内容物排至十二指肠的必经之道,当幽门管发生溃疡时,常常症状较为明显,与普通溃疡有所不同。归纳起来,幽门管溃疡主要有以下特点。

(1)易发生呕吐:幽门管溃疡容易发生呕吐,有大约40%的幽门管溃疡患者发生呕吐,主要是因为溃疡所致幽门充血、水肿、痉挛的反复发作,瘢痕形成,致使幽门管变形,导致胃内容物排向十二指肠变得缓慢或困难,从而引起胃内容物潴留而出现呕吐。

(2)易并发出血:幽门管溃疡容易并发出血,有报道约1/2的幽门管溃疡患者伴发出血,表现为呕血或黑粪,而且反复出血,不易停止,分析其原因,系幽门管的幽门括约肌频繁而强烈收缩,使出血处形成的血痂容易脱落而易再发出血。

(3)疼痛无明显特点:幽门管溃疡患者的疼痛常无明显特点,既可表现为饥饿痛,也可表现为餐后痛,而餐前餐后疼痛均明显。

(4)易出现漏诊:幽门管溃疡行X线钡剂检查容易漏诊,故主张行胃镜检查,胃镜下可直接观察到溃疡的大小、形态及幽门有无梗阻、水肿等情况。

(5)药物治疗效果不够满意:多数幽门管溃疡经正规内科治疗可取得满意疗效,但治疗效果不如普通溃疡好,疗程往往较长。

27. 什么是复合性溃疡和多发性溃疡

人们对胃溃疡和十二指肠溃疡都比较熟悉,如果一个人胃溃疡和十二指肠溃疡同时存在,称之为复合性溃疡。国内报道,复合性溃疡的发生率约占整个消化性溃疡的7%。复合性溃疡常先有十二指肠溃疡,后有胃溃疡,胃溃疡的出现可能与已有的十二指肠溃疡造成幽门功能障碍,继而使胃扩张,刺激胃窦分泌胃泌素,引起高酸分泌,形成继发性胃溃疡。有5%～8%的复合性溃疡患者先有胃溃疡而后有十二指肠溃疡,演变机制尚不清楚。复合性溃疡的临床表现与变通溃疡相似,但病史往往较长,容易合并出血,出血的发生率高达30%～50%,多来自胃溃疡出血。复合性溃疡并发幽门梗阻的发生率高于单个胃溃疡或十二指肠溃疡。同时,复合性溃疡的治疗疗程相对要长,并且容易复发,其幽门螺杆菌的检出率也高于单个溃疡患者。

消化性溃疡绝大多数为单发,约15％的十二指肠溃疡和5％的胃溃疡可有2～3个,甚至3个以上溃疡灶并存,此类溃疡称之为多发性溃疡。发生在胃的多发性溃疡称之为多发性胃溃疡,发生在十二指肠的多发性溃疡则称为多发性十二指肠溃疡。多发性溃疡最常见于服用阿司匹林、吲哚美辛、萘普生等非甾体类抗炎药所致的胃溃疡,过去认为多发性胃溃疡一般都是良性的,近年来也有良性溃疡并发恶性溃疡的报道,应注意仔细检查。多发性溃疡可以活动期、愈合期或瘢痕期并存,其临床症状往往重于一般的消化性溃疡,规律性不明显,治疗时间较普通消化性溃疡要长,愈合速度慢。

28. 什么是球后溃疡和巨大溃疡

十二指肠溃疡大多发生在十二指肠球部,发生在十二指肠球部以下的溃疡称球后溃疡。球后溃疡好发于青壮年,临床主要表现为比较剧烈而持久的腹痛,与进食无明显相关,可伴有背部放射痛,其并发症多见,常见的并发症有消化道出血、梗阻和穿孔,出血的发生率是普通球部溃疡的2～4倍,出血量较大,由于该部位内镜下止血比较困难,出血往往不容易控制。球后溃疡常为慢性,穿孔时易穿透至浆膜层而进入胰腺及周围脏器发生类似急性胰腺炎的临床症状和体征。如果溃疡瘢痕形成而使十二指肠狭窄呈环形,可致十二指肠梗阻。球后溃疡的内科治疗效果不如普通消化性溃疡,愈合较慢,因此主张药物治疗和疗程要适当延长,若出现消化道大出血、穿孔、瘢痕性梗阻时,应立即行外科手术治疗。

巨大溃疡是指直径＞2厘米的消化性溃疡。溃疡巨大的原因尚不清楚,巨大溃疡以老年人多见,疼痛常不典型,不易被抑酸药所缓解,可出现呕吐、体重减轻等症状,因溃疡较大,容易发生致命的消化道大出血。十二指肠巨大溃疡常发生于后壁,由于病程较长,可向深部浸润,疼痛剧烈而顽固,也可侵及胰腺,发生出血、穿孔、狭窄或十二指肠梗阻等并发症。巨大溃疡不一定是恶性的,但胃的巨大溃疡应注意与胃癌相鉴别。巨大溃疡愈合相对较慢,容易复发,内科治疗效果不如普通消化性溃疡好。病程长的胃巨大溃疡或有并发症的十二指肠巨大溃疡往往需要外科手术治疗。

29. 何谓穿透性溃疡、难治性溃疡

(1)穿透性溃疡:是指胃或十二指肠溃疡破溃胃壁或十二指肠壁全层,并与邻近器官或组织发生粘连,胃肠内容物不流入腹腔而在局部形成包裹性积液,实质上是一种局限性的穿孔。穿透常发生于胃和十二指肠后壁,最常穿孔的器官是胰腺。穿透性溃疡的腹痛往往无节律性,疼痛持续,程度较重,不易缓解。胃的穿透性溃疡可以同腹腔网膜、横结肠及腹壁粘连,疼痛部位偏右。十二指肠穿透性溃疡若与肝胆粘连,疼痛的部位则偏右,有时右肩胛下会有放射痛;球后溃疡常呈慢性穿透,可与胰腺发生粘连,疼痛可放射到后背部第6~10胸椎,甚至侵及胆总管引起梗阻性黄疸。穿透性溃疡在体格检查时局部可有压痛、肌紧张,X线检查有助于诊断,穿透性胃溃疡除有胃溃疡一般的X线表现外,其龛影深大,形如囊袋,龛影内常有液体和气体的潴留。十二指肠溃疡向胰腺、肝脏、胆道等邻近脏器穿透时,可形成局限性炎症或十二指肠胆道瘘。

(2)难治性溃疡:通常是指经正规内科治疗无效,仍有腹痛、呕吐和体重减轻等症状的消化性溃疡。消化性溃疡难治的原因主要有以下几种。

①有穿透性溃疡、幽门梗阻等并发症存在。

②属特殊部位的溃疡,如球后溃疡、幽门管溃疡,内科治疗的效果较差。

③有诱发溃疡形成的因素持续存在,如吸烟、饮酒、饮食不当,存在持续而强烈的焦虑、紧张等精神因素的刺激,以及继续服用容易促发消化性溃疡的非甾体抗炎药等。

④引起消化性溃疡的原发疾病(如胃泌素瘤、甲状旁腺功能亢进等)未祛除,引起持续的高酸分泌。

⑤幽门螺杆菌感染导致胃黏膜防御功能减弱是引起溃疡迁延不愈的重要原因之一,根除幽门螺杆菌不仅能促进溃疡愈合,还能减少溃疡复发。近年来,随着质子泵抑制药的问世及对消化性溃疡发病机制认识的不断深入,难治性溃疡已较少见。

30. 胃泌素瘤所致的消化性溃疡有何特点

胃泌素瘤是指具有胃泌素分泌功能的内分泌肿瘤,临床上主要以高胃酸分泌和不典型部位的消化性溃疡为特征。1955 年,由 Zollinger 和 Ellison 首先描述了 2 例患者同时存在胰腺非 β 细胞瘤、上段空肠良性溃疡和高胃酸分泌,即以他们的名字将上述三联征命名为卓-艾综合征。虽然 Zollinger 和 Ellison 最先描述的胃泌素瘤定位于胰腺,但随着定位诊断水平的提高,近年来发现胃泌素瘤最常发生的部位不是胰腺,而是十二指肠。位于胰腺的胃泌素瘤则以胰头和胰尾多见。

溃疡是胃泌素瘤最常见的临床表现,95％以上的胃泌素瘤患者有消化性溃疡,但发生时期可不同,胃泌素瘤所致的消化性溃疡可发生于胃和十二指肠的任何部位,并且部位不典型,据统计约 75％的溃疡分布于十二指肠,溃疡疼痛多严重,呈持续进行性发作,可伴有恶心和呕吐大量酸性胃液,出血或穿孔等并发症的发生比一般溃疡多,若行胃大部切除术,术后不久便可迅速出现吻合口溃疡,并再次合并出血或穿孔。因大量酸性胃液反流入食管,可引起反流性食管炎的症状,表现为烧灼感、反酸、胸骨后疼痛、咽下困难等,内镜下可见食管糜烂、溃疡,狭窄及 Barrett 食管。1/3 以上的胃泌素瘤患者可有顽固性腹泻,多为水泻或脂肪泻,这可能是因为高酸分泌导致十二指肠内胰蛋白酶和脂肪酶失活,三酰甘油分解减少,脂肪吸收障碍,从而造成脂肪消化不良的结果。胃泌素瘤所致的消化性溃疡性质与其他原因引起的消化性溃疡并没有区别,但有多发性、顽固性、难治性和部位不典型的特点,患者对常规剂量的抗溃疡药物治疗疗效较差。

31. 老年消化性溃疡有什么特点

老年人容易患消化性溃疡是显而易见的,老年人消化性溃疡的发病率随年龄增加而递增,国内有关资料表明,65 岁以上老年人的胃溃疡发病率为 5.2%,70 岁以上则增至 8.5%。老年人消化性溃疡有许多特点,如症状多不典型,常伴有心、肺疾病,并发症的发生率高而且严重等,所以应引起高度重视。将老年人消化性溃疡的发病特点归纳起来,主要有以下几点。

(1)胃溃疡较为多见:有关资料表明,老年消化性溃疡以胃溃疡多见,约占 60.1%,十二指肠溃疡占 32.2%,复合性溃疡占 7.7%,胃和十二指肠溃疡之比约为 2∶1。

(2)临床症状不典型:老年消化性溃疡的临床症状多为不典型的、缺乏规律性的上腹部疼痛,多有上腹部饱胀不适等消化不良的表现,少数患者以胸骨后及腰背部疼痛为主要临床表现。据统计,老年消化性溃疡有典型症状者仅占 22%,而青壮年溃疡病 54% 有典型症状,这可能与老年人胃末梢神经感觉差,并发症多有关。

(3)并发症多且严重:老年消化性溃疡并发大出血者占 20%～40%,而且常有再出血。老年消化性溃疡并发穿孔者占 16%～28%,同时老年溃疡穿孔的临床表现和体征常常不明显,很容易误诊。

(4)巨大溃疡较多发:在老年消化性溃疡中,巨大溃疡较青壮年明显增多,特别是 70 岁以上的患者,这可能与摄入较多的非甾体抗炎药有关，临床上还应注意与溃疡型胃癌相鉴别。

（5）发病部位常较高：中青年的消化性溃疡多见于十二指肠、胃窦和胃小弯，老年消化性溃疡的发病部位常较高，多位于胃的近端，即胃体上部和胃底部。有文献报道。老年胃溃疡40％发生于胃体部。

（6）药物引起者常见：老年人常伴有心脑血管疾病、骨关节病等，需长期服用非甾体类抗炎药，容易产生严重的胃肠黏膜损伤，导致非甾体类抗炎药相关性溃疡或使原有的溃疡病加重。

（7）愈合慢复发率高：即使给予正规治疗，老年消化性溃疡愈合得也较慢，并且停药后复发率也较高。

32. 消化性溃疡常见的并发症有哪些

消化性溃疡本身除了使人产生疼痛的感觉，影响进食和正常生活外，并无太大的危险，危险的是消化性溃疡引起的并发症，消化性溃疡常见的并发症主要有出血、穿孔、幽门梗阻和癌变。

（1）出血：溃疡侵蚀周围血管可引起出血，出血是消化性溃疡最常见的并发症，其发生率占消化性溃疡的20％～25％，也是上消化道大出血最常见的病因（约占所有病因的50％）。消化性溃疡出血的表现取决于出血的部位、速度和出血量等，主要表现为呕血、黑粪、头晕、心悸、乏力、贫血等。

（2）穿孔：溃疡病灶向深部发展穿透浆膜层则并发穿孔，溃疡穿孔临床上可分为急性、亚急性和慢性，以急性常见。急性穿孔的溃疡常位于十二指肠前壁或胃前壁，发生穿孔后胃肠的内容物漏入腹腔而引起急性腹膜炎。十二指肠或胃后壁的溃疡深至浆膜层时已与邻近的组织或器官发生粘连，穿孔时胃肠内容物不流入腹腔，称为慢性穿孔，又称为穿透性溃疡，这种穿透性溃疡改变了腹痛规律，变得顽固而持续，疼痛常放射至背部。邻近后壁的穿孔或游离穿孔较小时，只引起局限性腹膜炎时称亚急性穿孔，其症状较急性穿孔轻而体征局限。

（3）幽门梗阻：幽门梗阻见于 2％～4％的消化性溃疡病例，主要是由十二指肠溃疡或幽门管溃疡引起。溃疡急性发作时可因炎症水肿和幽门部痉挛而引起暂时性梗阻，可随炎症的好转而缓解；慢性梗阻主要由于瘢痕收缩而呈持久性。幽门梗阻使胃排空延迟，上腹胀满不适，疼痛于餐后加重，常伴蠕动波，并有恶心呕吐，大量呕吐后症状可以缓解，呕吐物含发酵酸性宿食。严重呕吐可致失水和低氯、低钾性碱中毒。常发生营养不良和体重减轻。如果清晨空腹时检查胃内有振水声，插胃管抽液量＞200 毫升，则应考虑幽门梗阻之存在，应进一步做胃镜或 X 线检查。

（4）癌变：少数胃溃疡可发生癌变，十二指肠溃疡一般不会引起癌变，胃溃疡癌变发生于溃疡边缘，癌变率在 1％～3％。长期慢性胃溃疡病史、年龄在 45 岁以上、溃疡顽固不愈者应提高警惕。在胃镜下取多点活检做病理检查，并在积极治疗后复查胃镜，直到溃疡完全愈合，必要时定期随访复查，以排除癌变。

33. 消化性溃疡并发出血有几种表现形式

出血是消化性溃疡最常见的并发症，其发生率占消化性溃疡的 20％～25％，也是上消化道大出血最常见的病因。消化性溃疡并发出血多是由于溃疡基底或溃疡周围血管破裂所致。一般来说，十二指肠溃疡并发出血的发生率高于胃溃疡，其中以十二指肠后壁合并出血最为多见。十二指肠溃疡并发出血往往反复发生，部分患者甚至以大出血为消化性溃疡的首发症状。

根据消化性溃疡合并出血的出血方式、出血的速度及出血量等的不同，临床中将消化性溃疡并发出血分为慢性隐性出血、慢性显性出血和急性大量出血。对消化性溃疡并发出血，首先要搞清楚出血的原因，准确估计出血的量及是否还在继续出血，并根据病情需要积极进行救治。

（1）慢性隐性出血：慢性隐性出血患者常有典型的消化性溃

疡上腹部疼痛的特点,但无呕血和呕吐咖啡色胃内容物,肉眼观察不到粪便带血及柏油样黑粪,无明显失血的症状和体征,仅通过粪便隐血试验阳性检查证实有出血存在。需要指出的是,虽然说粪便隐血阳性一般标志着消化性溃疡隐性出血,但必须排除假阳性的可能,如食用血液制品就可以导致假阳性出现。

(2)慢性显性出血:慢性显性出血患者常有典型的消化性溃疡腹部疼痛的特点,多伴有恶心呕吐,肉眼观察呕吐物为鲜红色、咖啡色伴有胃内容物,或见柏油样黑粪,粪便隐血试验可出现强阳性,慢性显性出血时间长者可出现贫血。

(3)急性大量出血:急性大量出血患者有典型的消化性溃疡腹部疼痛的特点,伴有恶心呕吐,肉眼观察到呕鲜红色、暗红色、咖啡色呕吐物或排暗红色、柏油样黑粪,或单独出现,亦可两者兼有,常伴有急性失血性贫血及循环障碍,严重时可出现失血性休克,如治疗不及时可危及生命。

34. 消化性溃疡患者为何要注意粪便的颜色

上消化道出血是消化性溃疡最常见的并发症,其发生率为20%～25%,而黑粪往往是上消化道出血的首发症状。查看粪便颜色是判断消化性溃疡是否并发出血的重要手段之一,特别是已经明确诊断为消化性溃疡的患者,如果粪便由正常转为黑色时,就应警惕出血的可能,此时应找医生诊治,做必要的检查,以明确是否为消化性溃疡并发出血。

很多消化性溃疡患者由于平时不注意观察粪便的颜色,或者不知道粪便颜色变黑常是消化道出血的信号,不能及时就诊,有的患者甚至直到出现休克症状才被送到医院,延误了治疗。因此,消化性溃疡患者平时一定要注意观察粪便的颜色。黑粪的出现提示出血存在,如果出现柏油样有光泽而又带有黏性的粪便则提示出血量多,如果发现粪便不成形、粪便颜色暗红、粪便次数增多,或伴有心悸、口干、恶心、出汗、头晕等症状,往往表示出血量较多,出血严重,这时需要有人及时陪送到医院诊治,以防患者途中发生晕厥而跌倒。必须注意的是,出血较少时肉眼可觉察不到粪便颜色的变化,必须借助隐血试验,粪便隐血试验阳性提示有出血的情况存在。

当然,并不是所有的粪便颜色变黑都是由于溃疡并发出血的缘故,有些鼻出血或牙龈出血的患者吞下了自己的血液,或者食用了动物血或肝,或者服用了某些可致黑粪的药物如铋剂、铁剂等,都可导致粪便颜色变黑。

35. 消化性溃疡会癌变吗,出现什么情况应警惕癌变的可能

消化性溃疡癌变的问题至今仍有争议,通常认为少数胃溃疡可发生癌变,十二指肠溃疡一般不会引起癌变,胃溃疡癌变发生于溃疡边缘,癌变率在 $1‰ \sim 3‰$。内镜或 X 线检查发现,部分溃疡型胃癌类似良性溃疡,经 H_2 受体拮抗药或质子泵抑制药治疗,可使溃疡缩小,甚至愈合,因此认为在胃溃疡癌变过程中其实有一部分可能一开始就是溃疡型胃癌,而非溃疡癌变。但也有学者认为,在溃疡边缘查到癌细胞,这是良性胃溃疡恶变的依据。大多数情况下,胃溃疡癌变是在慢性刺激下病理性上皮再生的结果。溃疡边缘的上皮细胞反复破坏,胃黏膜再生、化生,不典型增生,直至最后发生恶变。有报道,自胃黏膜癌变(即胃癌前期疾病或病损)开始,直到最后胃癌的发生,一般需要 $10 \sim 25$ 年时间,而胃黏膜保护机制受损,黏膜屏障破坏,直至胃溃疡形成,再到溃疡癌变,所需的时间则较短。

消化性溃疡在出现下列情况时,应警惕癌变的可能:中年以上,有长期胃溃疡病史,经严格内科治疗 $4 \sim 6$ 周无效,溃疡顽固不愈者;无溃疡并发症,而出现疼痛节律性消失、食欲减退、体重明显减轻者;粪便隐血试验持续阳性,并且出现贫血者;X 线或胃

镜检查不能除外溃疡恶性变者。

某些胃癌患者在应用强效抑酸药后,可以使部分病灶修复,有时看上去很像溃疡愈合,以致延误早期诊断,因此不能根据对抑酸药是否有效来判断溃疡的良性和恶性。对胃溃疡癌变最重要和有效的诊断方法是胃镜检查和活组织病理检查,其中正确的活检是最重要的环节。对暂时不能定性者,应定期复查胃镜和活组织病理检查,以尽早明确溃疡的性质。

36. 哪些因素易导致消化性溃疡并发急性穿孔

消化性溃疡穿破胃肠壁浆膜层,未被其他脏器覆盖,胃肠液进入游离腹腔时,即可导致急性穿孔,或称游离穿孔。消化性溃疡并发急性穿孔是消化性溃疡的常见并发症之一,其发生率为5%～10%,男性多见。国外报道十二指肠急性穿孔较胃穿孔多见,而我国资料显示胃穿孔比十二指肠穿孔多见。急性穿孔的溃疡常位于十二指肠前壁或胃前壁,发生穿孔后胃肠的内容物漏入腹腔而引起急性腹膜炎。消化性溃疡并发急性穿孔病情危重,应及时进行急诊手术治疗。

促发消化性溃疡急性穿孔的因素主要有:外来的精神压力和精神紧张;长期服用阿司匹林、吲哚美辛等非甾体类抗炎药或糖皮质激素等药物;饮食过饱或从事重体力劳动者,可因胃内压力突然增加而导致消化性溃疡急性穿孔;失眠、疲劳等可增加迷走神经兴奋性,导致溃疡恶化而易于穿孔;吸烟可直接刺激胃黏膜损伤,饮酒时乙醇可降低胃肠黏膜对胃酸侵蚀的抵抗力,削弱黏膜屏障的防御功能而易于促发消化性溃疡并发急性穿孔;有资料显示,职业与消化性溃疡并发急性穿孔也有一定的关系,如出租车司机、战场上的士兵、外科医生等职业容易激发消化性溃疡穿孔;幽门螺杆菌感染不仅是引发消化性溃疡的主要原因,也是促发消化性溃疡并发急性穿孔的原因之一。

37. 消化性溃疡并发幽门梗阻有哪些症状,有呕吐就一定有幽门梗阻吗

幽门梗阻是消化性溃疡常见的并发症之一,主要由十二指肠溃疡或幽门管溃疡引起。消化性溃疡并发幽门梗阻最突出的症状是呕吐,多于餐后 30~60 分钟后发生,呕吐物量较大,内含隔夜宿食,但不含胆汁,呕吐后患者可感到轻松舒适。由于幽门梗阻引起胃潴留,患者常有上腹饱胀或胀痛、食欲缺乏、反酸、嗳气等症状;由于反复呕吐和不能进食,患者可有脱水表现,以及水、电解质、酸碱平衡紊乱,并出现呼吸急促、四肢无力、烦躁不安,以及因缺钙所致的手足抽搐等。约有 80% 的消化性溃疡并发幽门梗阻的患者有较长时间的溃疡病史,出现梗阻后中上腹部不适症状加重,典型的节律性疼痛消失。

尽管消化性溃疡并发幽门梗阻最突出的症状是呕吐,消化性溃疡患者出现持续大量呕吐时首先要考虑消化性溃疡并发幽门梗阻的可能,但消化性溃疡患者有呕吐不一定有幽门梗阻。消化性溃疡本身也可有呕吐症状,进食后食物可中和胃酸,缓解由胃酸刺激而引起的中上腹部疼痛,同时也可使伴随的呕吐症状减轻,而并发幽门梗阻的患者因流出道受阻,进食反而引起更加剧烈的呕吐。一般来说,胃溃疡比十二指肠球部溃疡更容易发生呕吐症状,呕出酸水后症状有时可以减轻,而消化性溃疡并发幽门梗阻引起的呕吐多为进食后上腹部饱胀,继之呕吐,呕吐物量多、酸臭、含宿食。当消化性溃疡并发有其他全身疾病时,也可发生呕吐,不过一般都有其他疾病的特征。

38. 消化性溃疡常用的辅助检查有哪些

用于消化性溃疡的辅助检查较多,最常用的有胃镜及胃黏膜活组织检查、幽门螺杆菌检查、X 线钡剂检查等。

(1)胃镜及胃黏膜活组织检查:胃镜及胃黏膜活组织检查是

确诊消化性溃疡首选的检查方法。胃镜检查不仅可对胃、十二指肠黏膜直接观察、摄像,还可在直视下取活组织做病理学检查及幽门螺杆菌检测,因此胃镜检查对消化性溃疡的诊断及良、恶性溃疡的鉴别诊断的准确性高于 X 线钡剂检查。例如,在溃疡较小或较浅时钡剂检查有可能漏诊,钡剂检查发现十二指肠球部畸形可有多种解释,活动性上消化道出血是钡剂检查的禁忌证,胃的良性、恶性溃疡鉴别必须由活组织检查来确定。

(2)幽门螺杆菌检查:幽门螺杆菌检查应列为消化性溃疡诊断的常规检查项目,因为有无幽门螺杆菌感染决定治疗方案的选择。检查方法分为侵入性和非侵入性两大类,前者需通过胃镜检查取胃黏膜活组织进行检测,主要包括快速尿素酶试验、组织学检查和幽门螺杆菌培养,后者主要有 13C 或 14C 尿素呼气试验、粪便幽门螺杆菌抗原检测及血清学检查(定性检测血清抗幽门螺杆菌 IgG 抗体)等。

(3)X 线钡剂检查:上消化道 X 线钡剂检查就是通过喝下不透 X 线的钡剂,让它附着于胃肠黏膜上,通过 X 线透视或摄片,来间接地反映胃黏膜上有无病变。X 线钡剂检查的优点是方便简单,无创伤,一般患者都可接受,但是由于它为间接征象,不能直接观察到胃肠黏膜表面情况,一些轻微病变及小的病灶不易发现,临床需与胃镜等其他检查方法配合应用。X 线钡剂检查适用于对胃镜检查有禁忌或不愿接受胃镜检查者,溃疡的 X 线征象有直接和间接两种,龛影是直接征象,对溃疡有确诊价值,十二指肠球部激惹和球部畸形、胃大弯侧痉挛性切迹均为间接征象,仅提示可能有溃疡。

39. 胃镜检查的适应证、禁忌证有哪些

胃镜检查是通过胃镜在直视下查看胃部的结构和病变的一种检查方法,胃镜检查既有其适应证,也有其禁忌证,了解和掌握胃镜检查的适应证和禁忌证,对正确诊断上消化道疾病,防止因

胃镜检查引发不良后果有重要意义。

（1）适应证

①胃部疾病,有上消化道病症,X线钡剂检查未发现病变,但又需进一步检查者。

②疑有消化性溃疡、肿瘤者,或已诊为肿瘤而不能确定其性质者。

③原因不明的上消化道出血24～48小时,需行紧急胃镜检查,确定出血原因且可在胃镜下止血者。

④慢性胃炎、消化性溃疡治疗后复发者。

⑤胃切除术后残胃又出现胃部不适等症状,需进行检查或需对胃部疾病进行复查者。

⑥胃内息肉切除,碎石,食管狭窄扩张,异物取出,可根据情况应用。

⑦慢性萎缩性胃炎、异型增生及疑有恶变者,定期复查追踪。

⑧镜下治疗,如食管支架置入,食管静脉曲张硬化或套扎治疗等。

（2）禁忌证

①存在严重的心、肺、脑等疾病,或身体非常虚弱,无法耐受胃镜检查者。

②不能合作的精神患者及意识不清者。

③口腔、咽、食管、气管和胃急性炎症,特别是腐蚀性炎症及化脓性炎症。

④有严重的食管及贲门部梗阻,胃镜难以插入者。

⑤怀疑胃、十二指肠穿孔者。

⑥有巨大的胸主动脉瘤者。

40. 胃镜检查前有哪些准备工作，如何进行胃镜检查操作

（1）胃镜检查前的准备工作

①检查前一天晚餐应进易消化的稀软食物，晚8时后禁饮食、烟酒及服药等，检查当日禁食早餐，如果检查必须在下午进行者，可在当天早晨8时前喝些糖水，禁食中餐。

②体质虚弱及重症患者，检查前应静注高渗葡萄糖注射液，以防检查中发生意外。

③幽门梗阻患者需做胃镜检查的，在检查前2～3天应进流质，于检查前天晚上进行洗胃，彻底清洗胃内容物，直到清洗的回流液完全清晰为止，并在洗胃后胃管抽出以前让患者采取头低足高位仰卧姿势，以使胃内残留液体完全排出，检查当天勿洗胃，因洗胃后会使胃黏膜颜色发生改变，乃至误诊。

④胃镜检查前，一般不必先做钡剂检查，但因钡剂检查发现可疑病变需确诊或对照需做胃镜检查的患者，应安排在钡剂检查后3～5天进行为好，因钡剂可能黏附于胃黏膜上，特别是在有溃疡病变的部位，会使胃镜诊断发生困难。

（2）胃镜检查的操作方法

①术前10～15分钟用2％利多卡因注射液麻醉咽部，对敏感患者可给予地西泮注射液10毫克及阿托品注射液0.5毫克肌内注射，患者左侧卧位，屈膝，头略低，咬牙垫。

②镜身涂甘油润滑，检查胃镜照明、注气、注水及镜头活动。

③术者面对检查者，左手持操作部，右手持镜端约15厘米处，从口圈内插入口腔，沿舌根向下推进至环状软骨水平时，嘱检查者做吞咽动作，顺势将胃镜插入，通过咽喉部进入食管上段，边注气边观察食管黏膜，到达食管下段与胃连接处可见齿状线。胃镜入胃后可见胃底黏膜及黏液池，镜前端沿胃小弯边注气边缓慢进镜45～50厘米，可见胃角、胃窦、幽门口。观察完胃黏膜之后

调整胃镜,镜头对准幽门口进入十二指肠球部,右旋镜身90°,并向右上打镜头到达十二指肠降部,可见十二指肠乳头。将胃镜退至胃窦时,通过向上弯曲镜头使其反转可观察胃角、体腔侧面、窦腔侧面,倒镜观察胃底、贲门,转动镜身观察大弯、小弯和胃后壁黏膜。

④在行胃镜检查时,如果发现黏膜异常,都要做活组织检查,以确定是否有炎症、溃疡、良性肿瘤还是恶性肿瘤等,同时还可通过活组织检测幽门螺杆菌,便于及时做相应的治疗。

41. 胃镜检查后注意事项有哪些,有哪些并发症

(1)注意事项

①术后应禁食2~3小时:这是由于在做胃镜时一般都给予咽部局部麻醉,麻醉后咽部黏膜对各种刺激的反应性下降,吞咽反射不协调,正常情况下进食咽入东西时应打开食管而关闭气道,此时则可能气道关闭不协调而易使食物误入气道引起吸入性肺炎。

②术后当日应进软食:在术中取活检者,由于局部黏膜有小的创面,故术后当日应进软食,不要吃过热、冷、硬的食品,极个别情况下术后可能会有活动性出血,表现为大便变黑或柏油样便,甚至可以呕血,一旦发生上述情况应立即到医院就诊。

③注意治疗咽部疼痛:在术后,个别患者可出现咽部疼痛,是由于术中黏膜受损造成的,不需要特殊处理,可给予对症处理,如用西瓜霜润喉片含服等。

④注意观察腹胀:术中有时要向胃腔注入一定量的气体,因此术中或术后腹胀是一种正常表现,经排气后会逐渐消失,若腹胀一直不减甚至加重者,应找出原因,及时进行处理。

(2)并发症:一般来说,胃镜检查很少有并发症产生,具有很高的安全性,其并发症的发生率在0.2%~0.23%,严重的并发症

发生率极低，约为万分之一。胃镜检查的并发症主要有以下几种。

①食管胸段破裂穿孔，多因原有食管病变、狭窄、憩室等，在术前及术中未注意到，主要症状是立即出现剧烈的胸背上部疼痛，纵隔气肿和颈部皮下气肿，一旦出现以上症状，立即行 X 线检查，以明确诊断，及时治疗。

②食管静脉曲张破裂出血。

③心脏并发症指术中出现心绞痛、心肌梗死、心律失常，甚至心搏骤停，但发生率很低。可能与插镜刺激迷走神经及合并低氧血症有关，因此对有冠心病者提前应用药物，对个别紧张者可术前应用地西泮等镇静药。

④麻醉意外，因对麻醉药过敏而出现喉头痉挛、窒息等。

⑤出现胃穿孔、颌下腺肿胀、吸入性肺炎、咽部外伤感染等，不过其发生率都极低。

42. 胃镜检查都要取活检吗，胃黏膜活检有何临床价值

胃镜检查并同时取活组织做组织学病理检查是最可靠的诊断消化性溃疡的方法。胃黏膜组织活检是在行胃镜检查时，根据胃镜下所见和病情的需要，取胃黏膜进行活组织病理检查。那么，是不是胃镜检查时都要取活检？在什么情况下应取活检呢？

临床中并不是所有的患者做胃镜检查时都要取活检。一般情况下，在行胃镜检查时，如果发现胃黏膜异常，则都要做活组织检查，以确定是炎症、溃疡、良性肿瘤还是恶性肿瘤，以便及早进行正确的治疗。具体来说，发现以下异常情况时均应做活检：黏膜粗糙，色泽改变，局部分泌物增多却不易用水冲去；正常黏膜纹理消失，组织僵硬，组织变脆，接触易出血；黏膜糜烂，有溃疡，有息肉，有结节或肿块，有不规则隆起，或呈现菜花样改变等。

通常情况下，行胃镜检查时，如发现食管、胃或十二指肠等有

病变,就需从胃镜活检钳孔插入活检钳,针对异常部位取胃黏膜活组织标本,进行胃黏膜活组织病理检查。胃黏膜活组织病理检查具有非常重要的临床价值:确定病变的性质,可防止误诊或漏诊,一般通过胃镜观察胃黏膜炎症、萎缩和化生等情况即可判断慢性胃炎的类型,通过胃镜观察溃疡的颜色、形状、大小、深浅、坏死及溃疡边缘的情况可初步判定溃疡的性质,但要进一步确诊需要做胃黏膜的活组织检查;可以确诊病变的性质,可以及早发现癌前病变;可以确定有无幽门螺杆菌感染。

43. 何谓 X 线钡剂检查,适应证和禁忌证有哪些

(1)X 线钡剂检查:X 线钡剂检查是临床常用的辅助检查,其用于消化性溃疡的诊断优点是方法简单,无创伤,一般患者都可接受。但是,由于它为间接征象,不能直接观察到黏膜表面的情况,一些轻微病变及小的病灶,尤其是早期胃癌不易发现,临床需与胃镜等其他检查方法配合应用。

目前,胃肠 X 线钡剂检查一般采用气钡双重造影,由于胃肠道邻近组织器官都是由软组织构成,彼此间缺乏自然对比,必须使用造影剂才能显示清楚的影像。X 线钡剂检查前应做一些准备工作,通常检查前 8~12 小时应禁食,检查前 4 小时禁饮水;停用一切作用于胃肠道功能的药物,如多潘立酮(吗丁啉)、山莨菪碱(654-2)等;检查一般是早晨空腹上午进行;有胃潴留的患者应提前用胃管吸出胃内容物。

(2)适应证:怀疑胃溃疡、十二指肠溃疡,胃肠道肿瘤者;不明原因的腹痛;不明原因的消化道出血;明确腹部肿块的部位及性质;怀疑胰头或壶腹部肿瘤、结核、克罗恩病者;健康检查或普查。

(3)禁忌证:存在完全性幽门梗阻、肠梗阻者;消化道出血急性期者;急性腹膜炎、大量腹水者;心、肺功能衰竭者;不能合作者、体质极度虚弱者。

44. 消化性溃疡应注意与哪些疾病相鉴别

消化性溃疡主要表现为慢性上腹部疼痛,当仅有病史和体检资料时,需与其他有上腹部疼痛症状的疾病,如慢性肝胆胰疾病、慢性胃炎、功能性消化不良等相鉴别,但如做胃镜检查,可确定有无胃溃疡、十二指肠溃疡存在。胃镜检查如见胃溃疡、十二指肠溃疡,还应注意与胃癌、胃泌素瘤相鉴别。

(1)慢性肝病:慢性肝病主要是指慢性肝炎、肝硬化,此类患者可有上腹部疼痛不适、纳差、乏力、腹胀等症状,且容易并发慢性胃炎和消化性溃疡,但此类患者多有肝炎病史,肝功能和乙型肝炎、丙型肝炎病毒学检测,以及胃镜、B超等检查有助于诊断。

(2)慢性胆管疾病:慢性胆管疾病主要指慢性胆囊炎、胆石症,这些疾病有上腹部胀闷不适、疼痛、嗳气等症状。其症状的发生多与进食油腻食物有关,上腹疼痛往往较明显,可放射至胁肋及背部,通过胃镜、B超、CT等检查可以明确诊断。

(3)慢性胰腺炎:慢性胰腺炎常有上腹部疼痛不适之症状,与消化性溃疡有相似之处,不过慢性胰腺炎多有急性胰腺炎病史,且反复发作,B超检查可表现胰腺增大,尚可伴有假性囊肿,生化检查胰腺外分泌功能降低。

(4)慢性胃炎:慢性胃炎常有上腹痛、饱胀、嗳气、反酸、食欲缺乏等症状,在临床表现上与消化性溃疡有相似之处,不过通过胃镜检查与消化性溃疡不难区分。

(5)功能性消化不良:功能性消化不良主要表现为上腹部饱胀疼痛、嗳气、早饱、恶心、食欲减退等,多数患者伴有精神神经症状,其发病或病情加重常与精神因素关系密切,胃排空检查及胃电活动记录呈胃排空异常的表现,胃镜、X线钡剂等其他检查正常。

(6)胃癌:消化性溃疡与胃癌不仅临床表现有诸多相似之处,

其胃镜和 X 线下的表现有时也不易区分。胃镜或 X 线检查见到胃的溃疡必须进行良性溃疡(胃溃疡)与恶性溃疡(胃癌)的鉴别。Ⅲ型(溃疡型)早期胃癌单凭胃镜所见很难与良性溃疡鉴别,必须依靠直视下取活组织检查进行鉴别。

(7)胃泌素瘤:胃泌素瘤是指具有胃泌素分泌功能的内分泌肿瘤,其肿瘤往往很小(<1 厘米),生长缓慢,50%为恶性。大量胃泌素可刺激壁细胞增生,分泌大量胃酸,使上消化道经常处于高酸环境,导致胃、十二指肠球部和不典型部位(十二指肠降部、横段甚或空肠近端)发生多发性溃疡。胃泌素瘤与普通消化性溃疡的鉴别要点是该病溃疡发生于不典型部位,具有难治性特点,有过高胃酸分泌及高空腹血清胃泌素。

45. 中医为什么说脾胃为"后天之本"

中医学认为,脾与胃通过经脉相互络属而构成表里关系。胃主受纳,脾主运化,两者之间的关系是"脾为胃行其津液",共同完成对食物的消化吸收及其精微的输布,从而滋养全身,故称脾胃为"后天之本"。

脾主升,胃主降,相辅相成。脾气升,则水谷之精微得以输布;胃气降,则水谷及其糟粕才得以下行。故《临证指南医案》中说:"脾宜升则健,胃宜降则和。"胃属燥,脾属湿,胃喜润恶燥,脾喜燥恶湿,两者燥湿相济,阴阳相合,方能完成饮食物的传化过程。所以,《临证指南医案》中又说:"太阴湿土得阳始运,阳明燥土得阴自安。"由于脾胃在生理上的相互联系,因而在病理上也是相互影响的,如脾为湿困,运化失职,清气不升,即可影响胃的受纳与和降,可出现食少、呕吐、恶心、脘腹胀满等。反之,若饮食失节,食滞胃脘,胃失和降,亦可影响及脾的升清与运化,可出现腹胀泄泻等。《素问·阴阳应象大论》说:"清气在下,则生飧泄;浊气在上,则生䐜胀。"这是对脾胃升降失常所致病症的病理及临床表现的概括。

从脏腑关系的角度来认识食物的消化过程,还必须得到肝的协助。正如唐容川在《血证论》中所说"木之性主于疏泄,食气入胃,全赖肝木之气以疏泄之,而水谷乃化"。说明肝之疏泄条达正常,则气机调畅,可助脾胃运化,使清阳之气升发,水谷精微转输上归于肺,又可助胃受纳腐熟,使浊阴之气下降,使食糜不断下达于肠。同时,胆附于肝,肝之余气化为"精汁"溢于胆,便为胆汁,肝的疏泄功能正常,使胆能分泌胆汁,排泄到肠腔,直接参加消化活动。正如《医源》所云"凡入食后,小肠饱满,肠头上逼胆囊,胆汁渍入肠内利传渣滓"。从另一个角度说,肝脾之间又存在着相互依赖的关系,只有脾胃健运,化生的水谷精微充足,则肝血的来源才旺盛。肝藏血,脾统血,互相协调,共同维持血液的正常运行,以供机体的需要。

人体的消化过程是一个完整的过程,脾胃与肝虽有一定的分工,但又必须维持很好的协调。肝的疏泄功能,气机的升降,是人体新陈代谢的枢纽。所以,肝在消化过程中亦有重要作用。脾胃在消化系统中是主导脏器,这一地位的维持,只有清升浊降,才能保证消化生理功能的完成,所以中医学通常把脾与胃并举,称为"后天之本",正说明脾胃在消化系统中的重要性。

46. 中医"脾胃"与西医"脾胃"有何异同

在日常生活中,我们时常可以听到"某某最近胃脘部疼痛、心烦口苦、腹胀嗳气,是肝脾不调、肝胃有热了;某某胃脘部隐痛、纳差、腹胀、嗳气、神疲乏力,是脾胃虚弱了",这都是中医的认识。若从西医的角度去检查,这些情况绝大多数是胃病,而与肝、脾毫无关系。另有一些人,西医诊断为"慢性肝炎",而中医则认为是"脾胃病、肝胃不和、肝郁脾虚",不仅按"慢性肝炎"服西药治疗有效,按中医的认识服用中药也同样取得显著的治疗效果。究竟孰是孰非,很多患者无所适从,这其实是由于中西医理论体系的差异,中西医对脏腑认识的不同造成的。

就"脾胃"来说，中医和西医都有脾和胃这两个脏器的名称，但由于中医和西医是两门不同的科学体系，故对脾胃的解剖、生理虽有相同之处，更有明显的差异。中医和西医对脾和胃的形态、功能的描述大致相同，但也有不同之处。中医认为，脾具有消化、运输和营养功能，而西医的脾却被列入淋巴系统（免疫系统），认为是人体最大的淋巴器官。关于胃的归属，中医和西医的认识较为统一，都认为是消化器官。关于胃的生理功能，中医和西医认识基本一致，认为胃的作用是容纳和初步消化食物。而中医和西医对脾的认识差异很大，中医把脾和胃连在一起称呼，用来概括人体对饮食的消化、吸收和运输的全部功能，这实质上包括西医的胃肠和肝胆等消化器官的功能；西医则认为脾的功能与人体淋巴组织的免疫活动有关。

总之，由于中医和西医的理论体系不同，中医和西医对"脾胃"的认识是截然不同的。中医的"脾胃"是一个范围很广的功能学概念，概括了人体对饮食的消化、吸收和营养代谢，故用"后天之本"一词来强调其重要性。西医"脾"和"胃"是功能不相关的两个概念，只包括本身的解剖形态名称及所局限的功能。

47. 消化性溃疡在中医学中如何归属

消化性溃疡主要是指发生在胃和十二指肠的慢性溃疡，即胃溃疡和十二指肠溃疡，因溃疡的形成与胃酸/胃蛋白酶的消化作用有关而得名。消化性溃疡是西医之病名，以上腹部疼痛为主要症状。中医虽无"消化性溃疡"之病名，但类似本病临床表现的描述却详见于历代文献"胃脘痛、胃痛、心下痛"等病症中。如《素问·邪气脏腑病形篇》说："胃病者，腹胀，胃脘当心而痛。"《素问·经脉篇》说："食则呕，胃脘痛，腹胀，善噫；胃胀者腹满，胃脘痛，鼻闻焦臭，妨于食，大便难。"

关于引起以上诸病症的病因，也是多方面的。《素问·痹论篇》云："饮食自倍，肠胃乃伤。"《素问·六元正纪大论》说："木郁之发，民病胃脘当心而痛,上支两胁,膈咽不通,饮食不下。"《素问·至真要大论》亦谓:"少阳之胜,热客于胃,烦心痛,目赤欲吐,呕酸善饥;厥阴司天,风淫所胜,民病胃脘当心而痛。"《杂病广要·胸痹心痛》中则说:"饮食过多,不能克化,伤乎胃脘,病根常在,略伤饮食即闷闷作痛。"《景岳全书·心腹痛》则认识到"胃脘痛证,乃有因食、因寒、因气不顺者,然因食因寒,亦无不皆关于气。盖食积则气滞,寒留则气凝"。所以,以治痛之要,但察其果属实邪,皆当以理气为主可谓经验之谈。

关于其治疗,历代医家创立了许多行之有效的治法和方药。如《灵枢·邪气脏腑病形篇》对胃痛主张"取之三里也"(即针刺足三里穴)。张仲景创立的半夏泻心汤、三黄泻心汤、大建中汤、小建中汤、理中汤、吴茱萸汤、芍药甘草汤等,至今仍广泛应用于临床,且疗效显著。金元时期,"脾胃派"的创始人李东垣对胃脘痛的治疗主张以补益之法为主,培补后天。清代叶天士在《临证指南医案·胃脘痛》中说:"初病在胃,久病入络,以经主气,络主血,则可知其治气治血之当然也,凡气既久阻,血亦应病……而辛香理气,辛柔和血之法,实为对待必然之理。"亦属见地之论,颇合临床实际。

总之,根据消化性溃疡的发病机制和临床表现特点,应归属于中医学"胃脘痛、胃痛、心下痛"等的范畴。

48. 中医是如何认识消化性溃疡的病因病机的

消化性溃疡以胃脘部慢性、节律性疼痛为主要症状,并常兼有胃脘部闷胀不适、嗳气、反酸、烧灼感、恶心呕吐、神疲乏力等,属中医学"胃脘痛、胃痛、心下痛"等的范畴。中医学认为,素体脾胃虚弱,先天禀赋不足,复加饮食、情志所伤,致使脾胃功能失调,气机阻滞,瘀血壅滞胃络是其主要发病机制。

消化性溃疡的成因与精神因素、饮食不节及素体脾胃虚弱等诸因素密切相关,其病变部位虽在胃及十二指肠,但其病机与肝、脾紧密相连。精神因素在消化性溃疡的发病中具有十分重要的作用。《内经·至真要大论》中说:"木郁之发,民病胃脘当心而痛",如忧思恼怒,久郁不解,肝气郁结,横逆犯胃,胃失和降,气血壅滞不畅,即可成为溃疡而疼痛。饮食不节,饥饱失常,嗜食辛辣、烟酒等,均可损伤脾胃,致使脾胃不和,胃气失降,气机阻滞,血行不畅,络脉受损,而发溃疡,出现胃脘部疼痛等症状。平素脾胃虚弱,复因饮食失调、劳倦损伤、肝郁乘脾等,致使脾胃更弱,湿浊阻滞中焦,气血运动不畅,日久也易形成溃疡;平素脾胃虚寒,复加饮食诸因素的影响,中焦阳气不振,虚寒凝滞,气血不畅,久之也可形成溃疡。本病病程较长,依据患者体质趋向、病情的深浅及治疗用药的不同,常出现各不相同的病机变化,而呈现虚实夹杂、寒热交错等,病机相当复杂。

49. 中医通常将消化性溃疡分为几种证型

根据消化性溃疡发病机制和临床表现的不同,中医通常将其分为肝胃不和型、寒热错杂型、肝胃郁热型、脾胃虚寒型、胃阴不足型和血瘀胃络型。

(1)肝胃不和型:主要表现为胃脘胀闷,攻撑作痛,脘痛连胁,胸闷喜叹息,嗳气反酸,每因情志因素而痛作,大便不畅,查舌质淡红,舌苔薄白,脉弦。

(2)寒热错杂型:主要表现为胃脘灼热,胀满疼痛,食后胀甚,食生冷、热物则痛,嘈杂吞酸,口苦纳差,泛吐清水,大便时干时稀,查舌质淡,苔薄黄或黄白相间,脉沉细或弦数。

(3)肝胃郁热:主要表现为胃脘部疼痛并有灼热感,痛势急迫,心烦易怒,泛酸嘈杂,口干口苦,大便秘结,查舌质红,苔黄腻,脉弦或弦数。

(4)脾胃虚寒型:主要表现为胃痛隐隐,喜暖喜按,空腹痛甚,得食则缓,时吐清水,纳差腹胀,神疲乏力,手足欠温,大便溏薄,查舌质淡,苔薄白,脉细弱。

(5)胃阴不足型:主要表现为胃痛隐隐,嘈杂灼痛,口燥咽干,五心烦热,消瘦乏力,口渴不欲饮,大便干结,查舌红少津,脉细数。

(6)血瘀胃络型:主要表现为胃脘部疼痛,痛如针刺,痛处固定,食后加剧,入夜尤甚,甚者可有呕血、便血,查舌质紫暗或有瘀斑、瘀点,苔薄少,脉细涩或弦。

50. 消化性溃疡不治疗也会自愈吗,溃疡愈合后还会复发吗

在日常生活中,有些人时而出现上腹部疼痛不适、反酸、嗳气、烧灼感等症状,很像是消化性溃疡,但过一段时间后其自觉症状又自行消失了,所以人们常有疑问:"难道消化性溃疡不治疗也会自愈吗?"回答是肯定的。部分消化性溃疡具有自限性,即使不治疗也能愈合,但愈合的时间往往较长,至少在 3 个月以上。在临床中,也有一些患者并不知道自己曾患过消化性溃疡,而在体检或其他疾病行胃镜检查时才发现已有愈合的溃疡存在,这也是消化性溃疡自行愈合所致。当然,部分消化性溃疡不治疗也会自愈并不代表消化性溃疡可不治疗,对消化性溃疡患者给予及时正规的治疗是非常必要的,消化性溃疡若不及时治疗,不仅病情常反复发作,还容易出现出血、穿孔、幽门梗阻等并发症,甚至发生癌变,严重威胁着人们的健康和生命。

虽然目前有许多诸如硫糖铝、法莫替丁、雷尼替丁、奥美拉唑、兰索拉唑等治疗消化性溃疡的西药,以及治疗消化性溃疡中药汤剂和众多的中成药等,其促使溃疡愈合的疗效较好,但溃疡复发的问题始终没有得到很好的解决,溃疡愈合后还有复发疑虑。有资料表明,胃溃疡和十二指肠溃疡愈合 1 年后的复发率为 50%～80%。导致消化性溃疡复发的因素有很多,主要有幽门螺

杆菌感染、服用非甾体类抗炎药等对胃肠道黏膜有损害作用的药物、吸烟饮酒,以及饮食不节、情志失调等,在日常生活中注意克服这些因素,对防止消化性溃疡复发大有好处。

51. 消化性溃疡患者自我调养应注意什么

为了配合治疗,使消化性溃疡顺利康复,消化性溃疡患者应注意自我调养。消化性溃疡患者在自我调养中应注意以下几点。

(1)保持心情舒畅和情绪稳定,避免精神紧张、焦虑、激动等,做到生活有规律,注意劳逸结合,急性发作期尤其应注意休息。

(2)注意饮食调养,进食要定时定量,不可过饥过饱,养成良好的饮食卫生习惯,注意细嚼慢咽。

(3)饭菜要适口,易于消化,饮食宜富含蛋白质和维生素,宜少吃多餐。

(4)忌食刺激性食物,如浓茶、咖啡、饮料、油炸食品、辛辣食品等,忌过烫或过冷的食物,少吃过甜或过咸的食物,少吃粗粮及容易产气产酸的食物,戒除吸烟饮酒。

(5)若有少量慢性出血时,应进牛奶、豆浆、米汤、藕粉等无渣流质食物,但不宜多加糖,出血停止后逐渐改用面糊、稀饭、鸡蛋羹等。大量或急性出血、穿孔、幽门梗阻时要注意禁食。

(6)病情稳定者应积极参加适宜的运动锻炼,以增强体质,改善胃肠道的消化功能,调节神经内分泌功能,以促进溃疡愈合。

(7)在医生的指导下正确服用药物,禁用损伤胃黏膜的药物,避免进一步损伤胃黏膜。

(8)定期检查,注意病情的变化,若有异常,比如胃脘部疼痛明显加重,面色苍白、出冷汗,恶心呕吐,解柏油样大便,以及疼痛规律改变、药物治疗无效等情况时,应及时到医院诊治,以免延误病情。

52. 引起消化性溃疡复发的因素有哪些

消化性溃疡是一种临床常见的消化系统慢性病，它具有反复发作的特点。有文献报道，十二指肠溃疡 3 个月的复发率为 35%～40%，1 年的复发率为 50%～90%，胃溃疡的 1 年复发率为 45%～85%，可见其复发率之高。消除引起消化性溃疡复发的各种因素，预防和减少消化性溃疡复发，是应当特别重视的一个问题。引起消化性溃疡复发的因素是多种多样的，归纳起来主要有以下几个方面。

(1)幽门螺杆菌感染：幽门螺杆菌感染不仅是引发消化性溃疡的主要病因，也是导致消化性溃疡复发的重要因素。许多资料表明，杀灭幽门螺杆菌后消化性溃疡的复发率明显降低。近年来，随着对幽门螺杆菌的日益重视，提倡在治疗消化性溃疡的同时给予幽门螺杆菌根除治疗，消化性溃疡的复发率已明显下降。

(2)药物影响：长期服用非甾体类抗炎药、糖皮质激素及利血平等药物，不仅是消化性溃疡的致病因素，又可引起愈合的溃疡复发。

(3)吸烟饮酒：吸烟可促使十二指肠溃疡复发，有报道每晚服用雷尼替丁 150 毫克作为维持剂量来治疗十二指肠溃疡，观察 1 年，吸烟者的溃疡复发率为 23%，不吸烟者仅为 3.3%，两组差异有显著性。另有一些研究表明，饮用白酒、红酒及可口可乐等碳酸饮料可明显刺激胃酸分泌，容易使消化性溃疡复发。

(4)饮食不当：饮食不当、三餐不定时及暴饮暴食等，是引发消化性溃疡的重要原因，也是促使消化性溃疡复发的因素。

(5)精神因素：精神紧张、焦虑、情绪不稳定及处于应激状态的患者，容易诱发消化性溃疡和引起愈合的溃疡复发。

53. 预防消化性溃疡应从哪些方面入手

中医学早在《黄帝内经》中就提出了"治未病"的预防思想，强调"防患未然"。对于消化性溃疡来说,其预防应从以下三个方面入手,首先应当是预防其发生,其次是对于消化性溃疡患者及早治疗,既病防变,防止并发症的发生,再者是对于已愈合的患者注意预防其复发。

(1)未病先防:引起消化性溃疡的原因是多方面的,其预防要在注意饮食调养、起居调节、精神调摄和加强体育锻炼的基础上,戒除吸烟饮酒,慎用对胃黏膜有损害、容易引发消化性溃疡的药物,以达到提高机体抗病能力,防止或减少对胃黏膜的刺激,预防消化性溃疡发生的目的。

(2)既病防变:防患未然是最理想的愿望和目的,但若本病已经发生,就应争取早期诊断、早期治疗,以防止疾病的发展与转变。在防治消化性溃疡的过程中,一定要掌握其发生、发展规律,从而进行有效的治疗。在消化性溃疡初发时,若能明确诊断,辨证无误,并采取相应的治疗措施,一般是能够很快愈合的。如果发现不及时,或者治疗不对症,用药不当,迁延日久,则会给治疗带来困难,甚至引起并发症,因此要注意早期诊治。在消化性溃疡的治疗中,除注意早期诊治外,还要注意既病防变,采取预见性的治疗措施,防止病情的加重和出血、穿孔、幽门梗阻及癌变等并发症的发生。

(3)预防复发:消化性溃疡经正规治疗后,绝大多数能很快愈合,但其复发率较高,如生活起居稍有不慎,即有复发之虞,所以注意预防复发也是十分重要的。预防其复发的措施应当是综合的,除饮食调养、起居调节、精神调摄和加强体育锻炼外,还应慎用对胃黏膜有损害的药物,并可结合药膳以继续改善和加强脾胃的功能,促进脏腑功能的恢复,增强机体御病之"正气"。

54. 预防消化性溃疡有哪十忌

消化性溃疡的发生与饮食失调、精神紧张诸多因素有关,如若在日常生活中能时刻注意自我调养,克服引发预防消化性溃疡的诸多因素,预防消化性溃疡发生和防止其复发是完全能够实现的。要预防消化性溃疡的发生和复发,在日常生活中应注意以下十忌。

(1)忌精神紧张:长期精神紧张会通过大脑皮质影响自主神经功能,使胃壁血管收缩,胃肠功能紊乱,胃酸和胃蛋白酶分泌增多,胃黏膜屏障遭到破坏,容易导致消化性溃疡发生和复发。

(2)忌过度劳累:过度劳累不仅使人的抗病能力下降,还会使胃肠等消化器官供血不足,胃液分泌功能失调,从而导致消化性溃疡发生和复发。

(3)忌饮食失调:饮食失调,饥饱不均对胃有很大的伤害,饥饿时胃中空空,胃黏膜分泌的胃酸和胃蛋白酶很容易伤害胃黏膜,暴饮暴食会使胃壁过度扩张,这都容易引发消化性溃疡发生或使其复发。

(4)忌酗酒无度:酗酒的危害是众所周知的,乙醇可使胃黏膜发生充血、水肿,甚至糜烂出血,对胃黏膜的伤害是很大的,引发消化性溃疡发生或使其复发是不可避免的。

(5)忌嗜烟成癖:吸烟,尤其是嗜烟成癖会引起胃壁血管收缩,使胃黏膜中的前列腺素合成减少,胃黏膜屏障遭到破坏,同时吸烟还可刺激胃酸和胃蛋白酶的分泌,从而易于诱发消化性溃疡。

(6)忌浓茶、咖啡:浓茶、咖啡都是中枢兴奋剂,能通过神经反射以及直接的影响,致使胃黏膜充血、分泌功能失调,胃黏膜屏障遭到破坏,加之浓茶和咖啡对胃黏膜的刺激作用,易发生消化性溃疡发生或使其复发。

(7)忌狼吞虎咽:细嚼慢咽不仅有利于食物的消化,也有利于保护胃黏膜,如若进食时狼吞虎咽,食物未经充分咀嚼,势必增加胃的负担,给胃黏膜造成损害,容易引发消化性溃疡发生或使其复发。

(8)忌睡前进食:"胃不和则卧不安",睡前进食,不仅影响睡眠,而且会刺激胃酸分泌,给胃肠道增加负担,容易引发消化性溃疡。

(9)忌不讲卫生:幽门螺杆菌是引发慢性胃炎的重要因素,可以通过餐具、牙具等相互传染。讲究卫生是阻止幽门螺杆菌感染的有效方法;不讲卫生,容易感染幽门螺杆菌,诱发消化性溃疡或使其复发。

(10)忌滥用药物:药物特别是非甾体类抗炎药,如保泰松、阿司匹林、吲哚美辛等药,以及糖皮质激素类药,都可引起胃黏膜充血、糜烂,形成消化性溃疡或使其复发。滥用药物是诱发消化性溃疡的重要因素,预防消化性溃疡应力戒滥用药物。

55. 防治消化性溃疡的误区有哪些

在消化性溃疡的防治过程中,因为不少患者在认识上存在误区而影响了正确的治疗和预防。下面是常见的几种误区,生活中应注意纠正。

(1)治消化性溃疡必用镇痛药:消化性溃疡以胃脘部疼痛为突出表现,治疗的目的是消除病因、缓解症状、愈合溃疡、防止复发和防治并发症。有些人认为,缓解症状必用镇痛药,其实这种观点是十分有害的。镇痛药对消化性溃疡并无治疗作用,绝大多数镇痛药可对胃黏膜造成不同程度的损害,应用镇痛药反而容易使病情加重。消化性溃疡患者的疼痛通过调节胃酸分泌、保护胃黏膜就可很快缓解,消除病因,有选择地应用 H_2 受体拮抗药、质子泵抑制药等,才是治疗消化性溃疡的正确方法。

(2)自觉症状消失就可以停药:消化性溃疡患者经积极的治疗,自觉症状消失后,就应该停止用药,没必要坚持和巩固用药,其实这种观点是错误的。自觉症状的消失并不代表溃疡已经愈合,有相当一部分患者服药后胃脘部疼痛等症状很快消失,但停药后胃脘部疼痛等症状又很快出现,这就是不知巩固、过早停药的结果。消化性溃疡患者经治疗即使自觉症状消失,还应在医生的指导下继续巩固治疗一段时间,以达到促使溃疡愈合、巩固疗效、防止复发的目的。

(3)饮食调养没有必要太认真:有些人认为,药物才是治疗消化性溃疡的首选方法,饮食调养是次要的,没有必要太认真,其实这种观点也是错误的。饮食不节,过食辛辣刺激性的饮食,不仅是引发消化性溃疡的重要原因,也不利于消化性溃疡的治疗和康复。如若只重视药物的作用而忽视饮食调养,药物治疗不与饮食调养相配合,很难取得满意的治疗效果,即使溃疡已经愈合也容易复发。

(4)没有必要预防溃疡病复发:消化性溃疡是一种临床常见的消化系统慢性病,具有反复发作的特点,有很高的复发率,消除致使消化性溃疡复发的各种因素,预防和减少消化性溃疡复发,是应当特别重视的一个问题。那种只要自觉症状消失、溃疡面愈合就可以停药,没有必要预防复发的观点是错误的。

二、西药治疗消化性溃疡

1. 治疗消化性溃疡的目的是什么，主要措施有哪些

消化性溃疡治疗的目的是消除病因、缓解症状、愈合溃疡、防止复发和防治并发症。针对病因的治疗（如根除幽门螺杆菌）有可能彻底治愈溃疡病，是消化性溃疡治疗的一大进展。在消化性溃疡的治疗中，药物治疗是首选，自我调养也是重要的调治方法，患者及其家属的参与显得尤为重要。将治疗消化性溃疡的措施归纳起来，主要包括以下几个方面。

（1）日常生活的调理：生活要有规律，工作宜劳逸结合，避免过度劳累和精神紧张，注意饮食规律，戒除吸烟饮酒，服用非甾体类抗炎药者尽可能停用，即使未用也要告诫患者今后要慎用。

（2）治疗溃疡的药物：治疗消化性溃疡的药物可分为抑制胃酸的药物和保护胃黏膜的药物两大类，主要起缓解症状和促进溃疡愈合的作用，常与根除幽门螺杆菌治疗配合应用。溃疡的愈合与抑酸治疗的强度和时间成正比，抗酸药具有中和胃酸作用，可迅速缓解疼痛症状，但促进溃疡愈合需大剂量一日内多次服药，由此而带来的不便及不良反应限制其应用，目前多作为加强镇痛的辅助治疗，H_2 受体拮抗药和质子泵抑制药如雷尼替丁、奥美拉唑等可抑制基础及刺激物引起的胃酸分泌，其治疗效果较碱性抗酸药大为提高，是目前治疗消化性溃疡最常用的药物。保护胃黏膜的药物能在溃疡面形成保护膜，增强黏膜的修复、防御能力，常用的药物有硫糖铝、枸橼酸铋钾等。

（3）根除幽门螺杆菌：对幽门螺杆菌感染引起的消化性溃疡，

根除幽门螺杆菌不但可促进溃疡愈合,而且可预防溃疡复发,从而彻底治愈溃疡,因此凡有幽门螺杆菌感染的消化性溃疡,无论初发或复发、活动或静止、有无并发症,均应予以根除幽门螺杆菌治疗。

(4)溃疡复发的预防:有效根除幽门螺杆菌及彻底停服非甾体类抗炎药可消除消化性溃疡的两大常见病因,因而能大大减少溃疡复发。当然,注意日常自我调摄,保持规律化的生活起居,做到劳逸结合,保持健康的心态和良好的情绪,戒除吸烟饮酒,重视饮食调理等,也是预防溃疡复发的重要方面。

(5)防治各种并发症:消化性溃疡本身并不可怕,可怕的是其引发的出血、穿孔、幽门梗阻和癌变等并发症,其中大出血和急性穿孔救治不当随时都有生命危险,因此应积极预防、发现和治疗各种并发症。

2. 治疗消化性溃疡的西药有哪几类

治疗消化性溃疡的西药有很多,一般可归为抑制胃酸的药物、保护胃黏膜的药物及根除幽门螺杆菌的药物。

(1)抑制胃酸的药物:抑制胃酸的药物包括抗酸药、H_2 受体拮抗药和质子泵抑制药。抗酸药具有中和胃酸作用,可缓解疼痛症状,其中铝制剂能刺激前列腺素的合成,促进黏膜的修复,常用药有氢氧化铝凝胶、复方氢氧化铝等。H_2 受体拮抗药能阻止组胺与其 H_2 受体相结合,使壁细胞胃酸分泌减少,抑制基础及刺激物引起的胃酸分泌,常用药物有西咪替丁、雷尼替丁等。质子泵抑制药作用于壁细胞胃酸分泌终末步骤中的关键酶,即 H^+-K^+-ATP 酶,使其不可逆失活,因此抑酸作用比 H_2 受体拮抗药更强且作用持久,常用药物有奥美拉唑、兰索拉唑等。

(2)保护胃黏膜的药物:保护胃黏膜的药物能在溃疡面形成保护膜,增强黏膜的修复、防御能力,常用的药物有硫糖铝、枸橼酸铋钾等。硫糖铝的抗溃疡机制主要与其黏附覆盖在溃疡面上阻止胃酸/胃蛋白酶侵蚀溃疡面、促进内源性前列腺素合成和刺激表皮生长因子分泌等有关。枸橼酸铋钾除具有类似硫糖铝的作用机制外，并有较强抑制幽门螺杆菌的作用。

（3）根除幽门螺杆菌的药物：根除幽门螺杆菌的药物能杀灭幽门螺杆菌，促进溃疡愈合，避免或减少溃疡复发，常用药物有克拉霉素、阿莫西林、甲硝唑等。

3. 怎样选用治疗消化性溃疡的药物

消化性溃疡的诊断一旦确立，准确、合理地选择治疗药物就成为关键所在。科学合理用药对保证治疗效果，缩短疗程，减少患者的痛苦，防止并发症的发生和病情复发都有着极其重要的作用。那么，治疗消化性溃疡应该怎样选用药物呢？

治疗消化性溃疡的药物发展较快，品种繁多，治疗时应选用症状缓解快速有效、溃疡愈合快、不良反应少、停止用药后不易复发，且价格较为低廉的药物为宜。目前公认，质子泵抑制药和 H_2 受体拮抗药是治疗消化性溃疡的首选药物，尤以质子泵抑制药疗效显著。碱性抗酸药和硫糖铝、枸橼酸铋钾等也是有效药物，但其疗效不及 H_2 受体拮抗药，通常只作为辅助治疗用药。一般来说，十二指肠溃疡治疗的疗程为 4～6 周，胃溃疡治疗的疗程为6～8 周。对于常规药物治疗失败的难治性溃疡，可适当增加剂量应用质子泵抑制药或者延长药物治疗的时间。由于消化性溃疡的发生还与黏膜防御因子的减弱有关，因此对消化性溃疡特别是对非甾体类抗炎药所致的消化性溃疡，还应注意选用前列腺素类药物（如米索前列醇）来增强胃黏膜抵抗力，促进溃疡愈合。对伴有幽门螺杆菌感染的患者，应同时予以幽门螺杆菌根除治疗，必要时可在根除治疗结束后再予 2～4 周的抑酸和保护胃黏膜治疗。

4. 治疗消化性溃疡常用的碱性抗酸药有哪些

消化性溃疡的发生与胃酸分泌过多密切相关,治疗消化性溃疡必须控制胃酸。抗酸药是最早用于消化性溃疡的药物,多为碱性制剂,治疗消化性溃疡的碱性抗酸药较多,常用的有碳酸氢钠、碳酸钙、氢氧化铝和镁盐。

(1)碳酸氢钠:碳酸氢钠俗称小苏打,是最早应用于临床的碱性抗酸药,可利用自身的碱性作用与胃酸中和,从而削弱胃酸对黏膜的消化作用。碳酸氢钠的抗酸作用强,能强烈而快速地中和或缓冲胃酸,使体液、尿液碱化,碳酸氢钠易溶于水,口服后能很快中和过剩的胃酸,并迅速从胃排入肠道内,分解产生二氧化碳、水和氯化钠,二氧化碳随嗳气、呼气排出,氯化钠从肠道吸收后由肾脏排泄。由于碳酸氢钠的溶解度大,口服后很快从胃排入肠道,所以在胃内发挥中和作用的时间较短,若要保持较高的胃内pH值,必须反复多次服用。如大剂量反复使用碳酸氢钠,钠吸收过多,容易引起水钠潴留,甚至发生代谢性碱中毒,对心肾功能不全的患者尤其危险。同时,口服过量的碳酸氢钠可产生大量二氧化碳,增加胃内压力,使胃扩张,导致嗳气,并可刺激溃疡面,有诱发溃疡穿孔的危险,长期服用还可引起碱中毒。因此,目前临床上已不再单独使用碳酸氢钠制剂来治疗消化性溃疡,只在某些复合抗酸药中加入少量碳酸氢钠。

(2)碳酸钙:碳酸钙是一种快速有效的碱性抗酸药,在水中的溶解度很低,与胃酸作用能产生氯化钙和二氧化碳。过多的二氧化碳可引起嗳气、腹胀、恶心、继发性胃酸过多等不良反应。氯化钙在碱性肠液中可与碳酸氢盐、磷酸盐作用,生成难以被肠道吸收的碳酸钙和磷酸钙,沉积于肠黏膜表面而形成保护层,降低肠黏膜对刺激的敏感性,并很容易产生便秘;同时氯化钙被吸收入血后可引起高钙血症,刺激胃泌素大量分泌,停药后容易发生泌酸反跳现象,所以临床上碳酸钙也已很少应用。

(3)氢氧化铝:氢氧化铝是一种弱碱,具有抗酸、吸附胆盐、分泌碳酸氢盐和保护溃疡面等作用。氢氧化铝对胃酸分泌没有直接影响,对胃内已存在的胃酸可起中和或缓冲的化学反应,导致胃内 pH 值升高,使胃酸过多的症状得以缓解。氢氧化铝在胃内中和盐酸产生氯化铝和水,氯化铝具有很强的收敛作用,可局部止血,分解后的铝离子在肠道内与磷酸盐形成不能溶解的磷酸铝,可抑制胃肠道平滑肌收缩,引起便秘,因此临床上常需与具有缓泻作用的氢氧化镁或氧化镁联合使用,以减轻或抵消便秘的不良反应。长期应用氢氧化铝还可导致磷吸收障碍,血清磷酸盐浓度下降,从而影响骨质的形成,表现为骨质疏松或软骨病等。氢氧化铝与华法林、氯丙嗪、普萘洛尔、吲哚美辛、异烟肼等药物合用时,可干扰后者的吸收或消除,使其疗效受到影响。

(4)镁盐:常用的镁盐有氧化镁和三硅酸镁。镁盐对胃酸的中和能力较强,溶解度相对较低,在酸性胃液中与盐酸中和后形成氧化镁和水。氧化镁在肠道内不易吸收,即使用药过量也不会导致碱中毒。氧化镁口服后仅有 5%～10% 的镁可被吸收,再由肾脏排出,不被吸收的镁盐在肠道内具有渗透性致泻作用。镁离子在小肠部位具有高渗性,能把水分引入肠腔,当肠腔内的液体积聚达一定程度并且超过肠道吸收能力时,会引起腹胀、肠蠕动增强,从而产生缓泻,因此临床上常与氢氧化铝合用,以抵消两药对粪便性状的影响。

5. 为什么提倡用碱性抗酸药的复方制剂

碱性抗酸药的主要药理作用是利用其碱性去中和已分泌的胃酸,降低胃内酸度,削弱胃蛋白酶的活性,从而减弱或解除胃酸对溃疡面的刺激和腐蚀作用,同时部分抗酸药还有结合胆酸、卵磷脂和溶血卵磷脂的作用。近年来研究发现,含铝的抗酸药还可以保护胃和十二指肠黏膜免受各种攻击因子的损伤,具有细胞保护作用。

临床中不难发现,治疗消化性溃疡的碱性抗酸药多为复方制剂,这是为什么呢? 由于适用于消化性溃疡的碱性抗酸药较多,不同碱性抗酸药对胃酸的中和能力不同,与胃酸发生反应的速度不同,所产生的胃肠道不良反应和系统作用也有所不同。如果将这些药物联合制成复方制剂,可以达到增强胃酸中和能力、减少不良反应、延长药物作用时间的目的。另外,含钙、铋、铝的抗酸药可致便秘,而镁制剂可引起腹泻,因此临床上常将两种或多种抗酸药合用,以抵消药物本身的不良反应。理想的抗酸药应该是作用迅速、持久、不吸收、不产气、不会引起腹泻和便秘等不良反应,对胃黏膜和溃疡面具有保护和收敛作用。由于单一碱性抗酸药很难达到上述要求,因此提倡使用碱性抗酸药的复方制剂。目前,临床上应用的碱性抗酸药绝大多数都是复方制剂,如复方氢氧化铝片、复方石菖蒲碱式硝酸铋片、鼠李铋镁片、复方铝酸铋片、复方木香铝镁片、铝碳酸镁咀嚼片等。

6. 如何用复方氢氧化铝片治疗消化性溃疡

复方氢氧化铝片亦称胃舒平,是临床最常用的复方碱性抗酸药,为抗酸药氢氧化铝、三硅酸镁和解痉药颠茄流浸膏组成的复方,每片含干燥氢氧化铝凝胶 245 毫克、三硅酸镁 105 毫克、颠茄浸膏 0.002 6 毫升。氢氧化铝和三硅酸镁可中和过多的胃酸,颠茄浸膏能抑制胃酸分泌,解除平滑肌痉挛,又可使胃排空延缓,以利于十二指肠溃疡的愈合。复方氢氧化铝片主要用于缓解胃酸过多引起的胃痛、胃灼热感(烧心)、反酸,也适用于慢性胃炎及消化性溃疡出现上述症状者。每次2～4片,每日3次,饭前30分钟或胃痛发作时嚼碎后服用。

复方氢氧化铝片的不良反应主要有长期大剂量服用可致严重便秘,粪结块引起肠梗阻;老年人长期服用可致骨质疏松;肾功能不全患者服用后可能引起血铝升高。

阑尾炎、急腹症患者当禁用;妊娠头 3 个月、肾功能不全者、长期便秘者慎用;因复方氢氧化铝片能妨碍磷的吸收,低磷血症患者慎用;前列腺肥大、青光眼、高血压、心脏病、胃肠阻塞性疾病、甲状腺功能亢进、溃疡性结肠炎患者慎用。对本品过敏者禁用,过敏体质者慎用。因氢氧化铝可与其他药物结合而降低疗效,故而服药后 1 小时内应避免服用其他药物。本品与肠溶片同服可使肠溶片加快溶解,故不应同用。

7. 如何用复方石菖蒲碱式硝酸铋片治疗消化性溃疡

复方石菖蒲碱式硝酸铋片亦称胃得乐,是复方碱性抗酸药,每片含碱式硝酸铋 175 毫克、重质碳酸镁 200 毫克、碳酸氢钠 100 毫克、大黄 12.5 毫克、石菖蒲根粉 12.5 毫克。碱式硝酸铋有保护胃黏膜、收敛、止泻的作用;重质碳酸镁和碳酸氢钠能中和胃酸,降低胃蛋白酶分解胃壁蛋白的能力,减弱或解除胃酸对胃肠道溃疡面的侵蚀和刺激作用;镁离子有轻泻作用;大黄、石菖蒲能消除大便秘结,增强胃肠道消化功能。复方石菖蒲碱式硝酸铋片具有调节胃酸过多、收敛和保护溃疡面的作用,适用于胃溃疡、十二指肠溃疡、胃炎、胃酸过多及神经性消化不良等,能缓解胃痛、胃灼热感、反酸等症状,促进炎症消失和溃疡愈合。每次 3～4 片,每日 3～4 次,饭后嚼碎温开水送服,或溶于少量温开水中送下,待症状改善后可酌情减量,其疗程不宜超过 2 个月。

服用复方石菖蒲碱式硝酸铋片尚未见有关不良反应的报道。对本品成分过敏者及孕妇禁用。服用复方石菖蒲碱式硝酸铋片治疗期间应注意调节饮食,避免进食有刺激性及煎、炸、油腻食物。服药期间粪便呈暗色属正常现象。本品不宜大剂量长期服用,当血钙浓度每毫升超过 0.1 微克时,有可能导致钙性脑疝,尤其是肾功能减退者。另外,急性胃黏膜病变时最好不用。

8. 如何用鼠李铋镁片治疗消化性溃疡

鼠李铋镁片又称乐得胃，也是复方碱性抗酸药。每片鼠李铋镁片含碱式硝酸铋 300 毫克、重质碳酸镁 400 毫克、碳酸氢钠 200 毫克、弗郎鼠李皮 25 毫克。本品中碳式硝酸铋为分散微细粒，能牢固附着在胃和十二指肠黏膜而形成保护膜，促进黏膜再生；碳酸氢钠与碳酸镁为抗酸药，能中和胃酸、缓解因胃酸过多而致的胃烧灼感、胃痛；弗郎鼠李皮为缓泻药，可对抗硝酸铋引起的便秘。鼠李铋镁片具有调节胃酸过多、保护胃黏膜等作用，主要用于缓解胃酸过多引起的胃烧灼感、胃痛，以及治疗慢性胃炎、消化性溃疡等。每次 2 片，每日 3 次，饭后嚼碎服或将药片掰成小片吞服。

服用鼠李铋镁片可引起呃逆、胃肠胀气等不良反应。对本品过敏者、肾功能不全者及孕妇禁用，高血压、心脏病患者慎用。治疗期间禁止饮酒，少食煎炸油腻食品。服药期间粪便呈黑色属正常现象。抗酸药可减弱鼠李铋镁片的疗效，不得与牛奶同服。另外，鼠李铋镁片与四环素类合用可干扰后者的吸收。

9. 如何用复方铝酸铋片治疗消化性溃疡

复方铝酸铋片是由铝酸铋、重质碳酸镁、碳酸氢钠、甘草浸膏粉、弗朗鼠李皮、小茴香粉等组成的复方抗酸药与抗溃疡病药。铝酸铋在胃及十二指肠黏膜上形成保护薄膜，碳酸氢钠、碳酸镁均有明显抗酸作用，与甘草浸膏、弗朗鼠李皮、小茴香粉制成复方，可调节胃酸过多、胃肠胀气，消除大便秘结，增强胃及十二指肠黏膜屏障，使黏膜再生，促进溃疡面愈合。动物实验证明，本品能显著减轻大鼠实验性胃炎的发生，对大鼠应激性和幽门结扎性胃溃疡有明显的防治作用，并具有中和胃酸的作用，但对调节胃液没有明显影响。

复方铝酸铋主要适用于胃溃疡、十二指肠溃疡、慢性浅表性胃炎、胃酸过多和十二指肠球炎等。复方铝酸铋主要有颗粒剂、片剂和胶囊剂,治疗消化性溃疡其颗粒剂通常是每次1～2袋,每日3次,饭后服用,疗程1～2个月;片剂和胶囊剂通常是每次1～2片(1～2粒),每日3次,饭后服用,疗程1～2个月。

　　复方铝酸铋的不良反应较少,偶见便秘、口干、失眠、恶心,停药后可自行消失。服药期间粪便呈黑色属正常现象,如呈稀便时可减量服用。本品应注意避免与四环素类药物合用,以免干扰后者的吸收。用药不可间断,服药后10日左右自觉症状可见减轻或消失,但这只说明病情好转,并不表示已经痊愈,仍应按上述用法和用量继续用药,直到完成1个疗程。

10. 如何用复方木香铝镁片治疗消化性溃疡

　　复方木香铝镁片亦称胃舒宁,是复方碱性抗酸药。每片复方木香铝镁片含干燥氢氧化铝凝胶70毫克、三硅酸镁30毫克、氧化镁67毫克、碳酸钙134毫克、白及粉100毫克、木香47毫克、甘草流浸膏0.0067毫升、颠茄流浸膏0.0033毫升。其中氢氧化铝、三硅酸镁、氧化镁、碳酸钙均为抗酸药,能中和过多的胃酸;颠茄流浸膏能抑制胃液分泌,解除平滑肌痉挛,又可使胃排空延缓;甘草流浸膏具有去氧皮质酮作用,可促进上皮细胞分泌碳酸氢盐,防止氢离子逆向弥散;木香可行气止痛,调中导滞,保护胃黏膜;白及可收敛止血,保护胃黏膜。复方木香铝镁片具有调节胃酸过多、保护胃黏膜等作用,主要用于缓解胃酸过多引起的胃痛、胃灼热感、反酸,以及治疗慢性胃炎、消化性溃疡等。每次2～3片,每日3次,饭前1小时嚼碎后服用。

　　老年人长期应用复方木香铝镁片可导致骨质疏松,肾功能不全患者长期应用可能会有铝蓄积中毒,出现精神症状。阑尾炎或有类似症状者、前列腺肥大患者、青光眼患者、低磷血症(如磷吸收不良综合征)患者及孕妇、哺乳期妇女禁用。高血压、心脏病、反流性食管炎、胃肠道阻塞性疾病、甲状腺功能亢进、溃疡性结肠炎、肾功能不全、骨折患者慎用。对本品过敏者禁用，过敏体质者慎用。服用本品后应避免服用其他药物，因氢氧化铝能与其他药物结合而影响疗效。

11. 如何用铝碳酸镁咀嚼片治疗消化性溃疡

铝碳酸镁咀嚼片为抗酸药，含有人工合成、同于天然物质的单一活性成分铝碳酸镁，每片含碳酸铝镁 500 毫克，有明显抗酸作用，兼有胃黏膜保护作用，对胆酸也有一定吸附作用，其作用迅速、温和、持久。铝碳酸镁咀嚼片主要用于慢性胃炎，与胃酸有关的胃部不适症状，如胃痛、胃灼热感、酸性嗳气、饱胀等，也用于消化性溃疡出现上述症状者。铝碳酸镁咀嚼片每次 1～2 片，每日 3 次，餐后 1～2 小时、睡前或胃部不适时咀嚼服用。

因铝碳酸镁咀嚼片含有铝、镁两种金属离子，使便秘和腹泻的不良反应得以有所抵消，服用铝碳酸镁咀嚼片偶见便秘、稀便、口干和食欲缺乏等不良反应。对本品过敏者禁用；过敏体质，严重心、肾功能不全者，高镁血症、高钙血症者及妊娠头 3 个月者慎用。服用铝碳酸镁咀嚼片后 1～2 小时应避免服用其他药物，因氢氧化铝可与其他药物结合而降低吸收，影响疗效。

12. 什么是胃黏膜保护药，用于消化性溃疡的常用药物有哪些

胃黏膜防御修复系统是立体、多层次、相互联系的网络体系，凡具有保护和增强胃黏膜防御修复系统的药物统称之为胃黏膜保护药。胃黏膜保护药的作用机制包括：覆盖损伤部位，形成保护膜，隔离损伤因子；促进黏液糖蛋白和磷脂的合成，促进碳酸氢盐分泌；加快上皮细胞更新速度；促进前列腺素合成，增加胃黏膜血流量；消除氧自由基；促进生长因子合成。

保护胃黏膜是治疗消化性溃疡的重要途径之一,具有保护胃黏膜功能的药物较多,但就临床来看,常用的治疗消化性溃疡的胃黏膜保护药主要有硫糖铝、铋剂、米索前列醇等。

(1)硫糖铝:硫糖铝具有一定的制酸能力,并且能吸附、结合胃蛋白酶,减弱胃蛋白酶的侵袭作用,但更具有加强黏膜抵抗力和修复力的作用,其在胃内酸性环境中离解为八硫酸蔗糖,聚合成胶体,能与溃疡面渗出的蛋白质结合形成保护膜,还能促进血管增生、黏膜增殖,有利于溃疡修复。

(2)铋剂:铋剂可与溃疡面渗出的蛋白质形成保护膜,还可刺激黏膜血流,具有细胞保护作用,并对幽门螺杆菌具有一定的杀灭作用,其药物主要有碱式碳酸铋、枸橼酸铋钾、胶体果胶铋、胶体酒石酸铋。

(3)米索前列醇:米索前列醇是前列腺素的衍生物,可增加胃黏膜的局部血流,促进蛋白质的合成,具有保护胃黏膜屏障的作用,还有一定的抑制胃酸分泌作用。

(4)其他:如替普瑞酮、古法酯、伊索拉定、瑞巴派特、甘草锌、醋氨己酸锌、丙谷胺等,也是临床应用的胃黏膜保护药。

13. 硫糖铝治疗消化性溃疡的疗效如何

1932 年,Babkin 和 Komaruv 等发现胃黏液中含有硫酸软骨素,后者可抑制胃蛋白酶的活性,因此推测这种作用可能是胃黏膜的防御因子之一,以后经过多年研究合成了许多抗胃蛋白酶制剂,包括硫糖铝。硫糖铝是治疗消化性溃疡最常用的胃黏膜保护药,其有效成分是蔗糖硫酸酯的碱式铝盐。目前应用于临床的硫糖铝主要有混悬剂、胶囊剂和片剂,以混悬剂的效果最好,起效也最快,胶囊次之,片剂则应咀嚼成糊状后再用温开水吞服。目前,提倡使用硫糖铝的混悬剂来治疗消化性溃疡,以达到最好的治疗效果。

硫糖铝在酸性环境下能溶解、凝聚成糊状黏稠物,与溃疡表面带正电荷的蛋白质结合,附着于溃疡黏膜表面形成保护性屏障,吸收胆盐和胆汁酸,阻止胃酸、胃蛋白酶的侵蚀。硫糖铝能促进胃肠道黏液和碳酸氢盐分泌,降低胃液中蛋白酶的浓度并抑制其活性,同时能促进糖蛋白和磷脂的合成,增强胃黏膜屏障的保护作用,改善胃黏膜血流,刺激前列腺素和表皮生长因子合成,加快胃黏膜上皮的修复,从而加强黏膜的防御能力,促进溃疡愈合。硫糖铝宜在每次进餐前 1 小时和晚上临睡前服用,每次 1 克,连续服药 4～6 周为 1 个疗程。硫糖铝可缓解消化性溃疡患者上腹部疼痛、反酸等症状,减少消化性溃疡的复发率。有关资料表明,硫糖铝治疗胃溃疡 4 周和 8 周愈合率分别为 36%～61% 和 75%～94%,治疗十二指肠溃疡 4 周和 8 周愈合率分别为 41%～68% 和79%～91%。

14. 硫糖铝有哪些不良反应

硫糖铝是治疗消化性溃疡最常用的胃黏膜保护药,口服后胃肠道吸收极少,绝大部分随粪便排出。有关资料显示,硫糖铝口服后仅有 3%～5% 以硫酸蔗糖的形式从小肠吸收入血液,而铝的吸收量不到 0.02%,少量吸收的铝很快从肾脏排出,一般不会在体内积聚。因此认为,硫糖铝作为一种促进溃疡愈合的胃黏膜保护药,具有较好的安全性和耐受性。硫糖铝不良反应的发生率约为 4.7%,最主要的不良反应是便秘,发生率约为 2.2%,有便秘的消化性溃疡患者应尽量少用,甚至禁用硫糖铝。个别患者还可口干、恶心、胃痛等症状。硫糖铝在肠道内可与磷结合,长期服用可导致低血磷。少量吸收入血的铝经肾脏排出,肾功能不全者可能会导致铝在体内蓄积,血铝浓度升高,引起神经毒性症状,长期服用可引起铝中毒,因此肾功能不全者应慎用或禁用。硫糖铝不宜与多酶片合用,因为两者合用会导致两种药物的疗效均降低,这可能是由于多酶片中含有胃蛋白酶、胰酶和淀粉酶,其药理作用和硫糖铝相拮抗,所含的消化酶特别是胃蛋白酶会影响溃疡愈合的缘故。硫糖铝与食物或西咪替丁、雷尼替丁、奥美拉唑等抑酸药结合，会影响这些药物的吸收，降低其生物利用度，同时使硫糖铝本身的治疗效果降低，因此不宜与食物或药物同服，如果必须服用这些药物时，至少应间隔30分钟以上。在服用硫糖铝时，应注意必须空腹摄入，餐前1小时与睡前服用效果最好，片剂嚼碎与唾液搅和成糊状后再吞服，或研成粉末后服下，能发挥最大效应。

15. 铋制剂治疗消化性溃疡的疗效如何，常用的有哪几种

铋制剂是近年来临床较常用且备受重视的胃黏膜保护药，治疗消化性溃疡的机制并不在于对胃酸分泌的抑制，而是对胃黏膜细胞的保护作用。现代研究表明，铋制剂在胃内酸性环境下可与黏液中的糖蛋白结合，形成不溶性氧化铋胶体沉淀，牢固地附着于糜烂或溃疡表面，形成一层保护性膜，隔绝胃酸和胃蛋白酶对黏膜的侵袭。铋制剂能刺激内源性前列腺素合成，促进胃黏液分泌，加速黏膜上皮修复，改善胃黏膜血流，由于铋制剂可使幽门螺杆菌菌体和胃黏膜上皮失去黏附作用，因而也有杀灭幽门螺杆菌的作用。过去常用枸橼酸铋钾来治疗消化性溃疡，治疗十二指肠溃疡 4 周愈合率为 66%～91%，胃溃疡为 63%～90%。铋制剂对 H_2 受体拮抗药治疗无效的消化性溃疡 4 周愈合率可达 80%～85%，因此认为可适用于难治性溃疡。

目前，临床中常用的铋制剂主要有枸橼酸铋钾和胶体果胶铋，其中果胶铋是一种新型的胶态铋制剂，主要成分为碱式果酸铋钾，是生物大分子果胶酸与金属铋离子、钾离子形成的盐，与受损黏膜的黏附性具有高度选择性。枸橼酸铋钾有多种剂型，枸橼酸铋钾胶囊每次 600 毫克，每日早餐和晚餐前 30 分钟服用，一般以 4～6 周为 1 个疗程。胶体果胶铋胶囊剂每次 150～200 毫克，每日 4 次，空腹服用，一般以 4～6 周为 1 个疗程。

16. 如何用枸橼酸铋钾治疗消化性溃疡

枸橼酸铋钾为胃黏膜保护药,在胃内酸环境中形成弥散的保护层覆盖于溃疡面上,阻止胃酸、酶及食物对溃疡的侵袭,促进溃疡黏膜的再生和溃疡愈合。同时,枸橼酸铋钾还具有降低胃蛋白酶的活性、增加黏蛋白分泌、促进黏膜释放前列腺素等作用,从而保护胃黏膜。此外,枸橼酸铋钾对幽门螺杆菌还有杀灭作用。

枸橼酸铋钾主要适用于胃溃疡、十二指肠溃疡、慢性胃炎。与抗生素联用根除幽门螺杆菌,并常用于缓解胃酸过多引起的胃痛、胃烧灼感及反酸。枸橼酸铋钾主要有颗粒剂、片剂、胶囊剂和口服液。颗粒剂每次 1 袋(300 毫克),每日三餐饭前 30 分钟及每晚睡前 2 小时服用;或每日早晚各服 2 袋。片剂和胶囊剂每次 1 片或 1 粒(300 毫克),每日三餐饭前 30 分钟及每晚睡前 2 小时服用;或每日 2 次,早晚各服 2 片或 2 粒。口服液每次 1 支(5 毫升),每日 3 次,用温开水稀释 3 倍后服用。

枸橼酸铋钾在常规剂量下和服用周期内比较安全,但也可能出现一些不良反应,如恶心、呕吐、食欲减退、腹泻、便秘、头痛、头晕、失眠、皮疹等。服用本药期间口中可能带有氨味,并可使舌苔及粪便呈灰黑色,停药后即自行消失。严重肝、肾功能损害者及孕妇、哺乳期妇女禁用,对本品过敏者禁用,过敏体质者慎用。服用本品期间不得服用其他铋制剂,且不宜大剂量长期服用。牛奶和抗酸药可干扰本品的作用,不能同时应用。

17. 如何用胶体果胶铋治疗消化性溃疡

胶体果胶铋是一种果胶与铋制剂合成的组成不定的复合物,口服后在胃内形成胶体性能甚佳的溶胶,与溃疡面及炎症表面有强大的亲和力,可在胃黏膜上形成保护性薄膜,隔离胃酸,保护受损的黏膜,并能刺激胃黏膜上皮细胞分泌黏液,有利于上皮细胞自身修复,增加对黏膜的保护作用,此外还能杀灭幽门螺杆菌,促进炎症和溃疡愈合。

胶体果胶铋主要用于消化性溃疡、慢性胃炎及缓解胃酸过多引起的胃痛、胃灼热感、反酸等。胶体果胶铋主要有干混悬剂、胶囊剂和颗粒剂。治疗消化性溃疡和慢性胃炎每次 150～200 毫克，每日 4 次，于三餐前各服 1 次，睡前加服 1 次，4 周为 1 个疗程。

本品口服后在肠道内吸收甚微，血药浓度和尿药浓度极低，绝大部分药物随粪便排出体外，按常规剂量服用一般无肝、肾及神经系统等的不良反应。服用胶体果胶铋后，粪便可呈无光泽的黑褐色，但无其他不适，当属正常反应，停药后 1～2 日粪便色泽可转为正常。对本品过敏者禁用，严重肾功能不全者及孕妇禁用，过敏体质者慎用。服用本品期间不得服用其他铋剂，且本品不宜长期大量服用。不得与牛奶同服，不能与强力制酸药同服，否则可降低疗效。

18. 铋制剂有哪些不良反应，为什么要在饭前服用

铋制剂主要在胃内发挥作用，很少被吸收入血，因此常规剂量用药是很安全的，患者耐受性较好。用药期间可能会出现舌苔、牙齿变黑，少数患者可有头晕、头痛、恶心、便秘、腹泻、皮疹及一过性血清转氨酶升高，但不影响治疗，停药后很快能恢复正常。铋在肠道内形成硫化铋，后者可引起粪便颜色发黑，容易与上消化道出血的黑粪相混淆，但是铋剂所致的粪便通常呈灰黑色或乌黑色，无光泽，粪便隐血试验阴性；而上消化道出血的黑粪则呈柏油样，有光泽，隐血试验呈阳性反应。铋剂有一定的细胞毒性和神经毒性，不宜长期大量应用，慢性肾功能不全患者尤应慎重。铋的细胞毒性与血清铋的浓度直接相关，一般认为铋浓度＜50 微克/升是安全的，50～100 微克/升属于危险范围，＞100 微克/升极易诱发铋性脑病。铋剂诱发的脑病主要表现为双手发麻、易疲劳、易激动、注意力不集中、记忆力减退等，停药后症状可缓解直

至消失。因此,铋剂不宜长期应用,疗程一般为 4～6 周,最长不超过 8 周。目前,尚无关于铋剂致畸胎的报道,但对妊娠妇女仍不主张使用。

铋制剂应于饭前服用,饭前空腹时胃酸尚未被食物稀释,胃液呈酸性,这样有利于铋剂在胃酸的作用下与溃疡面充分接触,并与溃疡或炎症组织的糖蛋白整合,凝聚成大的不溶性沉淀物,牢固覆盖于溃疡或受损组织的表面,形成一道防止盐酸消化的屏障,阻止胃酸、胃蛋白酶、胆盐和食物等刺激性物质对胃黏膜的侵袭,从而起到保护黏膜的作用。因此,特别强调要在饭前服用铋制剂,以治疗消化性溃疡。

19. 米索前列醇治疗消化性溃疡的疗效如何,有哪些不良反应

米索前列醇是一种人工合成的前列腺素 E 衍生物,可抑制胃酸分泌,刺激胃、十二指肠黏膜碳酸氢盐的合成,增加胃黏膜血流,加速黏膜修复,使胃黏膜免受盐酸、非甾体类抗炎药、乙醇、胆汁等损害因子的侵袭,具有细胞保护作用,临床上主要用于预防和治疗非甾体类抗炎药所致的消化性溃疡。

米索前列醇的剂型为片剂,应用米索前列醇治疗胃溃疡和十二指肠溃疡每次 400 微克,每日 2 次,口服;或每次 200 微克,每日 4 次,口服。至少要持续治疗 4 周,如有需要治疗可延续至 6 周,如溃疡复发可开始新的疗程。预防非甾体类抗炎药所致的消化性溃疡每次 200 微克,每日 2～4 次,口服,剂量应根据个体差异、临床情况不同而定。有关资料显示,服用米索前列醇 200 微克,每日 4 次,或 400 微克,每日 2 次,连续 4 周,可使 50%～80% 的十二指肠溃疡愈合,38%～54% 的胃溃疡愈合,8 周愈合率达 60%～90%,疗效与西咪替丁相近。米索前列醇治疗消化性溃疡的复发率约为 35%,显著低于西咪替丁(85%)。由于该药价格昂贵,对消化性溃疡的疗效并不优于质子泵抑制药,因此临床上使用

较少。

米索前列醇具有软化宫颈,增强子宫张力及宫内压的作用,可引起妊娠子宫收缩而导致流产,临床上常用于终止早孕,因此妊娠和计划怀孕的妇女禁用。其他常见的不良反应有腹泻,发生率为 6%～8%,少数患者还可有恶心、呕吐、消化不良、肠胀气,以及头晕、头痛、皮肤瘙痒、阴道出血、月经过多等不良反应。

20. 如何用替普瑞酮治疗消化性溃疡

替普瑞酮是萜烯类的衍生物,具有广谱抗溃疡作用,对各种溃疡及胃黏膜病变有较强的抗溃疡作用和胃黏膜病变的改善作用;可促进胃黏膜、胃黏液中主要的再生防御因子、高分子糖蛋白、磷脂的合成与分泌,提高胃黏液中的重碳酸盐。同时,替普瑞酮能提高胃黏膜中前列腺素生物合成能力,增加及改善胃黏膜血流,维持胃黏膜细胞再生的稳定性,促进胃黏膜上皮细胞的修复与再生,抑制脂质过氧化等。

替普瑞酮临床主要适用于胃溃疡,急性胃炎,慢性胃炎急性加重期,以及胃黏膜病变(糜烂、出血、潮红、水肿)的改善。替普瑞酮胶囊每次 50 毫克(1 粒),每日 3 次,饭后 30 分钟内口服,并可视年龄、症状酌情增减。替普瑞酮若与 H_2 受体拮抗药联合应用,可以加快溃疡愈合速度,显著提高胃溃疡的愈合质量。

替普瑞酮不良反应发生率约为 0.48%,发生率在 0.05%～0.1% 的有肝功能障碍(转氨酶升高)及黄疸;发生率在 0.1% 以下的有消化道反应(便秘、腹胀、腹痛、腹泻、口干、恶心)及头痛、皮疹、瘙痒、血清胆固醇升高、眼睑发红或热感;发生率不明的有血小板减少,停药后可自行消失。

对本品过敏者禁用,对妊娠孕妇及儿童用药的安全性尚未确定,孕妇及儿童应慎用,用药过程中一旦出现肝功能障碍及黄疸应停药。

21. 如何用醋氨己酸锌治疗消化性溃疡

醋氨己酸锌化学名为 6-乙酰氨基己酸锌盐,是一种胃黏膜保护药。在多种动物胃溃疡模型中,醋氨己酸锌显示抗溃疡活性,可保护胃黏膜,并可轻度抑制胃酸分泌。醋氨己酸锌口服可有少量的锌吸收到血液中,吸收的锌在体内有广泛的分布,其半衰期约为 1.31 小时,主要经胃肠道随粪便排出体外,吸收的锌有很少量经肾排出体外。

醋氨己酸锌能够增强黏膜抗损伤能力,并加速溃疡面愈合,临床中主要适用于胃溃疡、十二指肠溃疡。醋氨己酸锌有胶囊剂和片剂。醋氨己酸锌每次 0.15~0.3 克(1~2 粒或 1~2 片),每日 3 次,饭后服用,治疗十二指肠溃疡以 4~6 周为 1 个疗程,治疗胃溃疡以 8 周为 1 个疗程。

醋氨己酸锌的不良反应较少,少数患者在服用过程中可有头晕、恶心、呕吐、便秘、失眠、皮疹等,但一般不影响治疗,停药后症状即消失。肾功能不全者慎用,对本品过敏者及早孕期妇女禁用。长期服用醋氨己酸锌可能影响血铜浓度,如治疗需要,应间隔一定时间分别服用。醋氨己酸锌与四环素同时服用时,醋氨己酸锌会抑制四环素的吸收,所以醋氨己酸锌与四环素不宜同时服用。

22. 什么是 H_2 受体拮抗药,治疗消化性溃疡的疗效如何

H_2 受体拮抗药又称为组胺 H_2 受体拮抗药,是治疗消化性溃疡较常用的一类抑酸药物,主要是通过阻止组胺与其 H_2 受体相结合,使壁细胞胃酸分泌减少,抑制基础及刺激的胃酸分泌而发挥治疗作用,常用药物有西咪替丁、雷尼替丁、拉呋替丁、法莫替丁、尼扎替丁、罗沙替丁等。

H_2 受体拮抗药应用于临床已数十年,是治疗消化性溃疡非

常有效的药物。据临床观察,各类 H_2 受体拮抗药治疗胃溃疡 4 周的愈合率为 40%~70%,6 周的愈合率为 50%~80%,8 周的愈合率为 80%~97%;治疗十二指肠溃疡 4 周的愈合率为 50%~94%,6 周的愈合率为 80%~96%,8 周的愈合率为 93%~100%。各种 H_2 受体拮抗药治疗消化性溃疡的疗效又有所不同,如西咪替丁可使 70%~80% 的消化性溃疡患者在 1~2 周疼痛症状明显减轻甚至消失,用药 4 周可以使 80% 的十二指肠溃疡愈合,但是对胃溃疡的治疗效果不及十二指肠溃疡;雷尼替丁治疗十二指肠溃疡 4 周的愈合率为 70%,8 周的愈合率为 80%~90%,治疗胃溃疡的 4 周愈合率为 73%~91%,若每晚口服雷尼替丁 150 毫克,持续 1~2 年,1 年内胃溃疡复发率为 25%,十二指肠溃疡复发率为 32%;法莫替丁治疗胃溃疡和十二指肠溃疡的疗效要比西咪替丁和雷尼替丁都要好,治疗十二指肠溃疡 4 周的愈合率为 75%~95%,胃溃疡 8 周的愈合率为 80%;尼扎替丁为新型的 H_2 受体拮抗药,其治疗消化性溃疡的临床疗效较西咪替丁、雷尼替丁和法莫替丁都要好;作为第四代 H_2 受体拮抗药,罗沙替丁治疗消化性溃疡的疗效较之前的西咪替丁、雷尼替丁、法莫替丁及尼扎替丁更为显著。

23. 治疗消化性溃疡常用的 H_2 受体拮抗药有哪些

治疗消化性溃疡常用的 H_2 受体拮抗药主要包括第一代产品西咪替丁,第二代产品雷尼替丁、拉呋替丁,第三代产品法莫替丁、尼扎替丁,以及第四代的罗沙替丁等,抑制胃酸的作用一代比一代强,不良反应也更少,下面逐一进行简要介绍。

(1)西咪替丁:西咪替丁是第一个大规模应用于临床的组胺 H_2 受体拮抗药,结构与组胺相似,含有一个咪唑环。西咪替丁主要呈现抗组胺 H_2 型作用,直接抑制组胺,间接抑制五肽胃泌素和乙酰胆碱的释放,对基础胃酸排出量和各种刺激物(如食物、五肽胃泌素、组胺等)刺激后的酸排出量都有明显的抑制作用,对于胃酸相关的疾病具有较好的疗效。

(2)雷尼替丁:雷尼替丁是第二代 H_2 受体拮抗药,以呋喃环替代了咪唑环,具有竞争性抑制组胺和 H_2 受体结合的作用,有效抑制组胺、五肽胃泌素和食物刺激后所引起的胃酸分泌,降低胃酸的强度和胃蛋白酶的活性,但对胃泌素和雄激素的分泌无影响,口服后吸收迅速,抑制胃酸分泌的能力比西咪替丁强 5～10 倍。

(3)拉呋替丁:拉呋替丁是强效、长效的第二代 H_2 受体拮抗药,可持续地抑制胃酸分泌,它作用于胃黏膜对辣椒素敏感的传入神经元,发挥胃黏膜保护、促进黏膜修复、增加胃黏膜血流量及增加胃黏液的分泌作用。相比于其他同类药物(如西咪替丁和法莫替丁)拉呋替丁对 H_2 受体的阻断作用更有效、持久,具有抗胃酸分泌作用更加持续的优点。

(4)法莫替丁:法莫替丁是第三代 H_2 受体拮抗药,以噻唑环替代了咪唑环,对胃酸分泌具有明显的抑制作用,是抑酸作用最强、用量最小、不良反应最少的一类 H_2 受体拮抗药。法莫替丁抑制胃酸分泌的效力是雷尼替丁的 7.5 倍,是西咪替丁的 40 倍。

(5)尼扎替丁:尼扎替丁属第三代 H_2 受体拮抗药,化学结构与雷尼替丁相似,可抑制由组胺、胃泌素或甲基胆碱刺激所引起的胃酸分泌,其抑制胃酸的作用比西咪替丁强 5～10 倍,没有抗胆碱活性,老年人用药不影响血浆半衰期,不需要调整药物剂量。

(6)罗沙替丁:罗沙替丁是第四代 H_2 受体拮抗药,对壁细胞上组胺 H_2 受体有高度选择性和竞争性,具有强力、持续地抑制胃酸分泌的能力,也可抑制胃蛋白酶的活性。罗沙替丁属亲脂性药物,生物利用度高(达 90%～100%),抑制胃酸分泌的作用比西咪替丁强 4～6 倍,较雷尼替丁略强。罗沙替丁口服后几乎全部经由胃肠道吸收,生物利用度不受进食的影响,不需要空腹用药。

24. 如何用西咪替丁治疗消化性溃疡

西咪替丁也称为甲氰咪胍,是临床常用的抑制胃酸药及胃黏膜保护类非处方药。西咪替丁具有抑制胃酸分泌的作用,其抑酸作用强,能有效地抑制基础胃酸分泌和各种原因如食物、组胺、五肽胃泌素、咖啡因和胰岛素等刺激所引起的胃酸分泌,使分泌的量和酸度都降低,并能防止或减轻胆盐、乙醇、阿司匹林及其他非甾体抗炎药等所致的胃黏膜损伤,对应激性溃疡和上消化道出血也有明显疗效。

西咪替丁主要适用于消化性溃疡、上消化道出血,也用于反流性食管炎、胃泌素瘤等,是治疗消化性溃疡的常用药物。西咪替丁有口服片剂、胶囊剂及注射用针剂。片剂和胶囊剂每次 0.2 克,每日 3 次,餐后服,睡前再服 0.4 克;或每次 0.4 克,每日 2 次,口服;或以 0.8 克于睡前一次顿服。注射用针剂主要用于消化性溃疡出血,每次 0.2 克,加葡萄糖氯化钠注射液 20 毫升缓慢静脉注射,每日 4~6 次;或每次 0.4~0.6 克,葡萄糖氯化钠注射液稀释,静脉滴注,每日 2 次。

西咪替丁的不良反应常见恶心、呕吐、口苦、口干、腹泻、腹胀等,亦可引起头晕、嗜睡和精神障碍等现象,大剂量可出现男性乳房发育、溢乳、性欲减退或阳痿等,对肝硬化患者可诱发肝性脑病,可引起肝损伤和血清丙氨酸氨基转移酶升高,对骨髓有可逆性抑制作用。对西咪替丁过敏者禁用,肝、肾功能不全者慎用,在治疗前应排除癌性溃疡。

25. 如何用雷尼替丁治疗消化性溃疡

雷尼替丁是临床常用的抑制胃酸药和抗溃疡病药,具有竞争性抑制组胺和 H_2 受体结合的作用,能降低胃酸的强度和胃蛋白酶的活性,但对胃泌素和雄激素的分泌无影响,其抑制胃酸分泌的能力比西咪替丁强 5~10 倍,对实验性胃黏膜损伤和急性溃疡

有保护作用,治疗胃溃疡和十二指肠溃疡的疗效为西咪替丁的4
～5倍。

雷尼替丁主要适用于胃溃疡、十二指肠溃疡、反流性食管炎、
卓-艾综合征及其他高胃酸分泌疾病,是治疗消化性溃疡常用的药
物之一。雷尼替丁有口服片剂、胶囊剂及注射用针剂。片剂和胶
囊剂每次0.15克,每日2次,口服;或以0.3克于睡前顿服;维持
治疗量每次0.15克,每晚1次,口服。注射用针剂主要用于消化
性溃疡出血、弥散性胃黏膜病变出血及吻合口溃疡出血,每次50
毫克,稀释后缓慢静脉滴注(1～2小时),或缓慢静脉注射(超过
10分钟)。以上方法可每日2次或6～8小时给药1次。

雷尼替丁的不良反应有恶心、皮疹、便秘、乏力、头痛、头晕
等。与西咪替丁相比,其损伤肾功能、性腺功能和中枢神经的不
良反应较轻,少数患者服药后可引起轻度肝功能损伤,停药后症
状即消失,肝功能也恢复正常,对雷尼替丁过敏者及孕妇、哺乳期
妇女禁用,肝、肾功能不全者慎用,怀疑为癌性溃疡者使用前应先
明确诊断,以免延误治疗。

26. 枸橼酸铋雷尼替丁是什么药,如何服用

枸橼酸铋雷尼替丁是由枸橼酸铋和雷尼替丁经化学合成的
一种新化合物,口服后在胃中解离成枸橼酸铋与雷尼替丁,既具
有雷尼替丁的抑制胃酸、胃蛋白酶分泌的作用,又具有枸橼酸铋
的抗幽门螺杆菌和保护胃黏膜的作用,通过抑制胃酸分泌、抑制
胃蛋白酶、抑制幽门螺杆菌,在胃黏膜表面形成保护隔离层等多
种途径,发挥抗消化性溃疡的作用。

枸橼酸铋雷尼替丁主要适用于胃溃疡、十二指肠溃疡,以及
与抗生素合用根除幽门螺杆菌。枸橼酸铋雷尼替丁有胶囊剂和
片剂。治疗十二指肠溃疡每次0.4克(2粒或2片),每日2次,饭
前服,4周为1个疗程;治疗胃溃疡每次0.4克(2粒或2片),每

日2次,饭前服用,6～8周为1个疗程;治疗幽门螺杆菌阳性的十二指肠溃疡每次0.4克(2粒或2片),每日2次,饭前服用,4周为1个疗程,前2周根据情况选择配合应用克拉霉素、甲硝唑等抗幽门螺杆菌感染的药物。

枸橼酸铋雷尼替丁偶见头痛、关节痛及胃肠道功能紊乱(如恶心、腹泻、腹部不适、胃痛、便秘)等不良反应,罕见粒细胞减少,也可出现肝功能异常及皮肤瘙痒、皮疹等。对本品过敏者禁用,严重肝、肾功能损害者及孕妇、哺乳期妇女禁用。枸橼酸铋雷尼替丁不宜长期大剂量使用。服用本品后可见粪便变黑、舌发黑,属正常现象,停药后即会消失。

27. 如何用拉呋替丁治疗消化性溃疡

拉呋替丁是强效、长效的第二代 H_2 受体拮抗药,是治疗消化性溃疡的处方用药。拉呋替丁可持续抑制胃酸分泌,它作用于胃黏膜对辣椒素敏感的传入神经元,发挥胃黏膜保护、促进黏膜修复、增加胃黏膜血流量及增加胃黏液的分泌作用。相比于其他同类药物如西咪替丁和法莫替丁,拉呋替丁对 H_2 受体的阻断作用更有效、持久,具有抗胃酸分泌作用更持续的优点,治疗消化性溃疡有较好的疗效。

拉呋替丁主要适用于胃溃疡和十二指肠溃疡。拉呋替丁有口服片剂和胶囊剂。片剂和胶囊剂每次10毫克(1粒),每日2次,餐后或睡前服用。

本品禁用于已知对本品或其中成分过敏者,有药物过敏史者慎用,老年患者、肝和肾功能损害者(有加重症状的可能性)慎用,透析患者慎用,治疗前应证实胃溃疡为良性,用药后改善的胃溃疡症状并不排除胃癌的可能性。拉呋替丁的主要不良反应为便秘,可能出现的严重不良反应有肝功能损害、粒细胞减少症、血小板减少,还可出现皮疹、瘙痒、头痛、失眠、心悸、潮热、恶心、呕吐、腹胀等不良反应。

28. 如何用法莫替丁治疗消化性溃疡

法莫替丁是第三代 H_2 受体拮抗药,具有抑酸作用最强、用量最小、不良反应少等特点,是临床常用的抑制胃酸药和抗溃疡病药。法莫替丁对胃酸分泌具有明显的抑制作用,也可抑制胃蛋白酶的分泌,对动物实验性溃疡有一定保护作用,抑制胃酸分泌的效力是雷尼替丁的 7.5 倍,是西咪替丁的 40 倍,服药后约 1 小时起效,作用可维持 12 小时以上。

法莫替丁主要适用于消化性溃疡,急性胃黏膜病变,反流性食管炎及胃泌素瘤等,是治疗胃溃疡、十二指肠溃疡常用的药物之一。法莫替丁有口服片剂、胶囊剂及注射用针剂。片剂和胶囊剂每次 20 毫克,每日 2 次,口服;也可以 40 毫克于睡前顿服,4~5 周为 1 个疗程,溃疡愈合后的维持量减半。注射用针剂主要用于消化性溃疡出血、应激状态时并发的急性胃黏膜损害及非甾体类抗炎药引起的消化道出血,每次 20 毫克,每日 2 次,用 0.9% 氯化钠注射液或 5% 葡萄糖注射液 20 毫升溶解,缓慢静脉注射,或输液混合进行静脉滴注;肌内注射每次 20 毫克,每日 2 次,用注射用水 1~1.5 毫升溶解。

法莫替丁的不良反应主要表现为少数患者可有口干、头晕、失眠、便秘、腹泻、皮疹、面部潮红、白细胞减少,偶有轻度一过性血清丙氨酸氨基转移酶升高等。对法莫替丁过敏者及孕妇、哺乳期妇女禁用,肝、肾功能不全者慎用,怀疑为癌性溃疡者使用前应先明确诊断,以免延误治疗。

29. 如何用尼扎替丁治疗消化性溃疡

尼扎替丁是第三代 H_2 受体拮抗药,能竞争性与组胺 H_2 受体结合,可逆性抑制受体功能的发挥,特别是作用于分泌胃酸的胃壁细胞上的 H_2 受体,阻断胃酸形成并使基础胃酸降低,亦可显著抑制由食物、咖啡因、倍他唑和五肽胃泌素刺激所引起的胃酸分泌。本药不影响胃分泌液中胃蛋白酶的活性,但总的胃蛋白酶分泌量随着胃分泌量的减少而相应减少。本药亦不影响基础胃泌素分泌,口服12小时后进食未见胃泌素分泌量增加。本药的抑酸作用与雷尼替丁相似,但能显著抑制夜间胃酸分泌达12小时,治疗胃溃疡只需每日服用1次。

尼扎替丁主要适用于活动性十二指肠溃疡及十二指肠溃疡愈合后的维持治疗,也适用于良性胃溃疡、食管炎(包括糜烂和溃疡性食管炎)、胃食管反流性疾病及因胃食管反流性疾病出现的胃灼热症状。尼扎替丁有口服片剂和胶囊剂。治疗活动性十二指肠溃疡,每次300毫克(2粒),每日1次,每晚睡前口服;或每次150毫克,每日2次,口服,疗程可用至8周。十二指肠溃疡愈合后维持治疗量每次150毫克,每日1次,每晚睡前口服。治疗糜烂性食管炎、溃疡性食管炎和因胃食管反流病出现的烧灼感症状每次150毫克,每日2次,口服,疗程可用至12周。治疗良性胃溃疡每次300毫克,每日1次,每晚睡前口服;或每次150毫克,每日2次,口服,疗程可用至8周。

尼扎替丁的耐受性好,不良反应少,主要表现为贫血、荨麻疹、头痛、头晕、腹泻、腹胀、恶心、失眠等。对本药过敏者或其他组胺受体拮抗药过敏者禁用,妊娠妇女慎用,哺乳期妇女用药期间需停止授乳。应用本药前需排除胃恶性肿瘤,因本药主要经肾脏排泄,中至重度肾功能不全的患者应减量用药,本药部分在肝脏代谢,肝肾综合征患者服用本药的药动学尚不清楚。

30. 如何用罗沙替丁治疗消化性溃疡

罗沙替丁是第四代 H_2 受体拮抗药,对胃黏膜壁细胞上组胺 H_2 受体有高度选择性和竞争性,具有强力、持续抑制胃酸分泌的能力,也可抑制胃蛋白酶的活性。罗沙替丁属亲脂性药物,生物利用度高,达 90%～100%,其抑制胃酸分泌的作用比西咪替丁强 4～6 倍,较雷尼替丁略强。罗沙替丁口服后几乎全部经由胃肠道吸收,生物利用度不受进食的影响,不需要空腹用药。与其他 H_2 受体拮抗药不同的是罗沙替丁具有黏膜保护作用,同时其化学结构中无咪唑环和呋喃环,无抗雄激素作用。

罗沙替丁主要适用于胃溃疡、十二指肠溃疡、吻合口溃疡、佐-埃综合征、反流性食管炎等。罗沙替丁口服片剂和胶囊剂每次 75 毫克,于早餐后及每晚临睡前服用。服用罗沙替丁可掩盖胃癌的症状。罗沙替丁慎用于有药物过敏史者及肝、肾功能不全者。服用罗沙替丁偶见过敏性皮疹、瘙痒感(均应停药),还可出现嗜酸性粒细胞增多、白细胞减少。另外,还有便秘、腹泻、恶心、腹胀、嗜睡、失眠、头痛、血压升高及血清谷氨酸氨基转移酶升高等不良反应。

31. 什么是质子泵抑制药,治疗消化性溃疡的作用机制如何

人的胃壁上有刺激 H^+ 分泌的 H_2 受体和专门运输 H^+ 的质子泵,它们各司其职,分泌充足的胃酸以促进食物的消化,但由于胃酸的分泌受到神经、内分泌等因素的影响,因此常会出现失常,过量的胃酸分泌容易引发胃黏膜糜烂、溃疡。质子泵抑制药作用于泌酸过程的最后环节,其吸收入血达到胃壁细胞的分泌小管后,在酸性环境下转变为活体,作用于激活的质子泵(H^+-K^+-三磷腺苷酶),使其失去活性,壁细胞内的 H^+ 不能转移到胃腔而使胃酸分泌减少,胃液内的 pH 值升高,从而达到抑酸的目的。

质子泵抑制药的研究最早始于 20 世纪 70 年代中期众多学者,从最初的研发到临床应用经历了 20 年的不懈努力,这期间壁细胞质子泵(H^+-K^+-三磷腺苷酶)的发现对壁细胞泌酸机制的认识和质子泵抑制药的问世起了极大的促进作用。质子泵抑制药的研发过程同时也印证了质子泵是各种刺激引起胃酸分泌的最后的共同途径这一基本事实。质子泵抑制药的应用是抑酸相关性疾病诊断和治疗中的一个里程碑,其抑酸作用强而持续,极大

地提高了消化性溃疡的愈合率,减少了溃疡并发症的发生,是目前临床治疗消化性溃疡最常用且疗效很好的抑酸药。

质子泵抑制药治疗消化性溃疡的作用机制主要表现在抑制胃酸、抗幽门螺杆菌感染和保护胃黏膜。

胃酸分泌主要有 3 个环节。第一个环节是组胺、乙酰胆碱和胃泌素与壁细胞膜上的相应受体结合,从而引起壁细胞内的生化反应,促使壁细胞内三磷腺苷转化为环磷腺苷,细胞内的游离钙增多;第二个环节是壁细胞在环磷腺苷或钙离子的介导下生成氢离子;第三个环节是由存在于壁细胞分泌小管和囊泡内的 H^+-K^+-三磷腺苷酶将氢离子从壁细胞转移到胃腔内,与胃腔进入壁细胞内的钾离子进行交换。质子泵抑制药口服后,在体内代谢转变为活性物质次磺酰胺,后者不易透过细胞壁,而浓集于壁细胞分泌小管周围,与 H^+-K^+-三磷腺苷酶上的巯基共价结合,使氢离子泵失去活性,从而抑制胃酸分泌。

质子泵抑制药可抑制幽门螺杆菌细胞壁三磷腺苷酶的活性而破坏细菌胞壁,从而发挥直接的杀菌作用;通过提高胃内 pH 值,抑制幽门螺杆菌尿素酶的分泌,破坏细菌的生长环境;同时,还可提高胃内抗生素的浓度,有效根除幽门螺杆菌的感染。幽门螺杆菌感染可引起中性粒细胞浸润并释放毒性代谢产物即氧自由基,从而造成组织损伤,而一些质子泵抑制药可直接与中性粒细胞结合,抑制其释放氧自由基产物,保护胃黏膜。动物实验证明,兰索拉唑还可能通过增加胃黏膜的氧合作用及二氧化碳的排泌作用来保护胃黏膜免受损伤。

质子泵抑制药能迅速缓解消化性溃疡上腹部疼痛、反酸等症状,促进溃疡愈合,疗效显著优于 H_2 受体拮抗药。大量随机双盲临床研究证明,各种质子泵抑制药治疗消化性溃疡均可使十二指肠溃疡和胃溃疡的内镜下愈合率超过 90%,每日 1 次口服质子泵抑制药的维持治疗方案还可有效地预防消化性溃疡的复发。我国多项以奥美拉唑为对照的多中心双盲研究显示,每日服用奥美拉唑 20 毫克和兰索拉唑 30 毫克,十二指肠溃疡 2 周愈合率分别为 84.3% 和 91.2%,胃溃疡 4 周愈合率分别为 90.7% 和 100%。

32. 治疗消化性溃疡常用的质子泵抑制药有哪些

1988 年,全球第一个质子泵抑制药奥美拉唑的问世改写了消化性溃疡治疗的历史,疗效和安全性也逐渐得到广泛肯定。1992—1994 年,兰索拉唑和泮托拉唑相继问世,1998 年雷贝拉唑在日本研制成功并推向市场。它们的化学结构相似,均为苯并咪唑衍生物,其核心部分为苯并咪唑环,但是苯并咪唑环所连接的取代基的种类和部位各不相同。2001 年,新一代质子泵抑制药埃索拉唑获得美国食品和药品管理局批准上市,为治疗与酸相关性疾病提供了更好的手段。

不同研发机构和药厂研制不同药物的目的是希望能够通过药物结构的改变,以达到更好的药动学结果,使药物尽可能多而有效地被人体吸收和利用,减少和延缓药物代谢,保持更高的生物利用度,减少不良反应的发生。第一代质子泵抑制药奥美拉唑、兰索拉唑和泮托拉唑具有亲脂性,易穿透细胞壁,在酸性胃液中很不稳定,因此口服制剂均为肠溶包衣制剂,药物由胃进入小肠后能被迅速吸收,若与食物同服则会影响药物吸收的速度。小肠吸收药物后随门脉血流进入肝脏,部分药物在肝内代谢,代谢产物从胆汁和尿液排出。质子泵抑制药对幽门螺杆菌也有抑制作用,可能与其改变了幽门螺杆菌生存的内环境,从而增强了抗菌药物的杀菌作用有关。第一代质子泵抑制药治疗消化性溃疡的疗效和安全性得到了广泛肯定,但在临床实践中仍存在一定的局限性,如起效较慢,抑酸的效果不够持久,需多次服药才能达到最大抑酸效应,存在疗效的个体差异和药物的相互作用,对夜间酸分泌特别是夜间酸突破的控制不够理想等。新型质子泵抑制药雷贝拉唑和埃索拉唑抑制胃酸分泌的能力较奥美拉唑、兰索拉唑和泮托拉唑更强、更快、更持久,对消化性溃疡的疗效大有提高。

33. 质子泵抑制药的抑酸作用强于 H_2 受体拮抗药吗

质子泵抑制药的抑酸作用明显强于 H_2 受体拮抗药,这可能与质子泵抑制药抑制作用于泌酸过程的最后环节,阻断所有能刺激壁细胞的胃酸分泌有关,而 H_2 受体拮抗药仅能阻断组胺的泌酸作用。质子泵抑制药可在很短时间内缓解溃疡疼痛,改善胃黏膜血流,在促进溃疡愈合方面的疗效明显优于 H_2 受体拮抗药。有研究表明,健康受试者每日服用奥美拉唑 20 毫克,连续 4 周后可使基础胃酸和五肽胃泌素刺激所引起的胃酸分泌抑制 70%~80%,停药后 3~4 日胃酸分泌可恢复到原有水平。一项有关十二指肠溃疡的双盲对照研究结果显示,每日清晨服用奥美拉唑 20 毫克,与每晚睡前服用西咪替丁 800 毫克相比,其 2 周愈合率和 4 周愈合率奥美拉唑均明显高于西咪替丁,奥美拉唑对十二指肠溃疡的愈合时间比 H_2 受体拮抗药西咪替丁快了近 1 倍,对十二指肠溃疡的治疗效果明显优于 H_2 受体拮抗药。由于质子泵抑制药的强效抑酸作用,临床上可适用于对 H_2 受体拮抗药反应差或治疗无效的消化性溃疡。

动物实验和临床研究资料均表明,服用一定剂量的质子泵抑制药即可得到很好的抑酸效果,如果再加大剂量,药物的抑酸作用并不会明显增强,对溃疡的愈合率也无明显的提高作用。现在常用的质子泵抑制药有奥美拉唑、兰索拉唑、泮托拉唑、雷贝拉唑和埃索拉唑,常用标准剂量依次为每日 20 毫克、30 毫克、40 毫克、10 毫克和 20 毫克。质子泵抑制药治疗十二指肠溃疡的疗效较佳,对胃溃疡的愈合作用不如十二指肠溃疡,治疗时间应适当延长。

34. 如何用奥美拉唑治疗消化性溃疡

奥美拉唑为第一个质子泵抑制药,于 1988 年问世,它能特异性地作用于胃黏膜壁细胞,降低壁细胞中的 H^+-K^+-三磷腺苷酶的活性,从而抑制基础胃酸和五肽胃泌素刺激所引起的胃酸分泌,其抑酸作用强而持续,极大地提高了消化性溃疡的愈合率,减少了溃疡并发症的发生。

奥美拉唑主要用于胃溃疡、十二指肠溃疡、应激性溃疡、反流性食管炎和卓-艾综合征,是目前临床治疗消化性溃疡最常用的药物之一。奥美拉唑有口服片剂、胶囊剂及注射用针剂。片剂、胶囊剂治疗消化性溃疡每次 20 毫克,每日 1～2 次,每日晨起餐前口服或早晚各服 1 次,胃溃疡疗程为 4～8 周,十二指肠溃疡疗程为 2～4 周;治疗反流性食管炎每次 20～60 毫克,每日 1～2 次,晨起吞服或早晚各服 1 次,疗程为 4～8 周;治疗卓-艾综合征每次 60 毫克,每日 1 次,口服,以后每日总剂量可根据病情调整为 20～120 毫克,若 1 日总量超过 80 毫克时,应分为 2 次服用。注射用奥美拉唑主要用于消化性溃疡出血、吻合口溃疡出血,应激状态时并发的急性胃黏膜损害及非甾体类抗炎药引起的急性胃黏膜损伤,每次 40 毫克,每日 1～2 次,静脉注射。临用前,将奥美拉唑用 10 毫升专用溶剂注入冻干粉小瓶内,禁止用其他溶剂溶解。本品溶解后,必须在 2 小时内使用,静脉推注时间不少于 20 分钟。

奥美拉唑的耐受性好,不良反应有腹泻、头痛、恶心、腹痛、胃肠胀气及便秘,偶见血清丙氨酸氨基转移酶增高、皮疹、眩晕、嗜睡、失眠等。这些不良反应通常是轻微的,可自行消失,与剂量无关。长期治疗未见严重的不良反应,但在有些病例中可发生胃黏膜细胞增生和萎缩性胃炎。对奥美拉唑过敏者、严重肾功能不全者及孕妇禁用,哺乳期妇女慎用。治疗胃溃疡时应首先排除溃疡型胃癌的可能,以免延误治疗。

35. 如何用兰索拉唑治疗消化性溃疡

兰索拉唑也是临床较常用的质子泵抑制药,口服吸收后由血液进入壁细胞内,在胃壁细胞的强酸性环境中转变为能与 H^+-K^+-三磷腺苷酶结合的次磺酰胺衍生物,使该酶钝化,抑制中枢及外周调节的胃酸分泌,同时还能减少胃蛋白酶的分泌,降低其活性,以及消除胃黏膜的幽门螺杆菌。对基础胃酸和所有刺激物所致的胃酸分泌均有明显的抑制作用,其抑制作用明显优于 H_2 受体阻滞药,每次口服 30 毫克可维持作用 24 小时,对胃蛋白酶有轻、中度抑制作用,可使血清胃泌素的分泌增加,对幽门螺杆菌也有一定的抑制作用。

兰索拉唑主要用于胃溃疡、十二指肠溃疡、应激性溃疡、反流性食管炎和卓-艾综合征。兰索拉唑有口服片剂和胶囊剂,注射用针剂虽然已经应用于临床,但还没有广泛使用。片剂和胶囊剂每次 30 毫克,每日 1 次,晨起餐前口服,十二指肠溃疡患者连续服用 4～6 周,胃溃疡、反流性食管炎、卓-艾综合征患者连续服用6～8 周,或遵医嘱。

兰索拉唑的耐受性好,偶有口干、口渴、恶心、便秘、腹泻、腹胀、头晕、头痛、嗜睡、失眠、发热、皮疹、瘙痒不良反应,亦可偶见血清丙氨酸氨基转移酶增高、贫血、白细胞减少、尿酸上升、总胆固醇上升等。对兰索拉唑过敏者、孕妇及哺乳期妇女禁用,肝、肾功能障碍者慎用。老年人胃酸分泌能力降低,用药期间应注意观察。应注意首先排除胃癌的可能再用药,以免延误治疗。

36. 如何用泮托拉唑治疗消化性溃疡

泮托拉唑是继奥美拉唑、兰索拉唑之后的第三种质子泵抑制药,其作用机制与奥美拉唑、兰索拉唑基本一样,也是通过降低壁细胞中的 H^+-K^+-三磷腺苷酶的活性,从而抑制基础胃酸和刺激物引起的胃酸分泌。与奥美拉唑相比,泮托拉唑对细胞色素 P450

酶的抑制作用较弱。泮托拉唑在中性和弱酸性条件下相对稳定，在强酸性条件下迅速活化，其 pH 值依赖的活化特性，使其对 H^+-K^+-三磷腺苷酶的作用具有更好的选择性。

泮托拉唑主要用于胃溃疡、十二指肠溃疡、应激性溃疡、反流性食管炎和卓-艾综合征。泮托拉唑有口服片剂和胶囊剂及注射用针剂。片剂和胶囊剂每次 40 毫克，每日 1 次，晨起餐前口服，十二指肠溃疡疗程为 2～4 周，胃溃疡、反流性食管炎患者疗程为 4～6 周。注射用针剂主要用于消化性溃疡出血、非甾体抗炎药引起的急性胃黏膜损伤和应激状态下溃疡大出血的发生等，每次 40 毫克，每日 1～2 次，临用前将 10 毫升专用溶剂注入冻干粉小瓶内，将上述溶解后的药液加入 0.9%氯化钠注射液 100 毫升中，静脉滴注，要求在 15～30 分钟滴完。本药溶解和稀释后必须在 3 小时内用完，禁止用其他溶剂或其他药物溶解和稀释。

泮托拉唑偶有头痛、头晕、失眠、嗜睡、恶心、腹痛、腹泻和便秘、腹胀、皮疹、肌肉疼痛等不良反应，大剂量使用时可出现心律失常、血清丙氨酸氨基转移酶升高、肾功能改变、粒细胞降低等。对泮托拉唑过敏者及孕妇、哺乳期妇女禁用，肝、肾功能不全者慎用。治疗胃溃疡应注意首先排除胃癌的可能再用药，以免延误治疗。

37. 如何用雷贝拉唑治疗消化性溃疡

雷贝拉唑 1998 年在日本研制成功并推向市场，是第二代质子泵抑制药，它与奥美拉唑、兰索拉唑及泮托拉唑的化学结构相似，均为苯并咪唑衍生物，其核心部分为苯并咪唑环，但是苯并咪唑环所连接的取代基的种类和部位各不相同。雷贝拉唑通过特异性地抑制胃壁细胞 H^+-K^+-三磷腺苷酶系统而阻断胃酸分泌的最后步骤，该作用呈剂量依赖性，并可使基础胃酸分泌和刺激状态下的胃酸分泌均受抑制，对胆碱和组胺 H_2 受体无拮抗作用。雷贝拉唑的抗胃酸分泌活性大于奥美拉唑，其抑制 H^+-K^+-三磷腺苷酶的作用更强,而且抑制可恢复,对血浆胃泌素水平影响较少,同时具有选择性抑制幽门螺杆菌作用。

雷贝拉唑主要用于酸相关性疾病,如胃溃疡、十二指肠溃疡、吻合口溃疡、反流性食管炎、卓-艾综合征等。雷贝拉唑有口服片剂和胶囊剂。每次 20 毫克,每日晨起餐前口服。一般情况下,十二指肠溃疡的给药以 6 周为限,胃溃疡、吻合口溃疡、反流性食管炎的给药以 8 周为限。

雷贝拉唑偶见头痛、恶心、呕吐、便秘、腹泻、皮疹、红细胞减少、血清丙氨酸氨基转移酶升高、总胆固醇升高、蛋白尿等不良反应,罕见胸痛、失眠、视力障碍、心动过缓、胸痛、溶血性贫血等不良反应。对雷贝拉唑或处方中任何辅料过敏者、血友病、脑出血、严重肝功能不全、肾功能不全者,以及孕妇和哺乳期妇女禁用。使用本药时可能掩盖由胃癌引起的症状,故应在确诊为非恶性肿瘤的前提下再用药,以免延误治疗。

38. 如何用埃索拉唑治疗消化性溃疡

埃索拉唑是奥美拉唑的 S-异构体,为新一代质子泵抑制药,通过特异性的靶向作用机制减少胃酸分泌,为壁细胞中质子泵的特异性抑制药。埃索拉唑呈弱碱性,在壁细胞泌酸微管的高酸环境中浓集并转化为活性形式,从而抑制该部位 H^+-K^+-三磷腺苷酶,对基础胃酸分泌和刺激物引起的胃酸分泌均产生抑制,对胃酸分泌的抑制作用在口服 1 小时内起效,维持胃内 pH 值＞4 的时间较长,进食对埃索拉唑降低胃内酸度的效应无显著影响。埃索拉唑相比于以往的质子泵抑制药在药动学和药效学方面具有明显的优势,其抑制胃酸分泌的能力更强、更快、更持久,为治疗消化性溃疡等酸相关性疾病提供了更好的手段。

埃索拉唑主要用于胃食管反流性疾病的治疗,已经治愈的食管炎患者防止复发的长期维持治疗,胃食管反流性疾病的症状控制,与适当的抗菌疗法联合用药根除幽门螺杆菌,并且愈合与幽门螺杆菌感染相关的十二指肠溃疡、胃溃疡,防止与幽门螺杆菌相关的消化性溃疡复发。埃索拉唑肠溶片,应与液体一起整片吞服,而不应当咀嚼或压碎。治疗胃食管反流性疾病每次40毫克,每日餐前口服1次,连服4周,对于食管炎未治愈或持续有症状的患者建议再服药治疗4周,已经治愈的食管炎患者防止复发的长期维持治疗每次20毫克,每日1次。胃食管反流性疾病的症状控制而没有食管炎的患者每次20毫克,每日1次;如果用药4周症状未获控制应对患者做进一步的检查,一旦症状消除,随后的症状控制可采用即时疗法,即需要时口服20毫克,每日1次。与适当的抗菌疗法联合根除幽门螺杆菌,并且愈合与幽门螺杆菌相关的十二指肠溃疡,预防与幽门螺杆菌相关的消化性溃疡复发,用埃索拉唑肠溶片20毫克+阿莫西林1克+克拉霉素500毫克,每日2次,口服,共7日。

埃索拉唑可有头痛、腹痛、腹泻、腹胀、恶心、呕吐、便秘及皮炎、瘙痒、荨麻疹、头晕、口干等不良反应。对埃索拉唑或处方中任何辅料过敏者,以及孕妇和哺乳期妇女禁用。怀疑有胃溃疡或已患有胃溃疡时,应先排除恶性肿瘤,因为使用埃索拉唑可减轻恶性肿瘤的症状,延误治疗。长期使用该药治疗的患者应定期进行监测,肝、肾功能不全者应慎用。

39. 抗幽门螺杆菌治疗能加速溃疡愈合吗,哪些药物能杀灭幽门螺杆菌

幽门螺杆菌感染与消化性溃疡的关系密切,尤其是十二指肠溃疡。流行病学资料表明,抗幽门螺杆菌治疗确实能加速溃疡愈合,根除幽门螺杆菌感染能使消化性溃疡很快愈合,并且复发率显著降低。有关幽门螺杆菌感染的治疗目前已普遍接受以下观点:消化性溃疡伴有幽门螺杆菌感染时无论初发还是复发,均需在抗溃疡药物治疗的同时加用幽门螺杆菌根除治疗;判断治疗是否成功应在停止抗幽门螺杆菌治疗后至少4周复查才能肯定,任

何早于这一时期的复查都只能检出幽门螺杆菌的暂时清除,而不是根除,在其后的几个月内感染仍有可能发生;一个根除方案只有当其根除率达80％以上,并且不引起重要的临床或生化不良反应及细菌耐药时,才被认可为临床上可采用。

目前发现的对幽门螺杆菌有杀灭作用的西药有三大类,分别是:具有胃黏膜保护作用的铋剂,如枸橼酸铋钾、胶体果胶铋、胶体酒石酸铋、碱式碳酸铋等;抑制胃酸分泌的质子泵抑制药,如奥美拉唑、埃索拉唑、泮托拉唑、兰索拉唑、雷贝拉唑等;抗生素,如阿莫西林、四环素、克拉霉素、甲硝唑、呋喃唑酮、庆大霉素、左氧氟沙星等。体外研究发现,大黄、黄连、黄芩、黄柏、乌梅、槟榔、厚朴、生地黄、党参、丹参、甘草、石斛、蒲公英、紫花地丁、白花蛇舌草、白及、连翘等单味中药也具有抗幽门螺杆菌的作用,其中又以大黄、黄连、黄芩、黄柏、乌梅、紫花地丁等的作用较为明显。

40. 临床常用于杀灭幽门螺杆菌的抗生素有哪些

抗生素种类和药物有很多,但就用于杀灭幽门螺杆菌来说,临床常用的主要有阿莫西林、克拉霉素、甲硝唑、呋喃唑酮及左氧氟沙星等。

(1)阿莫西林:阿莫西林为青霉素类抗生素,对肺炎球菌、溶血性链球菌、不产青霉素酶葡萄球菌、粪肠球菌等需氧革兰阳性球菌,大肠埃希菌、奇异变形杆菌、沙门菌属、流感嗜血杆菌、淋病奈瑟菌等需氧革兰阴性菌的不产 β 内酰胺酶菌株及幽门螺杆菌具有良好的抗菌活性。适用于敏感菌(不产 β 内酰胺酶菌株)所致的上呼吸道感染、泌尿生殖道感染、皮肤软组织感染、下呼吸道感染、急性单纯性淋病,也适用于伤寒、伤寒带菌者等。阿莫西林是临床常用的杀灭幽门螺杆菌的药物,与其他抗幽门螺杆菌药物配合应用,对于根除胃、十二指肠幽门螺杆菌感染,具有较好的疗效。对青霉素类药物过敏者禁用。

(2)克拉霉素:克拉霉素为大环内酯类抗生素,对革兰阳性菌有抑制作用,对部分革兰阴性菌、部分厌氧菌、支原体也有抑制作用。适用于敏感菌引起的鼻咽感染、下呼吸道感染、皮肤软组织感染、肺炎支原体肺炎、沙眼衣原体引起的尿道炎及宫颈炎,也用于军团菌感染。克拉霉素是最常用的杀灭幽门螺杆菌感染的药物,与其他抗幽门螺杆菌药物配合应用,对于根除胃、十二指肠幽门螺杆菌感染,具有较好的疗效。

(3)甲硝唑:甲硝唑为硝基咪唑衍生物,可杀灭阿米巴原虫,对滴虫也有强大的杀灭作用,对厌氧微生物也有杀灭作用。适用于肠道和肠外阿米巴病,还可用于阴道滴虫病、小袋虫病和皮肤利什曼病、麦地那龙线虫感染等,目前广泛用于厌氧菌感染的治疗。甲硝唑也是治疗幽门螺杆菌感染常用的药物之一,通常与其他抗生素(如阿莫西林、克拉霉素等)及质子泵抑制药、铋制剂等配合应用,以提高疗效。

(4)呋喃唑酮:呋喃唑酮为硝基呋喃类抗菌药,对革兰阳性及阴性菌均有一定抗菌作用,包括沙门菌属、志贺菌属、大肠埃希菌、肺炎克雷伯菌、金黄色葡萄球菌、粪肠球菌、化脓性链球菌、霍乱弧菌等,在一定浓度下对毛滴虫、贾第鞭毛虫也有活性。适用于敏感菌所致的细菌性痢疾、肠炎、霍乱,也用于伤寒、副伤寒、贾第鞭毛虫病、滴虫病等,与其他抗幽门螺杆菌药物配合也用于根除胃、十二指肠幽门螺杆菌感染。

(5)左氧氟沙星:左氧氟沙星为氧氟沙星的左旋体,是喹诺酮类药物的一种,具有广谱抗菌作用,抗菌作用强,其体外抗菌活性约为氧氟沙星的2倍,对多数肠杆菌科细菌、如大肠埃希菌、克雷伯菌属、变形杆菌属、沙门菌属、志贺菌属和流感嗜血杆菌、淋病奈瑟菌等革兰阴性菌有较强的抗菌活性,对金黄色葡萄球菌、肺炎链球菌、化脓性链球菌等革兰阳性菌和肺炎支原体、肺炎衣原体也有抗菌作用。适用于敏感菌引起的泌尿生殖系统感染、呼吸道感染、伤寒、胃肠道感染、骨和关节感染、皮肤软组织感染、败血症等全身感染等,与其他抗幽门螺杆菌药物配合应用,对于根除胃、十二指肠幽门螺杆菌感染有较好的疗效。

41. 为什么根除幽门螺杆菌需要联合用药治疗

根除幽门螺杆菌是治疗消化性溃疡尤其是幽门螺杆菌阳性消化性溃疡、防止消化性溃疡复发的重要一环,通常认为根除幽门螺杆菌应当联合用药。那么,为什么根除幽门螺杆菌要联合用药呢?

到目前为止,尚无单一应用哪种抗生素能有效地根除幽门螺杆菌,而且一些抗生素对幽门螺杆菌存在原发耐药性和继发耐药性,因此根除幽门螺杆菌必须联合用药,以提高疗效。通常选用由质子泵抑制药或铋制剂加用两种抗生素组成的联合治疗方案,方案中的铋剂除了本身具有杀灭幽门螺杆菌的作用,还可减低甲硝唑等一些抗生素的耐药性,而质子泵抑制药在联合治疗中所起的主要作用是降低胃内酸度,为不耐酸的抗生素发挥作用提供了一个较好的 pH 值环境。

很多抗生素在体外做幽门螺杆菌药敏试验时很敏感,但临床应用后不一定都能杀灭细菌,可能与幽门螺杆菌独特的生物学特性和定植部位有关。研究发现,幽门螺杆菌容易对抗生素产生耐药性,而且胃内酸度影响了某些抗生素的杀菌作用,因此在应用抗生素根除幽门螺杆菌时,都需要与质子泵抑制药等强效抑酸药联合应用。有研究表明,若以质子泵抑制药再加用两种抗生素,对幽门螺杆菌的根除率可显著提高到 90％ 以上。

42. 以质子泵抑制药为基础根除幽门螺杆菌的方案由哪些药物构成

在以质子泵抑制药为基础的根除幽门螺杆菌的方案中,以三联方案应用最多,其次是在三联方案基础上加用铋制剂的四联方案。质子泵抑制药在联合用药中所起的主要作用是降低胃内酸度,为不耐酸的抗生素发挥作用提供一个较好的 pH 值环境。

推荐的三联治疗方案是标准剂量质子泵抑制药再任加两种抗生素所组成,推荐的标准量质子泵抑制药有埃索拉唑 20 毫克、雷贝拉唑 10 毫克、兰索拉唑 30 毫克、奥美拉唑 20 毫克、泮托拉唑 40 毫克。最常用的抗生素有阿莫西林、克拉霉素、甲硝唑或替硝唑、呋喃唑酮及左氧氟沙星等。对甲硝唑耐药者不宜使用甲硝唑或替硝唑,对青霉素过敏者不可用阿莫西林。据统计,三联方案对幽门螺杆菌的根除率在 90% 以上。四联方案是在三联方案的基础上再加用标准剂量的铋剂,如枸橼酸铋钾 600 毫克或胶体果胶铋 200 毫克。四联方案对幽门螺杆菌的根除率可达 96%,目前多用于三联方案无效或幽门螺杆菌再感染者,又称为补救方案。临床中常用的以质子泵抑制药为基础的根除幽门螺杆菌的方案有以下几种。

(1)标准剂量质子泵抑制药(埃索拉唑 20 毫克、雷贝拉唑 10 毫克、兰索拉唑 30 毫克、奥美拉唑 20 毫克、泮托拉唑 40 毫克,其中之一种)+阿莫西林 1 000 毫克+克拉霉素 500 毫克,每日 2 次,疗程 7 日。

(2)标准剂量质子泵抑制药(埃索拉唑 20 毫克、雷贝拉唑 10 毫克、兰索拉唑 30 毫克、奥美拉唑 20 毫克、泮托拉唑 40 毫克,其中之一种)+甲硝唑 400 毫克+克拉霉素 500 毫克,每日 2 次,疗程 7 日。

(3)标准剂量质子泵抑制药(埃索拉唑 20 毫克、雷贝拉唑 10 毫克、兰索拉唑 30 毫克、奥美拉唑 20 毫克、泮托拉唑 40 毫克,其中之一种)+阿莫西林 1 000 毫克+甲硝唑 400 毫克或呋喃唑酮 100 毫克,每日 2 次,疗程 7 日。

(4)标准剂量质子泵抑制药(埃索拉唑 20 毫克、雷贝拉唑 10 毫克、兰索拉唑 30 毫克、奥美拉唑 20 毫克、泮托拉唑 40 毫克,其中之一种)+标准剂量铋制剂(包括枸橼酸铋钾 600 毫克或胶体果胶铋 200 毫克)+甲硝唑 400 毫克或呋喃唑酮 100 毫克+四环素 750~1 000 毫克,每日 2 次,疗程 7 日。

43. 以铋制剂为基础根除幽门螺杆菌的方案由哪些药物构成

传统的以铋制剂为基础的三联根除幽门螺杆菌的方案,是由标准剂量铋剂(包括枸橼酸铋钾 600 毫克或胶体果胶铋 200 毫克)加用两种抗生素组成,疗程为 7～14 日,对幽门螺杆菌感染的根除率可达 80％以上。若对甲硝唑耐药者,根除率可下降至 50％～70％,甚至更低,这时应换用克拉霉素来替代甲硝唑,以提高疗效。如果根除治疗的疗程少于 7 日,幽门螺杆菌的根除率可减少 5％以上。曾有学者把疗程延长至 28 日,但未发现根除率能有效提高。目前常用的以铋制剂为基础的根除幽门螺杆菌的方案有以下几种。

(1)标准剂量铋制剂(可选用枸橼酸铋钾 600 毫克或胶体果胶铋 200 毫克)＋甲硝唑 400 毫克或呋喃唑酮 100 毫克＋克拉霉素 500 毫克,每日 2 次,疗程 7 日。

(2)标准剂量铋制剂(可选用枸橼酸铋钾 600 毫克或胶体果胶铋 200 毫克)＋甲硝唑 400 毫克＋四环素 750 毫克或 1 000 毫克,每日 2 次,疗程 14 日。

(3)标准剂量铋制剂(可选用枸橼酸铋钾 600 毫克或胶体果胶铋 200 毫克)＋甲硝唑 400 毫克＋阿莫西林 500 毫克,每日 2 次,疗程 14 日。

(4)标准剂量铋制剂(可选用枸橼酸铋钾 600 毫克或胶体果胶铋 200 毫克)＋标准剂量质子泵抑制药(埃索拉唑 20 毫克、雷贝拉唑 10 毫克、兰索拉唑 30 毫克、奥美拉唑 20 毫克、泮托拉唑 40 毫克,其中之一种)＋甲硝唑 400 毫克或呋喃唑酮 100 毫克＋四环素 750～1 000 毫克,每日 2 次,疗程 7～14 日。

44. 何为理想的幽门螺杆菌根除方案

(1)理想的幽门螺杆菌根除方案应符合以下要求:根除率

＞90％；不良反应小；患者耐受性好；患者症状消失快，溃疡愈合迅速；不会产生耐药性；治疗简单，疗程短；价格便宜，费用低；效果持续，不易复发。多年来，这一直是医疗科研工作者共同追求的目标之一，但尚无一种方案臻于完全理想。

（2）适合我国国情的幽门螺杆菌根除治疗方案：2007年，在江西召开的第三次全国幽门螺杆菌共识会议上所提出的适合我国国情的幽门螺杆菌根除治疗方案，可以说是当今较为理想的选择，现介绍如下。

①一线治疗方案

●质子泵抑制药或枸橼酸铋雷尼替丁（标准剂量）＋克拉霉素500毫克＋阿莫西林1 000毫克，每日2次，疗程7～10日。

●质子泵抑制药或枸橼酸铋雷尼替丁（标准剂量）＋克拉霉素500毫克/阿莫西林1 000毫克＋甲硝唑400毫克/呋喃唑酮100毫克，每日2次，疗程7～10日。

●质子泵抑制药（标准剂量）＋铋剂（标准剂量）＋克拉霉素500毫克＋阿莫西林1 000毫克，每日2次，疗程7～10日。

●质子泵抑制药（标准剂量）＋铋剂（标准剂量）＋克拉霉素500毫克＋甲硝唑400毫克/呋喃唑酮100毫克，每日2次，疗程7～10日。

注：质子泵抑制药目前有埃索拉唑20毫克、雷贝拉唑10毫克、兰索拉唑30毫克、奥美拉唑20毫克、泮托拉唑40毫克。枸橼酸铋雷尼替丁350毫克。铋剂有枸橼酸铋钾、果胶铋等。

②补救治疗或再次治疗方案

●质子泵抑制药（标准剂量，每日2次）＋铋剂（标准剂量，每日2次）＋甲硝唑400毫克（每日3次）＋四环素750毫克（每日2次）/四环素500毫克（每日3次）。

●质子泵抑制药（标准剂量，每日2次）＋铋剂（标准剂量，每日2次）＋呋喃唑酮100毫克（每日2次）＋四环素750毫克（每日2次）/四环素500毫克（每日3次）。

●质子泵抑制药(标准剂量)＋铋剂(标准剂量)＋呋喃唑酮100毫克＋阿莫西林1 000毫克,每日2次。

●质子泵抑制药(标准剂量,每日2次)＋左氧氟沙星500毫克(每日1次)＋阿莫西林1 000毫克(每日2次)。

注:质子泵抑制药目前有埃索拉唑20毫克、雷贝拉唑10毫克、兰索拉唑30毫克、奥美拉唑20毫克、泮托拉唑40毫克。铋剂有枸橼酸铋钾、果胶铋等。疗程为7～10日,对于严重耐药的患者,可以考虑适当延长疗程至14日以增加幽门螺杆菌根除率,但不要超过14日。在根除治疗过程中必须密切观察药物的不良反应。

45. 根除幽门螺杆菌的疗程是多长,有哪些不良反应

根除幽门螺杆菌的方案不同,其疗程也有所不同。一般来说,含质子泵抑制药的三联方案疗程为7日;含铋制剂的三联方案疗程为7～14日;四联方案的疗程通常为5～7日。研究发现,延长疗程或重复疗程,非但不会提高幽门螺杆菌的根除率,反而会导致很多药物不良反应的发生,因此不主张延长或重复疗程来提高幽门螺杆菌的根除率。合理的临床用药,应该在一个疗程结束后1个月再次进行幽门螺杆菌的复查,可行尿素呼气试验进行检测,而不必行胃镜检查;如幽门螺杆菌仍呈阳性反应,应更换药物,有条件者应进行药敏试验,根据药敏试验结果选用敏感的抗生素进行重新组合;也可选用四联方案,并由7日疗法改为14日疗法,进行根除治疗,绝不提倡无限制地应用抗生素来根除幽门螺杆菌。

目前公认,根除幽门螺杆菌的治疗方案应以质子泵抑制药或铋制剂为基础,再加用两种抗生素的三联方案为主,这种治疗方案大大提高了幽门螺杆菌的根除率,减少了耐药菌株的产生,但不良反应的发生率也相应有所增加。其中,含铋制剂的三联方案不良反应的发生率高达30%,常见的有胃部不适、恶心、腹泻、头晕、嗜睡、真菌感染、口苦、口内有金属味等,严重者还可发生假膜

性肠炎,部分患者不能耐受而终止治疗。为了减少这些不良反应,有学者提出将甲硝唑和四环素的剂量减少,或者将疗程缩短,希望在保持原有根除率的同时,尽量减少不良反应的发生。也有学者认为,在根除幽门螺杆菌治疗的同时,加用调节肠道菌群的药物,可减少由于大量应用抗生素所致的抗生素相关性腹泻及假膜性肠炎的发生。目前,临床上常用的以质子泵抑制药为基础的三联方案,症状缓解快,疗程短,不良反应发生少、且症状轻微,患者依从性也相对较好。

46. 如何看待幽门螺杆菌的耐药问题

随着对幽门螺杆菌认识的深入和治疗的开展,以及抗生素的广泛应用,造成细菌对抗生素耐药率不断增加。不同国家和不同地区幽门螺杆菌的耐药率不尽相同,在世界范围内,对甲硝唑和克拉霉素的耐药率呈逐年上升趋势。治疗方案的不规范、患者依从性差、滥用抗生素等,都是造成抗生素耐药的重要原因。我国上海地区 1995—1999 年幽门螺杆菌对甲硝唑的耐药率已从 42%上升至 70%,对克拉霉素的耐药率已上升至 10%。北京地区幽门螺杆菌对甲硝唑的耐药率最高已达 37%,克拉霉素的耐药率也达 13%,并开始出现阿莫西林的耐药菌株。

根据我国学者的建议,以下措施能够减少耐药菌株的发生,提高治疗效果:严格掌握根除的适应证,选用正规、有效的治疗方案;联合用药,避免使用单一抗生素;加强基层医生对幽门螺杆菌治疗知识的普及与更新;对于根除治疗失败的患者,再次治疗前应先做细菌培养和药物敏感试验,避免使用对幽门螺杆菌耐药的抗生素;不断研究开发治疗幽门螺杆菌的新方法或新药,包括中医结合治疗;由于幽门螺杆菌的耐药性,以质子泵抑制药为基础的三联方案必要时可以延长治疗至 2 周;对一线治疗失败者,改用补救疗法时,尽量避免使用甲硝唑类药物;努力研究幽门螺杆菌疫苗,让感染的免疫防治变成现实。对幽门螺杆菌根除方案的选择,应遵循原则,尽量避免耐药的发生。

47. 是否有治疗消化性溃疡药物的组合包装

消化性溃疡的药物治疗,尤其是幽门螺杆菌阳性的消化性溃疡,需联合用药,由于上市的抗溃疡药物品种繁多,包装不统一,存在患者携带及使用不方便,依从性差,不能坚持治疗,用药不规范,易造成幽门螺杆菌菌株耐药等问题。为改善上述状况,丽珠集团丽珠制药厂根据 1994 年世界胃肠病学术大会推荐的根除幽门螺杆菌方案——铋剂与两种抗生素联合使用,不仅对幽门螺杆菌根除率高,而且还可降低幽门螺杆菌对各组分单独使用时的耐药发生率,推出了由枸橼酸铋钾片、替硝唑片和克拉霉素片复合包装而成的治疗胃溃疡药物丽珠维三联(丽珠胃三联),其通用名为"橼酸铋钾片/替硝唑片/克拉霉素片组合包装"。丽珠维三联中各药物的有关情况见下表。

丽珠维三联中各药物的有关情况表

药物名称	枸橼酸铋钾片	替硝唑片	克拉霉素片	备 注
规 格	110 毫克	500 毫克	250 毫克	
颜 色	白色片	绿色片	黄色片	
数 量	4 片	2 片	2 片	共 8 片
用法用量	每次 2 片,早晚餐前 30 分钟空腹服用	每次 1 片,早晚餐后服用	每次 1 片,早晚餐后服用	疗程 1 周,根据病情,必要时可加服 1 个疗程
注意事项	不可与牛奶、酒、碳酸类饮料同时服用,与酒、饮料同服用可引起腹部痉挛、面部潮红或呕吐	能干扰卡马西平的血药浓度,增加其作用,并可能使特非那丁的血浓度升高		

丽珠维三联适用于十二指肠溃疡、胃溃疡（伴有幽门螺杆菌感染者），特别是复发性难治性溃疡，也适用于慢性胃炎（伴有幽门螺杆菌感染）用一般药物治疗无效而症状又较重者。

48. 治疗消化性溃疡有一定疗程吗，上腹部疼痛消失就可以停药吗

在临床中，我们时常可以听到治疗消化性溃疡有没有疗程的疑问，那么治疗消化性溃疡到底有没有一定疗程呢？回答是肯定的，治疗消化性溃疡确实有一定疗程。通常来说，消化性溃疡治疗 4~8 周即可有效愈合，因此治疗消化性溃疡的药物疗程一般定为 4~8 周。少数患者正规治疗 4~8 周后溃疡不能完全愈合，但症状会有所改善，这时应继续服药 1 个疗程或改用其他药物继续治疗 1 个疗程。胃溃疡与十二指肠溃疡的疗程不同，胃溃疡的治疗要比十二指肠溃疡治疗的时间长 2 周。预防溃疡复发的维持治疗，一般要持续半年至 1 年左右，有时甚至持续数年，或者采用间歇用药疗法。反对无目的、无限制地交替应用多种药物治疗，不仅造成药物浪费，还容易引发不良反应。

绝大多数消化性溃疡患者可有上腹部疼痛不适、反酸之症状，并且腹痛具有慢性、周期性和节律性发作的特点，疼痛给患者带来痛苦，因此缓解上腹部疼痛不适、反酸等症状也就成为治疗消化性溃疡的首要目的。有相当一部分消化性溃疡患者自认为上腹部疼痛不适、反酸等自觉症状消失就说明病已经好了，就不需要再服药了，其实这种观点是错误的。消化性溃疡的治疗不仅仅是为了解除上腹部疼痛不适、反酸等症状，更重要的是为了促进溃疡愈合，防止并发症和预防复发，用药治疗后虽然疼痛消失了，但并不代表溃疡已愈合，过早停药会影响溃疡的愈合。特别是许多碱性抗酸药能快速有效地中和胃酸，迅速缓解上腹部疼痛不适、反酸等症状，虽然用药后上腹部疼痛不适、反酸等症状已经消失，而实际溃疡并没有愈合。因此，应严格按照标准疗程来治

疗消化性溃疡,而不是仅以上腹部疼痛不适、反酸消失作为停药的指征,切不可上腹部疼痛消失就立刻停止用药。

49. 治疗老年消化性溃疡应注意什么

老年人由于机体抵抗力下降,多有慢性病缠身,以及对痛觉的反应性差等原因,致使其患消化性溃疡时症状多不典型,且并发症多,病程一般较长,溃疡修复能力也差。因此,对老年消化性溃疡的治疗应及时、彻底、因人而异,疗程也要相对延长,同时还应注意其伴发的其他疾病的治疗。首先应明确引起溃疡的原因,如是否合并幽门螺杆菌感染、是否服用阿司匹林、布洛芬等非甾体抗炎药等,并给予相应的积极治疗,包括根除幽门螺杆菌治疗、停用相关药物等,对因病情需要不能停用相关药物者应同时给予 H_2 受体拮抗药或质子泵抑制药及保护胃黏膜的药物,以保护胃黏膜免受损伤,对伴有其他疾病的患者应同时积极治疗相应的疾病,对巨大溃疡应注意排除恶性肿瘤的可能并适当延长药物治疗的疗程。

无并发症的老年消化性溃疡患者应首先进行内科治疗,治疗原则和方法与一般消化性溃疡患者大致相同,但应注意以下几个方面,以便采取相应措施:老年人胃黏膜有血管扭转、血管壁增厚等退行性变,导致胃黏膜供血减少,损伤后胃修复能力降低;老年人胃黏液分泌减少,黏液屏障减弱,胃黏膜易受损伤;老年人胃排空能力也比中青年人明显延迟;老年人常合并有心、脑、肺、肾等病变,常有潜在的重要脏器功能衰退,用药时易产生某些毒性反应,因此在治疗老年人消化性溃疡中,需特别注意药物不良反应的监测,及时调整用药。

50. 怎样治疗难治性消化性溃疡,有没有根治消化性溃疡的药物

难治性消化性溃疡是指标准剂量 H_2 受体拮抗药或质子泵抑

制药正确治疗 1 个疗程,经内镜检查确定仍未愈合或愈合缓慢、复发频繁的消化性溃疡。难治性消化性溃疡在治疗前应首先做临床和内镜评估,证实溃疡尚未愈合,明确有无并发幽门螺杆菌感染,有无阿司匹林、吲哚美辛、布洛芬等非甾体抗炎药应用史,有无胃泌素瘤的可能性,并且排除恶性溃疡和其他病因所致的良性溃疡。明确病因者应做相应对症治疗,对合并有幽门螺杆菌感染的难治性消化性溃疡,应给予正规的幽门螺杆菌根除治疗,对幽门螺杆菌阴性的难治性消化性溃疡,应积极祛除诱因,如停用非甾体抗炎药、戒除吸烟饮酒、保持规律化的生活起居和心情舒畅等,并采用合理、系统的正规抗溃疡治疗方案,如加倍剂量应用质子泵抑制药、适当延长药物治疗的时间等,通过以上规范化的治疗,绝大多数难治性消化性溃疡是能够治愈的。

直到目前,所有治疗消化性溃疡的药物都只能达到加速溃疡愈合,缩短病程,减少并发症发生的目的,溃疡愈合后很容易复发,并没有一用就能根治消化性溃疡的药物。近年来,随着现代医学水平的迅速发展,越来越多的证据显示,只有在抗溃疡治疗的基础上加强针对引发溃疡病病因的治疗,才有可能使消化性溃疡得到根治,临床上常见于下列情况:幽门螺杆菌阳性的患者,根除幽门螺杆菌感染可预防消化性溃疡的复发,从而达到根治的目的;非甾体抗炎药所致的消化性溃疡,应予停用阿司匹林、吲哚美辛、布洛芬等非甾体抗炎药,适当增加促进溃疡愈合药物的剂量,即可较好治愈溃疡,避免溃疡复发。至于情志因素的影响、吸烟饮酒对胃黏膜的伤害等,也应注意克服,以减少治愈后消化性溃疡的再复发。

三、中药治疗消化性溃疡

1. 治疗消化性溃疡常用的单味中药有哪些

（1）瓦楞子

性味归经：味咸，性平。归肺、胃、肝经。

功效应用：消痰软坚，化瘀散结，制酸止痛。《医林纂要》中说瓦楞子"去一切痰积，血积，气块，破癥瘕，攻瘰疬"。适用于瘰疬瘿瘤、癥瘕痞块。由于瓦楞子具有制酸止痛之功效，所以也适用于胃酸过多、肝胃不和之胃痛反酸等。

现代研究发现，瓦楞子主要含有碳酸钙，并含有机质及少量镁、铁、硅酸盐、磷酸盐等，具有中和胃酸，减轻消化性溃疡，消除胃脘部疼痛之功效。瓦楞子用于消化性溃疡主要取其制酸止痛之功效，与其他药物配合应用，大凡消化性溃疡出现胃脘部疼痛、反酸症状者均可应用。

用法用量：水煎服，10～15克，宜先煎；研末服，每次1～3克。生用消痰散结，煅用制酸止痛。

注意事项：无痰积及胃酸缺乏者不宜用。

（2）白豆蔻

性味归经：味辛，性温。归肺、脾、胃经。

功效应用：化湿行气，温中止呕。《开宝本草》中说：白豆蔻"主积冷气，止呕逆反胃，消谷下气"。适用于湿滞中焦及脾胃气滞之脘腹胀满，不思饮食，胃寒湿阻气滞之恶心呕吐等。

现代研究发现，白豆蔻含有挥发油，油中主要成分为右旋龙脑及右旋樟脑，具有促进胃液分泌，增进胃肠蠕动，制止肠内异常发酵,祛除胃肠积气,以及芳香健胃、止呕等作用。白豆蔻是临床常用的化湿行气止呕药,在消化性溃疡患者中湿浊阻滞者并不少见,所以白豆蔻是治疗消化性溃疡的主要药物之一。白豆蔻用于消化性溃疡,通常与砂仁、厚朴、陈皮等药配合,可有效缓解胃脘部胀满不适、纳差恶心、嗳气吞酸等症状。

用法用量:水煎服,3~6克。入散剂为好,入汤剂宜后下。

注意事项:阴虚血燥而无寒湿者不宜用。

(3)海螵蛸

性味归经:味咸,性微温。归肝、肾经。

功效应用:收敛止血,制酸止痛,固精止带,收湿敛疮。适用于胃脘疼痛、泛吐酸水、便血、呕血、外伤出血,以及妇女崩漏下血、赤白带下,男子遗精,疮疡、湿疹、溃疡久不愈合等。

现代研究发现,海螵蛸含有碳酸钙、壳角质、黏液质、氯化钠、磷酸钙等成分,具有中和胃酸的作用,能在溃疡表面上形成一层保护膜,并使出血趋于凝结,从而促使溃疡面炎症吸收,阻止出血,减轻局部疼痛。海螵蛸制酸止痛的功效显著,通常与延胡索、白及、川贝母、瓦楞子等药配合应用,适用于胃脘部疼痛、反酸及伴有出血的消化性溃疡患者。

用法用量:水煎服,6~12克。

注意事项:阴虚多热者慎用。

(4)延胡索

性味归经:味辛、苦,性温。归肝、脾、心经。

功效应用:活血,行气,止痛。《本草纲目》说:"延胡索能行血中气滞,气中血滞,故专治一身上下诸痛。"适用于气血瘀滞之诸痛证,大凡胸痹心痛、胃痛,肝郁气滞之胁肋胀痛,以及产后瘀滞腹痛、寒疝腹痛、风湿痹痛等均可用之。

现代研究发现,延胡索含有延胡索甲素、延胡索丙素、延胡索乙素、右旋海碱、黄连碱、延胡索丑素等成分。具有明显的镇痛及镇静作用,能抑制胃酸分泌,使胃酸总量显著减少,并具有抗溃疡的功效。延胡索用于消化性溃疡主要取其行气活血止痛的功效，与其他药物配合应用，常用方剂如金铃子散，大凡消化性溃疡出现胃脘部疼痛不适症状者均可应用，对证属气血瘀阻之患者尤为适宜。

用法用量：水煎服，3～10克。多醋制用，醋制后可使其有效成分的溶解度大大提高而加强止痛的功效。

注意事项：血热气虚者慎用，孕妇忌用。

（5）蒲公英

性味归经：味苦、甘，性寒。归肝、胃经。

功效应用：清热解毒，消痈散结，利湿通淋。《本草衍义补遗》中说：蒲公英"解食毒，散滞气，化热毒，消恶疮结核疔肿"。适用于痈肿疔毒，乳痈内痈，热淋涩痛，湿热黄疸，及咽喉肿痛、目赤肿痛等证。因其归胃经，可清热泻火，所以还适用于肝木乘土犯胃、饮食积滞化热等所致的胃热炽盛证。

现代研究发现，蒲公英含有蒲公英甾醇、蒲公英素、蒲公英苦素等成分，具有利胆、保肝、利尿、健胃及轻泻等作用，同时还能提高机体免疫功能，抑制幽门螺杆菌。蒲公英用于消化性溃疡主要取其清热解毒之功效及抑制幽门螺杆菌的效能，与其他药物配合应用，适用于中医辨证出现胃热炽盛病理机制、现代检查幽门螺杆菌阳性的患者。有研究表明，在辨证用药的基础上，配合蒲公英治疗幽门螺杆菌阳性之消化性溃疡，其疗效可明显提高。

用法用量：水煎服，10～30克。

注意事项：用量过大可致缓泻。

（6）八月札

性味归经：味苦，性平。归肝、胃经。

功效应用：疏肝，理气，和胃。适用于肝胃气滞所致的胸胁闷胀疼痛，肝胃气痛，嗳气呃逆，嘈杂吞酸，以及睾丸肿痛、瘰疬等。近年来，也适用于乳房肿瘤及消化系统肿瘤等。

现代对八月札所含成分的研究缺乏报道，但已证实八月札具有解除平滑肌痉挛,消除胃肠道胀气,增强消化功能,以及抗肿瘤等作用。八月札用于消化性溃疡主要取其疏肝理气和胃之功效,与其他药物配合复方入药,适用于消化性溃疡出现肝郁脾虚、肝胃不和病理机制之患者,可有效缓解胃脘部胀满疼痛、嗳气呃逆、吞酸嘈杂等症状。

用法用量:水煎服,6～12克。

注意事项:气虚及阳虚者慎用。

(7)白术

性味归经:味苦、甘,性温。归脾、胃经。

功效应用:补气健脾,燥湿利水,固表止汗,安胎。适用于脾胃气虚、运化无力所致的纳差食少、便溏腹泻、脘腹胀满、倦怠乏力,脾虚水停之痰饮、水肿、小便不利,脾虚气弱之胎动不安,以及表虚自汗、风痰眩晕、中风、疟疾等。

现代研究发现,白术含有挥发油,油中主要成分为苍术醇和苍术酮,并含有维生素A、胡萝卜素、甾醇、三萜酯等物质。具有增强免疫功能、抗肝损伤、抗肿瘤、强壮、利尿及镇静、抗凝血、降血糖和促进胃肠道分泌等作用。作为补脾益气的要药,白术是临床最常用的中药之一,广泛应用于高血压、神经衰弱、胎动不安、内耳眩晕症、白细胞减少症、肝炎、肝硬化腹水、急性胃炎、慢性胃炎、消化性溃疡、老年性便秘、中风等多种疾病的治疗。消化性溃疡患者容易出现脾胃虚弱,白术有较好的健脾益气和胃作用,所以白术是治疗消化性溃疡的主要药物之一。

用法用量:水煎服,10～15克。燥湿利水宜生用,补气健脾宜炒用,健脾止泻宜炒焦用。

注意事项:阴虚燥渴、气滞胀闷者慎用。

(8)白芍

性味归经:味甘、苦、酸,性微寒。归肝、脾经。

功效应用:平抑肝阳,养血敛阴,缓急止痛,调经。适用于肝阴不足、肝阳上亢所致的头胀头痛、眩晕耳鸣、烦躁易怒,血虚所致的月经不调、痛经、崩漏、自汗盗汗,肝气郁滞、肝胃不和引起的胸胁脘腹疼痛,以及血不养筋所致的颈肩酸痛、手足肌肉痉挛疼痛等。作为敛阴养血、平肝止痛之良药,白芍为最常用的中药之一,许多著名的方剂均用之。

现代研究发现,白芍含有芍药苷、羟基芍药苷、芍药内酯苷、苯甲酰芍药苷、苯甲酸、鞣质、挥发油、脂肪油、糖类、黏液质、蛋白质、牡丹酚、三萜类化合物等成分,能缓和胃肠蠕动,解除肠痉挛,具有镇静、镇痛、降血压、抗惊厥、扩张血管及抗炎、抗溃疡、保肝、抑制血小板聚集、抗血栓形成等多种作用。临床中常用于高血压、类风湿关节炎、颈椎病、急性胃炎、慢性胃炎、消化性溃疡、脑血管痉挛、病情性肝炎、冠心病、贫血等。白芍治疗消化性溃疡主要取其滋阴养血敛阴、平肝柔肝缓急止痛之功,以缓肝气之恣横,使其柔和而解胸胁胀满疼痛、嗳气反酸等症状。

用法用量:水煎服,10~15克;大剂量可用15~30克。平肝敛阴多生用,养血调经多炒用或酒炒用。

注意事项:反藜芦。阳衰虚寒之证不宜单独使用。

(9)甘松

性味归经:味辛、甘,性温。归脾、胃经。

功效应用:行气止痛,开郁醒脾。《本草纲目》曰:"甘松芳香,甚开脾郁,少加入脾胃药中,甚醒脾气。"适用于寒凝气滞之脘腹胀痛、不思饮食,以及思虑伤脾、气机郁滞之胸闷、腹胀、嗳气、恶心等。

现代研究发现,甘松含有马兜铃烯、甘松酮、德比酮、缬草酮、广藿香醇等成分,具有缓解胃肠平滑肌痉挛等作用。甘松适用于消化性溃疡多与其他药物配伍应用,对缓解消化性溃疡患者脘腹胀痛、纳差嗳气等症状效果显著。甘松与山楂配伍擅长治疗脾胃虚寒之食欲缺乏等,甘松与砂仁、木香、厚朴同用其行气畅中和醒脾开胃的功效较强,而甘松与柴胡、香附、白豆蔻合用则开郁行气消胀的作用尤好。

用法用量:水煎服,3~6克。

注意事项：气虚血热者忌用。

（10）香橼

性味归经：味辛、微苦、酸，性温。归肝、脾、胃、肺经。

功效应用：疏肝解郁，理气宽中，化痰止咳。《本草从新》中说：香橼"平肝舒郁，理肺气，通经利水"。《本草便读》中则有"下气消痰，宽中快膈"的记载。适用于脾胃气滞之脘腹胀痛、嗳气吞酸、呕恶食少，肝郁胸胁胀痛，以及湿痰咳嗽痰多等证。

现代研究发现，香橼含有橙皮苷、柠檬酸、苹果酸、维生素C及挥发油等成分，具有促进胃肠蠕动、助消化、止痛等作用。香橼是临床常用的理气药，也是治疗消化性溃疡胃脘痛的良药，其止痛消胀作用显著，通常与佛手、柴胡等配合应用以增强疗效，大凡消化性溃疡出现肝郁气滞及脾胃气滞病理机制者均可应用。

用法用量：水煎服，3～10克。

注意事项：阴虚血燥及孕妇气虚者慎用。

（11）干姜

性味归经：味辛，性热。归脾、胃、心、肺经。

功效应用：温中散寒，回阳通脉，温肺化饮。《本经》中说：干姜"主胸闷咳逆上气，温中，止血，出汗，逐风湿痹，肠澼下利，生者尤良"。《本草求真》谓："干姜大热无毒，守而不走，凡胃中虚冷，元阳欲绝，合以附子同投，则能回阳立效，故书有附子无姜不热之句。"适用于脾胃虚寒，脘腹冷痛，胃寒呕吐，纳差，大便溏薄泄泻，寒饮咳喘，以及心肾阳虚、阴寒内盛之亡阳证等。

现代研究发现，干姜含有挥发油，油中主要成分为姜烯、姜醇、水芹烯、茨烯、柠檬醛、芳樟醇、姜辣素等。干姜对消化道有轻度的刺激作用，可使胃肠张力、节律及蠕动增加，具有镇呕、镇静、镇痛、祛风健胃及止咳等作用。干姜不仅是日常生活中常用的佐餐佳品，还是常用的温里药和药引子。干姜用于消化性溃疡多根据其温中散寒之功能复方入药，可有效缓解胃脘部胀满冷痛、恶心呕吐、泄泻等症状，对消化性溃疡出现脾胃虚寒病理机制者尤为适宜。

用法用量:水煎服,3~10克。

注意事项:阴虚内热,表虚有热汗出及自汗盗汗者均不宜用。

(12)砂仁

性味归经:味辛,性温。归脾、胃经。

功效应用:化湿行气,温中止呕止泻,安胎。《本草纲目》中说:砂仁"补脾醒脾,养胃益肾,理元气,通滞气,散寒饮胀痞,噎膈呕吐,止女子崩中,除咽喉口齿浮热,化铜铁骨梗"。适用于湿阻中焦及脾胃气滞所致的胸脘痞闷、腹胀食少,脾胃虚寒的腹痛泄泻,以及气滞胎动不安、妊娠恶阻等。

现代研究发现,砂仁含有龙脑、右旋樟脑、龙脑乙酸脂等多种挥发油,有芳香健胃作用,对消化道有兴奋作用,能促进消化液分泌,促进胃肠平滑肌蠕动,可排除消化道内的积气,对消化性溃疡所致的胃中湿阻呕吐、疼痛、腹胀、纳呆有明显的改善作用。砂仁用于消化性溃疡多取其醒脾开胃、化湿行气之功能,与其他药物配伍应用,不仅可改善患者的食欲和自觉症状,对溃疡面的修复也有一定的作用。

用法用量:水煎服,5~10克。宜后下。

注意事项:阴虚有热者不宜用。

(13)苍术

性味归经:味辛、苦,性温。归脾、胃经。

功效应用:燥湿健脾,祛风湿。《本草纲目》中说:苍术"治湿痰留饮……及脾湿下流,浊沥带下,滑泻肠风"。适用于湿阻中焦,脾失健运所致的脘腹胀闷,呕恶食少,吐泻乏力,以及外感风寒夹湿之表证、风湿痹证等。

现代研究发现,苍术含有挥发油、苍术酮、维生素A样物质、B族维生素及菊糖等成分,能使胃肠平滑肌蠕动增强,具有健胃止呕作用。苍术是临床治疗急性胃炎、慢性胃炎、肠炎、痢疾及消化性溃疡常用的中药之一,用于消化性溃疡通常根据其燥湿健脾的功能取复方入药,可与厚朴、香附、神曲、黄连等配伍应用。

用法用量:水煎服,5～10克。

注意事项:阴虚内热者忌服。

(14)陈皮

性味归经:味辛、苦,性温。归脾、肺经。

功效应用:理气健脾,燥湿化痰。陈皮味辛能散,苦能泻,温能通善于理气健脾,燥湿化痰,为脾肺二经气分药,既能用于脾胃气滞之脘腹胀满、不思饮食、恶心呕吐,又能用于痰湿壅肺之咳嗽痰多、胸闷气喘等。

现代研究发现,陈皮含有挥发油、黄酮苷、川皮酮、维生素 B_1、维生素 C 等成分,其所含的挥发油对消化道有缓和的刺激作用,有利于胃肠积气的排出,能促进胃液的分泌,有助消化作用,同时对胃肠平滑肌有松弛作用。陈皮为临床最常用的中药之一,主要适用于上呼吸道感染、支气管炎、支气管哮喘、百日咳、消化不良、急性肝炎、慢性肝炎、急性胃炎、慢性胃炎、胆囊炎、胃溃疡、十二指肠溃疡、急性乳腺炎等。为了调理中焦脾胃功能,在临床中70％以上的中药处方中都用有陈皮。陈皮用于消化性溃疡多与其他药物配伍应用,对缓解脘腹胀满、纳差腹痛等症状效果显著,适用于中医辨证出现脾虚气滞、脾虚湿阻病理机制的患者。

用法用量:水煎服,3～10克。

注意事项:实热及阴虚内热者应慎用。

(15)乌药

性味归经:味辛,性温。归肺、脾、肾、膀胱经。

功效应用:行气止痛,温肾散寒。乌药行气开郁,散寒止痛的功效显著。适用于寒凝气滞所致的胸腹诸痛,宿食不消,反胃呕吐。由于乌药还有温肾散寒、缩尿止遗的功效,所以还适用于尿频、遗尿、寒疝腹痛等。

现代研究发现,乌药含有生物碱和挥发油,油中主要成分为乌药烷、乌药烃、乌药醇、乌药酸、乌药醇酯等。乌药对胃肠道平滑肌有兴奋和抑制的双向调节作用,能促进消化液的分泌,增进肠蠕动,促进肠道气体的排除。乌药治疗消化性溃疡通常根据辨证与其他药物配伍应用,适用于出现寒凝气滞之患者,常用方剂如天台乌药散,单独应用者鲜见。

用法用量:水煎服,3～10克。

注意事项:气血虚而有内热者不宜使用。

(16)竹茹

性味归经:味甘,性微寒。归肺、胃经。

功效应用:清热化痰,除烦止呕。《本草逢原》中谓:竹茹"清胃府之热,为虚烦烦渴胃虚呕逆之要药"。作为清热化痰、除烦止呕之佳品,竹茹适用于胃热呕吐、呃逆、嗳气,以及痰热咳嗽、心烦不眠等,因其还有凉血止血的作用,所以还适用于呕血、衄血、崩漏等。

现代研究发现,竹茹能抑制幽门螺杆菌,有助于消除胃黏膜炎症,促进溃疡愈合。竹茹是治疗呕吐的常用中药之一,大凡急慢性胃炎、胃溃疡、十二指肠溃疡、胃下垂等出现恶心呕吐者,都可根据病情选用。竹茹用于消化性溃疡多与半夏、枳实、陈皮等配合应用,对消化性溃疡出现胃热呕吐、脘腹痞满不适者,用之每获良效。

用法用量:水煎服,6～10克。生用清化痰热,姜汁炙用止呕。

注意事项:胃寒呕吐及感寒夹食用呕者忌服。

(17)山药

性味归经:味甘,性平。归肺、脾、肾经。

功效应用:益气养阴,补脾肺肾,固精止带。《本草纲目》中谓:山药"益肾气,健脾胃,止泻痢,化痰涎,润皮毛"。适用于脾胃虚弱所致的脘腹痞胀、纳食减少、面色萎黄、肢倦乏力、腹泻便溏,肺肾亏虚的久咳久喘,肾虚不固之遗精带下,以及阴虚内热、口渴多饮、小便频数等。

现代研究发现,山药含有薯蓣皂苷元、胆碱、植酸、止权素、甘露聚糖和多种维生素等成分,具有滋补、助消化、止咳、祛痰、脱敏和降血糖等作用。山药是日常生活中常用的滋补食品,也是治疗脾胃虚弱、肺肾虚弱及阴虚内热诸证的良药,消化性溃疡患者病程较长,多有脾胃虚弱的情况存在,所以山药是治疗消化性溃疡的常用药物,也是消化性溃疡患者食疗康复的佳品。

用法用量:水煎服,10～30克;大量可用60～250克。研末吞服,每次6～10克。补阴生津宜生用;健脾止泻宜炒用。

注意事项:有实邪者忌服。

(18)枳实

性味归经:味苦、辛,性微寒。归脾、胃、大肠经。

功效应用:破气除痞,化痰消积。《药品化义》说:"枳实专泻胃实,开导坚结"。枳实辛行苦降,善破气除痞、消积导滞,适用于食积、胃肠热结气滞所致的脘腹痞满胀痛,大便不爽秘结,腹痛拒按,嗳腐吞酸,恶心呕吐,食少纳呆。根据枳实行气化痰以消痞,破气除满而止痛的功效,也用于痰滞之胸脘痞闷、胸痹结胸、心下痞满等。

现代研究发现,枳实含有橙皮苷、新橙皮苷、柚皮苷、昔奈福林等成分,能促进消化、增进食欲,对胃肠道平滑肌有双向调节作用。枳实是临床常用的理气药,也是治疗消化性溃疡胃脘痛的天然良药,通常与其他药物配伍应用,适用于出现食滞痰浊、肝郁气滞、积热阻滞中焦病理机制的患者,常用方剂如枳实导滞丸、枳实消痞丸等。

用法用量:水煎服,3～10克;大量可用至30克。炒后性较平和。

注意事项:其破气力较强,孕妇慎用。

(19)青皮

性味归经:味苦、辛,性温。归肝、胆、胃经。

功效应用:疏肝理气,消积化滞。《本草图经》中说:青皮"主气滞,下食,破积结及膈气"。适用于食积气滞之脘腹痞闷胀痛,肝气郁滞之胸胁胀痛、乳房肿胀结块,以及气滞血瘀之癥瘕积聚、久疟痞块等。

现代研究发现,青皮含有挥发油、黄酮苷、川皮酮、维生素 B_1、维生素C、昔奈福林等成分,其所含的挥发油对胃肠道有温和的刺激作用,能促进胃液的分泌和排除肠内积气,有助消化作用,同时对胃肠道平滑肌有较强的松弛作用。青皮是临床常用的理气消积药,也是治疗消化性溃疡胃脘痛的良药,大凡消化性溃疡出现肝郁气滞及食积气滞病理机制者,均可应用。

用法用量:水煎服,3～10克。醋炙疏肝止痛力强。

注意事项:肝郁气虚者慎用。

(20)神曲

性味归经:味甘、辛,性温。归脾、胃经。

功效应用:消食和胃。《本草纲目》中说:神曲"消食下气,除痰逆霍乱泻痢胀满诸气"。《药性论》中说:神曲其"化水谷宿食,癥结积滞,健脾暖胃"。适用于饮食积滞所致之脘腹胀满,腹痛拒按,嗳腐吞酸,恶心呕吐,食少纳呆,肠鸣腹泻等。

现代研究发现,神曲含有酵母菌、酶类、B族维生素、麦角固醇、挥发油、苷类等成分,具有促进消化、增进食欲等作用。神曲是临床最常用的消食健胃药之一,也是治疗消化性溃疡的良药,通常取其消食和胃之功效,与其他药物配伍应用,在治疗消化性溃疡的方剂中随处可见。

用法用量:水煎服,6～15克。

注意事项:阴虚火盛、无食滞者慎用。

(21)党参

性味归经:味甘,性平。归脾、肺经。

功效应用:益气,生津,养血。《本草正义》中说:党参"力能补脾养胃,润肺生津,健运中气,本与人参不甚相远,其尤可贵者,健脾而不燥,滋胃阴而不湿,润肺而不犯寒凉,养血而不偏滋腻,鼓舞清阳、振动中气而无刚燥之弊"。《本草从新》中也说:党参"主补中益气,和脾胃,除烦渴。中气微弱,用以调补,甚为平妥"。适用于中气不足的体虚倦怠、食少便溏,脾胃虚弱之胃脘隐痛、胃纳呆滞,肺气亏虚的咳嗽气促、语声低弱,气津两伤的气短口渴,气血双亏的面色萎黄、头晕心悸，以及气虚外感及正虚邪实之证等。

现代研究发现，党参含有皂苷、微量生物碱、糖类、维生素 B_1、维生素 B_2、多种人体必需的无机元素及氨基酸等成分，对神经系统有兴奋作用，能增强机体免疫功能，调节胃肠蠕动，扩张周围血管而降低血压，同时还能抑制胃酸分泌、抗溃疡、降低胃蛋白酶活性，并对化疗、放射线所引起的白细胞减少有提升作用。现在广泛应用于神经衰弱、高脂血症、贫血、慢性胃炎、消化性溃疡、肾炎、高血压、糖尿病、慢性肝炎、绝经期综合征等病症的治疗。党参具有补益脾胃之功效，消化性溃疡患者多有脾胃虚弱的表现，所以在消化性溃疡的治疗中，党参应用较多，常用方剂如四君子汤、香砂六君子汤、参苓白术散等。不过党参通常根据中医辨证与其他药物配伍应用，单独使用者鲜见。

用法用量：水煎服，10～30 克。

注意事项：湿热中满者不宜用。

（22）木香

性味归经：味辛、苦，性温。归脾、胃、大肠、胆、三焦经。

功效应用：行气止痛。《本草纲目》中说：木香"乃三焦之气药，能升降诸气"。《药性论》云："治女子血气刺心，心痛不可忍，末，酒服之。治九种心痛，积年冷气，痃癖癥块胀痛，逐诸壅气上冲烦闷。"本品长于行肠胃滞气并有止痛作用，适用于肝郁不舒、脾胃气滞之脘腹胀痛、脾虚气滞之脘腹胀满、食少便溏，饮食积滞之脘腹胀痛、大便秘结或泻而不爽，湿热泻痢之里急后重，以及胸腹胁痛、黄疸等。

现代研究发现，木香含有挥发油、树脂、木香碱等成分，其中挥发油主要含有单紫杉烯、α-紫罗兰酮、木香烯内酯、木香酸、木香醇、水芹烯等。木香对消化系统功能呈双向调节作用，既能抑制胃肠蠕动，又能兴奋胃肠运动，并能促使消化液分泌，同时还能缓解胃肠气胀所致的腹痛诸症。木香是现今临床最常用的理气类中药之一，广泛应用于急性肠炎、慢性肠炎、急性胃炎、慢性胃炎、消化性溃疡、痢疾、胆石症、胆绞痛、黄疸、大便秘结等病症的治疗。消化性溃疡患者常有胃脘部痞满不适、腹胀、腹痛、纳差等症状,木香有行气止痛消胀之功效,能有效缓解上述症状,所以是治疗消化性溃疡最常用的中药。

用法用量:水煎服,3~10克。生用行气力强,煨用行气力缓而多用于止泻。

注意事项:阴虚津液不足者慎用。

(23)川芎

性味归经:味辛,性温。归肝、胆、心包经。

功效应用:活血行气,祛风止痛。《本草纲目》说:"芎䓖血中气药也……辛以散之,故气郁者宜之。"川芎乃"血中之气药",为临床常用的活血行气药,适用于月经不调,经闭腹痛、痛经,胸胁刺痛,跌打肿痛,肝郁气滞之脘腹胀痛,感冒头痛,风湿痹痛,以及冠心病心绞痛、血栓闭塞性脉管炎、缺血性中风、眩晕等。

现代研究发现,川芎含有挥发油、生物碱(如川芎嗪等)、酚类物质(如阿魏酸等)及内脂素、维生素 A、叶酸、甾醇、蔗糖、脂肪油等成分,具有镇静、镇痛、抗菌,以及降血脂、降血压、扩张冠状动脉、抗血小板聚集、改善微循环、抗血栓形成等多种作用,对胃肠平滑肌有解痉作用。川芎是临床常用的活血化瘀药,现在广泛应用于高血压、冠心病、缺血性脑血管病、坐骨神经痛、末梢神经炎、脑外伤后综合征、跌打损伤、慢性胃炎、消化性溃疡、疮疡痈肿及妇女月经不调、痛经、产后瘀滞腹痛等。作为活血行气止痛的良药,川芎用于消化性溃疡通常与其他药物配伍组方应用,主要用于消化性溃疡脘腹疼痛中医辨证属气血阻滞之患者,常用方剂有柴胡疏肝散、血府逐瘀汤等。

用法用量:水煎服,3~10克。

注意事项:阴虚火旺、多汗及月经过多者均应慎用。

(24)厚朴

性味归经:味苦、辛,性温。归脾、胃、肺、大肠经。

功效应用:行气,燥湿,消积、平喘。《本草汇言》中说:厚朴"宽中化滞,平胃气之药也。凡气滞于中,郁而不散,食积于胃、羁而不行,或湿郁积而不去,湿痰聚而不散,用厚朴之湿可以燥湿,辛可以清痰,苦可以下气也"。适用于湿阻中焦、气滞不利所致的脘痞腹胀腹痛,恶心呕吐;肠胃积滞之脘腹胀满,嗳气吞酸,纳差恶心,大便秘结;以及痰饮喘咳、胸闷等。

现代研究发现,厚朴含有厚朴酚、四氢厚朴酚、异厚朴酚和挥发油、木兰箭毒碱等成分,对幽门螺杆菌、肺炎球菌、痢疾杆菌、金黄色葡萄球菌、溶血性链球菌等多种细菌有抑制作用,对胃肠平滑肌有双向调节作用。厚朴用于消化性溃疡主要取其行气燥湿消积之功效,与其他药物配合应用,适用于出现湿阻中焦、肠胃积滞病理机制的患者,可有效缓解胃脘部胀满不适、疼痛、纳差嗳气、恶心呕吐等症状。

用法用量:水煎服,3～10克。

注意事项:孕妇慎用。

(25)黄连

性味归经:味苦,性寒。归心、肝、胃、大肠经。

功效应用:清热燥湿,泻火解毒。适用于温热病高热烦躁、神昏谵语,血热妄行之衄血、呕血,湿热中阻之脘腹痞满、恶心呕吐、泄泻痢疾,胃火炽盛之呕吐吞酸、消谷善肌,以及暑温、黄疸、目赤肿痛、皮肤湿疹、痈肿疔疮、口舌生疮、牙痛等。

现代研究发现,黄连含有小檗碱、防己碱、药根碱、木兰花碱等大量生物碱及阿魏酸、黄柏酮、黄柏内酯等成分,具有抗细菌、抗病毒、消炎利胆、解热健胃、镇静降血压、抗胃溃疡、抗肿瘤、降血糖等作用。对幽门螺杆菌有较强的抑制作用,可使胃肠平滑肌兴奋,能健胃消食,扩张血管,保护心肌,纠正心律失常,改善心功能,同时还有降血脂和抗血小板聚集等功效。黄连是现今临床最常用的中药之一,广泛应用于急性肠炎、慢性肠炎、痢疾、上呼吸道感染、各种痈肿、胆囊炎、烧伤、高血压、心律失常、充血性心力衰竭、中风、急性肝炎、慢性肝炎、胃炎、胃溃疡等疾病的治疗。黄连用于消化性溃疡多根据其清热燥湿、泻火解毒的功能复方入药,对寒热错杂型、脾胃湿热型及热伤胃络型者尤为适宜。

用法用量:水煎服,2～10克;研末吞服,1～1.5克,每日3次。炒用能降低寒性,姜汁炙用清胃止呕,酒炙清上焦火,猪胆汁炒泻肝胆实火。

注意事项:本品大苦大寒,过服久服易伤脾胃,脾胃虚寒者忌服。苦燥伤津,阴虚津伤者慎用。

(26)佛手

性味归经:味辛、苦,性温。归肝、脾、胃、肺经。

功效应用:疏肝解郁,理气和中,燥湿化痰。《本草便读》中说:佛手"理气快膈,惟肝脾气滞者宜之"。适用于肝郁胸胁胀痛,肝胃气痛,脾胃气滞之脘腹胀痛、呕恶食少,以及久咳痰多、胸闷胁痛等。

现代研究发现,佛手含有柠檬油素及微量香叶木苷和橙皮苷等成分。具有显著的缓解胃肠平滑肌痉挛的作用,大凡气机郁滞所致的脘腹胀满疼痛、恶心呕吐诸症均可应用。佛手是临床常用的理气药,也是治疗消化性溃疡的常用中药之一,佛手用于消化性溃疡多与生姜、青皮、木香、砂仁、白术等配伍应用,对缓解脘腹胀满、纳差腹痛等症状效果显著,适用于中医辨证出现肝郁气痛、脾胃气滞病理机制的患者。

用法用量:水煎服,3～10克。

注意事项:阴虚火旺、无气滞者慎用。

2. 治疗消化性溃疡常用的方剂有哪些

(1)理中丸(《伤寒论》)

组成:人参、干姜、炙甘草、白术各90克。

用法:人参、干姜、炙甘草、白术研为细末,炼蜜为丸,每次6～9克,每日2～3次,温开水送服。

功效:温中祛寒,补气健脾。

主治:脾胃虚寒证,症见脘腹疼痛,呕吐不食,自利不渴,倦怠少气,四肢不温,或阳虚失血、呕血、便血,舌质淡胖,苔白滑,脉缓弱或沉弱。

方解:方中以辛热之干姜为主药,温中焦脾胃而祛里寒;人参大补元气,助运化而正升降,为辅药;白术健脾燥湿,炙甘草益气和中,共为佐使药。四药配合,中焦之寒得辛热而去,中焦之虚得甘温而复,清阳升而浊阴降,运化健而中焦治,故曰“理中”。正如程应旄所说:“理中者,实以爕理之功,予中焦之阳也。”

按语:本方以脘腹疼痛,呕吐泄泻,畏寒肢冷,舌淡苔白滑,脉沉细或迟缓为辨证要点。现在常用本方根据辨证加减治疗消化性溃疡、慢性胃炎、消化道出血、慢性肝炎、慢性非特异性溃疡性结肠炎、慢性支气管炎、肺心病等,适用于消化性溃疡证属脾胃虚寒的患者。腹痛重者,加木香;反胃呕吐甚者,加生姜、半夏。

(2)一贯煎(《柳州医话》)

组成:北沙参、麦冬、当归各 10 克,生地黄 30 克,枸杞子 12克,川楝子 5 克。

用法:每日 1 剂,水煎服。

功效:滋养肝肾,疏肝理气。

主治:肝肾阴虚,肝气不舒。症见胸脘胁痛,吞酸口苦,咽干口燥,舌红少津,脉细弱或虚弦。

方解:方中重用生地黄为主,滋阴养血以补肝肾;辅以沙参、麦冬、当归、枸杞子益阴而柔肝,合主药滋阴养血生津以柔肝;更配少量川楝子,性虽苦燥,但配入大量甘寒养阴药中,则不嫌其伤津,反能疏泄肝气,为佐使药。诸药合用,使肝阴得养,肝气条达,则胸脘胁痛、吞酸口苦等症状自除。

按语:本方以胸脘胁痛,吞酸口苦,舌红少津,脉弦细或虚弦为辨证要点。现在常用本方根据辨证加减治疗慢性肝炎、肝硬化、脂肪肝、慢性胃炎、消化性溃疡、妊娠高血压综合征、神经衰弱、肋间神经痛、慢性湿疹、荨麻疹、皮肤瘙痒症等,适用于消化性溃疡证属肝郁日久伤阴致使胃阴亏虚的患者。口苦咽干者,加黄连、天花粉、郁金;胁痛甚者,加丹参、白芍;食后腹胀者,加砂仁、鸡内金、陈皮。

（3）益胃汤（《温病条辨》）

组成:沙参 9 克,麦冬、生地黄各 15 克,炒玉竹 5 克,冰糖 3 克。

用法:每日 1 剂,水煎服。

功效:益阴生津。

主治:热病伤阴,烦热,口渴,咽燥,舌干少苔。

方解:方中沙参、麦冬、生地黄、玉竹甘寒养阴,生津润燥,其滋而不腻,不妨碍脾胃;加冰糖养胃和中。全方共奏养阴生津和胃之效。

按语:本方以烦热口干,咽燥,舌红少苔或花剥光绛为辨证要点。现在常用本方根据辨证加减治疗多种慢性病及消耗性疾病引起的胃阴受损、小儿厌食、消化道真菌感染、前列腺炎、口糜、呃逆等,适用于消化性溃疡证属胃阴亏虚之患者。呃逆者,加刀豆子、柿蒂;呕哕者,加橘皮、竹茹;厌食者,加山楂、谷芽、麦芽;大便干结者,加火麻仁、白蜜等。

（4）左金丸（《丹溪心法》）

组成:黄连 180 克,吴茱萸 30 克。

用法:黄连、吴茱萸研为细末,水泛或蒸饼为丸,每次 2～3 克,每日 2～3 次,温开水送服。

功效:清肝泻火,降逆止呕。

主治:肝火犯胃,胁肋胀痛,嘈杂吞酸,呕吐口苦,脘痞嗳气,舌红苔黄,脉弦数。

方解:方中重用黄连以清泻肝胃之火,少佐辛热之吴茱萸既能疏肝解郁,降逆止呕,又能制约黄连苦寒之性。二味药配伍,辛开苦降,一寒一热,相辅相成,共奏清泻肝胃之火,降逆止呕的功效。

按语:本方以胁痛吞酸,口苦,舌红苔黄,脉弦数为辨证要点。现在常用本方根据辨证加减治疗急性胃炎、慢性胃炎、消化性溃疡、幽门梗阻、胃肠神经官能症、慢性结肠炎、梅核气等,适用于消化性溃疡证属肝胃郁热的患者。肝胃不和者,加四逆散;肝胃郁热者,合金铃子散;胃痛反酸者,加海螵蛸、煅瓦楞子;腹痛较甚者,加白芍、黄芩。

(5)四逆散(《伤寒论》)

组成:炙甘草、枳实、柴胡、白芍各等份。

用法:炙甘草、枳实、柴胡、白芍研为细末,每次 3~6 克,每日 3 次,米汤调服。也可改为汤剂,每日 1 剂,水煎服,各药用量按常规剂量酌定。

功效:透邪解郁,疏肝理脾。

主治:少阴病阳郁于内,四肢厥逆,或咳,或悸,或小便不利,或腹中痛,或泻痢下重,脉弦;肝脾不和,脘腹胁肋胀痛;妇女月经不调,经行腹痛,乳房胀痛。

方解:方中柴胡疏肝解郁,透邪升阳;配以白芍养血柔肝,与柴胡合用而疏肝理脾;枳实行气散结,与柴胡合用而升降调气;炙甘草益气健脾,与白芍配伍而缓急止痛。四味相配,共奏透邪解郁,疏肝理脾之功。

按语:本方以手足不温,脘腹胁肋胀痛,脉弦为辨证要点。现在常用本方根据辨证加减治疗慢性肝炎、慢性胃炎、肝硬化、消化性溃疡、胃肠神经官能症、胰腺炎、胆囊炎、胆石症、溃疡性结肠炎、痢疾、肠梗阻等,适用于消化性溃疡证属肝脾不调之患者。胃痛呕酸者,加黄连、吴茱萸;脾气虚者,加党参、白术;兼食滞者,加麦芽、鸡内金、山楂;夹瘀者,加丹参、五灵脂。

(6)平胃散(《太平惠民和剂局方》)

组成:苍术 250 克,厚朴、陈皮各 156 克,甘草 90 克。

用法:苍术、厚朴、陈皮、甘草研为细末,每次 6~9 克,每日 2 次,生姜、大枣煮水调服。

功效:燥湿运脾,行气和胃。

主治:湿困脾胃,运化失常,症见脘腹胀满,口淡食少,恶心呕吐,嗳气吞酸,倦怠嗜卧,身重酸楚,大便溏薄,舌苔白腻而厚,脉缓。

方解:方中重用苍术为主药,以其苦温性燥,最善除湿运脾;辅以厚朴行气化湿,消胀除满;佐以陈皮理气化滞;使以甘草甘缓和中,调和诸药,生姜、大枣调和脾胃。诸药相合,可使湿浊得化,气机调畅,脾胃复健,胃气和降,则诸症自除。

按语:本方以脘腹胀满,口淡食少,倦怠身重,大便溏稀,苔白厚腻为辨证要点。现在常用本方根据辨证加减治疗消化不良、慢性胃炎、消化性溃疡、急性肝炎、慢性肝炎、溃疡性结肠炎等,适用于消化性溃疡证属湿浊阻滞中焦、脾胃气机不畅之患者。呕吐痰多者,加半夏;腹满痛者,加木香;食滞者,加山楂、神曲、麦芽;脾胃虚寒、便溏腹冷者,加干姜、肉豆蔻。本方为邪实而胃不甚虚者而设,若脾土不足及老弱阴虚之人皆非所宜,因本方苦辛温燥,所以孕妇也不宜用。

(7)温胆汤(《三因极一病症方论》)

组成:陈皮9克,半夏、枳实、竹茹各6克,茯苓5克,炙甘草3克,生姜3片,大枣5枚。

用法:每日1剂,水煎服。

功效:理气化痰,清胆和胃。

主治:胆胃不和、痰热内扰所致的眩晕,呕吐,胸闷痰多,脘痞腹胀,虚烦难眠,癫痫等。

方解:方中以半夏为主,降逆和胃,燥湿化痰;以竹茹为辅,清热化痰,止呕除烦;枳实行气消痰,使痰随气下;佐以陈皮理气燥湿,茯苓健脾渗湿,使痰去痰消;使以生姜、大枣、甘草益脾和胃而协调诸药。综合全方,共奏理气化痰,清胆和胃之效。

按语:本方以虚烦不眠,脘腹痞闷,苔腻脉滑为辨证要点。现在常用本方根据辨证加减治疗癫痫、失眠、神经衰弱、内耳眩晕症、高血压、中风、冠心病、急性胃炎、慢性胃炎、十二指肠溃疡、妊娠恶阻、绝经期综合征等,适用于消化性溃疡证属胆胃不和、痰热内扰的患者。纳差者,加神曲、麦芽;呕吐者,加木香、砂仁;痰热重者,加黄连、郁金。

(8)逍遥散(《太平惠民和剂局方》)

组成:柴胡、当归、白芍、白术、茯苓各 30 克,炙甘草 15 克。

用法:柴胡、当归、白芍、白术、茯苓、炙甘草共研为细末,每次 6～9 克,每日 2 次,加煨姜、薄荷少许,煎汤温服。

功效:疏肝解郁,健脾养血。

主治:肝郁血虚所致的两胁作痛,头痛目眩,口燥咽干,神疲食少,寒热往来,月经不调,乳房作胀,舌质淡红,脉弦而虚。

方解:本方为调和肝脾之名方。方中柴胡疏肝解郁,当归、白芍养血柔肝,尤其当归之芳香可以行气,味甘可以缓急,更是肝郁血虚之要药,上述三药配合,补肝体而助肝用,共为主药。配伍入脾之茯苓、白术为辅,健脾去湿,以达补中理脾之用,使运化有权,气血有源。加入少许薄荷、生姜共为佐药,温胃和中,助柴胡以散肝郁。炙甘草为使者,益气补中,缓肝之急,助健脾并调和诸药。如此配伍,使肝郁得解,血虚得养,脾虚得补,气血兼顾,肝脾并治,立法全面,用药周到,故为调和肝脾之常用方剂。

按语:本方以两胁作痛,头痛目眩,神疲食少,或月经不调,或乳房作胀,脉虚弦为辨证要点。现在常用本方根据辨证加减治疗急性肝炎、慢性肝炎、慢性胃炎、消化性溃疡、慢性胆囊炎、胆石症、慢性结肠炎、绝经期综合征、月经不调、痛经、乳腺增生病、神经衰弱、阳痿、视神经萎缩、男性乳房发育症等,适用于消化性溃疡证属肝脾不调、肝郁脾虚的患者。胁痛较甚者,加香附、郁金、延胡索;腹胀者,加枳壳、佛手;纳差者,加山楂、神曲。现代药理研究证实,本方具有保护肝脏、镇静、解痉、促进消化、调节子宫功能,以及补血、健胃等多种作用。

(9)化肝煎(《景岳全书》)

组成:青皮、陈皮、白芍各 6 克,牡丹皮、栀子、泽泻各 4.5 克,土贝母 6～9 克。

用法:每日 1 剂,水煎服。

功效:疏肝理气,泻热和胃。

主治:怒气伤肝,气逆火动,胁痛胀满,胃脘灼痛,烦热口苦,或动血,舌质红,苔黄,脉弦数。

方解:方中青皮疏肝理气,陈皮理气和胃,白芍养血柔肝、缓急止痛,牡丹皮、栀子清肝泻热,土贝母清热散结,泽泻渗湿泻热。诸药合用,共奏疏肝理气,泻热和胃之功效。

按语:本方以胁肋胀满,胃脘灼痛,烦热口苦,舌红苔黄,脉弦数为辨证要点。现在常用本方根据辨证加减治疗慢性胃炎、消化性溃疡、慢性肝炎、肋间神经痛等,适用于消化性溃疡肝郁化火的患者。胃痛反酸者,加左金丸;气滞胀痛者,加香橼、佛手、绿萼梅。

(10)良附丸(《良方集腋》)

组成:高良姜、香附各等份。

用法:高良姜、香附共研为细末,制成散剂或水丸,每次 6 克,每日 1～2 次,温开水送服。

功效:行气疏肝,祛寒止痛。

主治:肝气或寒邪犯胃,胃脘疼痛,呕吐,或连胸胁胀痛、痛经等。

方解:方中高良姜温胃散寒,香附疏肝行气。气行寒散,胃气调和,其痛自止。

按语:本方以脘痛呕吐,或连胸胁胀痛,苔白脉弦为辨证要点。现在常用本方根据辨证加减治疗急性胃炎、慢性胃炎、消化性溃疡、胆囊炎、慢性肝炎、盆腔炎、痛经等,适用于消化性溃疡证属寒邪客胃的患者。寒凝甚者,高良姜可倍于香附;气滞重者,香附可倍于高良姜;胁痛者,加青皮、枳实;胃脘痛者,加干姜、木香;瘀滞甚者,加延胡索、川楝子、九香虫。肝胃郁热或胃阴亏虚、舌质红绛者不宜用。现代药理研究证实,本方具有兴奋消化功能,改善胃肠血液循环,健胃、驱除消化道积气、镇痛等多种作用。

(11)金铃子散(《素问病机气宜保命集》)

组成:金铃子、延胡索各 30 克。

用法:将金铃子、延胡索共研为细末,每次 9 克,每日 2 次,温开水送服。

功效:行气疏肝,活血止痛。

主治:肝郁有热,心腹胁肋疼痛,时发时止,口苦,舌质红,苔黄,脉弦数。

方解:方中金铃子疏肝气,泻肝火,为主药;延胡索行气活血,为辅使药。二药相配,气行血畅,疼痛自止,为气郁血滞所致诸痛的常用基本方剂。

按语:本方以脘腹胁肋疼痛,口苦,舌红苔黄,脉弦数为辨证要点。现在常用本方根据辨证加减治疗胃溃疡、十二指肠溃疡、慢性胃炎、慢性肝炎、胆囊炎、肋间神经痛、痛经等,适用于消化性溃疡证属肝胃郁热的患者。吞酸嘈杂者,加瓦楞子、海螵蛸;脾虚者,与四君子汤合方;夹湿者,与平胃散合方;食滞者,与保和丸并用;恶心呕吐者,与左金丸或旋覆代赭汤配合。脘腹诸痛属于寒者本方不宜。现代药理研究证实,本方具有镇痛、健胃、兴奋肠道平滑肌、促进肠道积气排出等作用。

(12)四君子汤(《太平惠民和剂局方》)

组成:人参 10 克,白术、茯苓各 9 克,甘草 6 克。

用法:每日 1 剂,水煎服。

功效:益气健脾。

主治:脾胃气虚,面色萎黄,语声低微,四肢乏力,食少便溏,舌质淡,脉细缓。

方解:方中以人参为主药,甘温补元气,健脾养胃;白术为辅药,苦温健脾燥湿;佐以茯苓甘淡渗湿健脾;茯苓、白术合用,健脾除湿之功更强,促进运化。使以甘草,甘温调中。全方配合,共奏益气健脾之功。

按语:本方以疲乏无力,饮食减少,舌淡苔白,脉虚弱为辨证要点。现在常用本方根据辨证加减治疗急性胃炎、慢性胃炎、胃溃疡、十二指肠溃疡、胃功能减退、消化不良、慢性肝炎、慢性胆囊炎、妊娠呕吐、乳糜尿等,适用于消化性溃疡证属脾胃虚弱的患者。胃脘痛者,加延胡索、香附;恶心呕吐者,加陈皮、竹茹。现代药理研究证实,本方具有调整胃肠功能,提高肝糖原,升高白细胞,改善血液循环,增强机体免疫功能,调整内分泌等多种作用。

(13)小建中汤(《伤寒论》)

组成:桂枝 9 克,白芍 18 克,炙甘草 6 克,生姜 10 克,大枣 4 枚,饴糖 30 克。

用法:每日 1 剂,先将桂枝、白芍、炙甘草、生姜、大枣水煎 2 次,去渣取汁,加入饴糖,分 2 次温服。

功效:温中补虚,和里缓急。

主治:虚劳里急,腹中时痛,温按则痛减,舌质淡苔白,脉细弦而缓;或心中悸动,虚烦不宁,面色无华。

方解:本方即桂枝汤倍白芍加饴糖而成。方中甘温质润之饴糖为主药,益脾气而养脾阴,温补中焦,兼可缓肝之急,润肺之燥;桂枝温阳气,白芍益阴血,共为辅药;炙甘草甘温益气,既助饴糖、桂枝益气温中,又合白芍酸甘化阴而益肝滋脾,为佐药;生姜温胃,大枣补脾,合而升腾中焦生发之气而行津液,和营卫,并为佐药。六味药配合,于辛甘化阳之中,又具酸甘化阴之用,共奏温中补虚,和里缓急之功。中气健,化源足,则五脏有所养,里急腹痛、手足烦热、心悸虚烦可除。

按语:本方以腹中时痛,喜得温按,按之痛减,面色无华,舌淡苔白为辨证要点。现在常用本方根据辨证加减治疗消化性溃疡、慢性胃炎、慢性肝炎、神经衰弱、再生障碍性贫血、缺铁性贫血、功能性低热、绝经期综合征等,适用于消化性溃疡证属脾胃虚寒的患者。寒重者,加干姜、花椒;反酸者,加吴茱萸、瓦楞子、海螵蛸;吐清水者,加陈皮、半夏、茯苓;脘腹痛甚者,加延胡索、川楝子、丹参;气滞者,加木香、砂仁;便溏者,加白术、山药。应当注意的是:临床应用时务必注意方中各药配伍用量之比例,以符合立法本意。本方药性温热,阴虚火旺者忌用;甘令中满,呕家及中满者不宜服用。现代药理研究证实,本方能提高细胞免疫功能,有抑制胃酸分泌、减少游离酸和总酸度,以及防止胃溃疡发生等作用。

(14)六君子汤(《校注妇人良方》)

组成:人参10克,白术、茯苓、陈皮各9克,半夏12克,甘草6克。

用法:每日1剂,水煎服。

功效:健脾益气,和胃化痰。

主治:脾胃气虚兼有痰湿,不思饮食,恶心呕吐,胸脘痞闷,大便不实,或咳嗽痰多稀白等。

方解:方中人参、白术、茯苓、甘草取四君子汤之意以健脾益气,配半夏、陈皮化痰降逆止呕,同时甘草调和诸药。全方补脾气,化痰湿,使从扶脾治本中兼化痰湿,为标本兼顾之方。

按语:本方以纳呆便溏,痰多稀薄,舌苔腻为辨证要点。现在常用本方根据辨证加减治疗慢性胃炎、胃溃疡、十二指肠溃疡、慢性支气管炎等,适用于消化性溃疡证属脾胃虚弱、内有痰阻的患者。脾胃虚寒者,加炮姜、吴茱萸;胃脘痛甚者,加延胡索、川楝子;呕吐甚者,加姜竹茹、旋覆花;气滞甚者,加枳壳、厚朴。现代药理研究证实,本方对肠管蠕动功能失调起双向调节作用。

(15)麦冬汤(《金匮要略》)

组成:麦冬60克,半夏9克,人参、粳米各6克,甘草4克,大枣3枚。

用法:每日1剂,水煎服。

功效:滋养肺胃,降逆和中。

主治:肺阴不足,咳逆上气,咳痰不爽,或咳吐涎沫,口干咽燥,手足心热,舌红少苔,脉虚数;胃阴不足,气逆呕吐,口渴咽干,舌红少苔,脉虚数。

方解:方中重用麦冬为主药,以其甘寒之性,滋养肺胃之阴,且清虚火。以半夏为辅,意在降逆化痰,其性虽燥,但与大量麦冬配伍,则燥性减而降逆之性存,独取其擅降肺胃虚逆之气,且又使麦冬滋而不腻。佐以人参补益中气,与麦冬配伍,大有补气生津之功。复加粳米、大枣、甘草补脾益胃，使中气健运，则津液自能上输于肺，于是胃得其养，肺得其润，此亦"培土生金"之意。药仅六味，主从有序，润降相宜，既滋肺胃，又降逆气。对于虚热肺痿，咳唾涎沫者，是为正治之方；对于胃阴不足，气逆呕吐者，亦为恰当之剂。

按语：本方以咳逆，呕吐，口干咽燥，舌红少苔，脉虚数为辨证要点。现在常用本方根据辨证加减治疗慢性支气管炎、支气管扩张、肺结核、消化性溃疡、慢性胃炎、胃神经官能症、妊娠恶阻等，适用于消化性溃疡证属胃阴亏虚的患者。呕吐频作者，加陈皮、竹茹、枇杷叶；胃脘灼痛、便秘者，加石斛、白芍、黄连、沙参。

(16)半夏泻心汤(《伤寒论》)

组成：半夏9克，黄芩、干姜、人参、炙甘草各6克，黄连3克，大枣4枚。

用法：每日1剂，水煎服。

功效：和胃降逆，开结除痞。

主治：寒热互结，胃气不和，心下痞满，干呕或呕吐，肠鸣下利，舌苔薄黄而腻，脉弦数。

方解：方中半夏和胃消痞，降逆止呕，为主药；痞因寒热错杂，气机痞塞而成，故用黄连、黄芩苦寒降泻除其热，干姜、半夏辛温开结散其寒；佐以人参、甘草、大枣甘温益气，以补脾胃之虚，而复其升降之职。七味相配，寒热并用，辛开苦降，补气和中，自然邪去正复，气得升降，诸症悉平。

按语：本方以心下痞满，呕吐，下利，舌苔薄黄而腻为辨证要点。现在常用本方根据辨证加减治疗慢性胃炎、消化性溃疡、上消化道出血、十二指肠壅滞症、胃神经官能症、急性肠炎、慢性结肠炎、慢性肝炎、早期肝硬化、妊娠恶阻、梅尼埃病等，适用于消化性溃疡证属寒热错杂之患者。胃痛者，加川楝子、延胡索、丹参；反酸者，加海螵蛸、煅瓦楞子；嗳气者，加旋覆花、代赭石；呕吐频作者，加生姜、竹茹。

(17)生姜泻心汤(《伤寒论》)

组成:生姜 12 克,炙甘草、人参、黄芩各 6 克,干姜、黄连各 3 克,半夏 9 克,大枣 4 枚。

用法:每日 1 剂,水煎服。

功效:和胃消痞,散结除水。

主治:水热互结,胃中不和,心下痞硬,干噫食臭,腹中雷鸣,下利。

方解:本方即半夏泻心汤减少干姜用量,加生姜而成。方中生姜温胃止呕,宣散水气,为主药;生姜与半夏相配,则降逆化饮和胃之力更强。半夏、干姜与黄芩、黄连为伍,辛开苦降,散结消痞。人参、甘草、大枣健脾益胃,以复中焦升降之职。诸药配合,共成和胃消痞,散结除水之剂。

按语:本方以心下痞硬,干噫食臭,肠鸣下利为辨证要点。现在常用本方根据辨证加减治疗慢性胃炎、消化性溃疡、幽门梗阻、胃扩张、胃下垂、妊娠恶阻等,适用于消化性溃疡证属寒热互结、胃气不和的患者。纳差脘腹胀甚者,加木香、砂仁、神曲、麦芽;脘腹疼痛明显者,加川楝子、延胡索;反酸嘈杂者,加吴茱萸、陈皮、海螵蛸。

(18)参苓白术散(《太平惠民和剂局方》)

组成:莲子肉、薏苡仁、缩砂仁、桔梗各 50 克,白扁豆 75 克,白茯苓、人参、白术、山药、甘草各 100 克。

用法:将莲子肉、薏苡仁、缩砂仁、桔梗、白扁豆、白茯苓、人参、白术、山药、甘草共研为细末,每次 6 克,每日 2～3 次,大枣汤调服。

功效:益气健脾,渗湿止泻。

主治:脾胃虚弱,食少便溏,或吐或泻,四肢乏力,形体消瘦,胸脘闷胀,面色萎黄,舌质淡,舌苔白,脉细缓或虚缓。

方解:方中以四君子汤补脾胃之气为主药;配以白扁豆、薏苡仁、山药之甘淡,莲子之甘涩,辅助白术健脾,又能渗湿而止泻;加砂仁之辛温芳香醒脾,佐四君子更能使中州运化,使上下气机贯通吐泻可止。桔梗为手太阴肺经引经药,配入本方,如舟楫载药上行,达于上焦以益肺。各药合用,补其虚,除其湿,行其滞,调其气,两和脾胃,则诸症自除。

按语:本方以脾虚夹湿,四肢乏力,饮食不化,舌苔薄白腻,脉濡缓为辨证要点。现在常用本方根据辨证加减治疗慢性肠炎、慢性胃炎、慢性肾炎、消化性溃疡、消化不良、胃肠功能紊乱、糖尿病、肝硬化、肺源性心脏病、慢性支气管炎等,适用于消化性溃疡证属脾胃虚弱、脾虚夹湿的患者。胃纳不香者,加神曲、谷芽、麦芽;脘腹胀痛者,加木香、枳壳;湿盛痰多者,加半夏、陈皮。现代药理研究证实,本方具有护肝、解痉及对胃肠道蠕动有兴奋与抑制的双向调节作用。

(19)芍药甘草汤(《伤寒论》)

组成:白芍、炙甘草各 12 克。

用法:每日 1 剂,水煎服。

功效:酸甘化阴,缓急止痛。

主治:阴血不足,筋脉失养,肝脾不调所致的脘腹疼痛,腿脚挛急等。

方解:方中白芍酸苦微寒,益阴养血,柔肝止痛;炙甘草甘温,补中缓急。二药配伍,有酸甘化阴,缓急止痛,调和肝脾之效。

按语:本方以挛急,疼痛为辨证要点。现在常用本方根据辨证加减治疗腓肠肌痉挛、面肌痉挛、胃痉挛、消化性溃疡、慢性胃炎、胆绞痛、肾绞痛、泌尿系结石、痛经、呃逆等,适用于消化性溃疡证属肝脾不调、胃阴不足以胃脘痛为主要表现的患者。脘腹痛甚者,加延胡索、川楝子;寒凝血滞者,加肉桂。现代药理研究证实,本方具有松弛平滑肌、镇痛、镇静、抗炎等作用。

(20)半夏厚朴汤(《金匮要略》)

组成:半夏、茯苓各 12 克,厚朴、生姜各 9 克,紫苏叶 6 克。

用法:每日 1 剂,水煎服。

功效:行气散结,降逆化痰。

主治：咽中如有物阻，咳吐不出，吞咽不下，脘腹痞胀，胸胁满闷，或嗳气，或呕恶等。

方解：方中半夏化痰散结，降逆和胃，为主药。厚朴下气除满，助半夏以散结降逆；茯苓甘淡渗湿，助半夏以化痰，共为辅药。生姜辛温散结，和胃止呕；紫苏叶芳香行气，理肺疏肝，共为佐使药。诸药合用，共奏行气散结，降逆化痰之功。

按语：本方以咽中如有物阻，脘腹痞胀不适，嗳气呕恶，舌苔白腻，脉弦滑为辨证要点。现在常用本方根据辨证加减治疗癔症、胃肠神经官能症、慢性胃炎、消化性溃疡、食管痉挛、慢性咽炎、妊娠恶阻、急性支气管炎、慢性支气管炎、寒湿泄泻等，适用于消化性溃疡证属肝郁气滞湿阻的患者。本方药物多苦温辛燥，气郁化火、阴伤津乏者不宜用。

(21)柴胡疏肝散(《景岳全书》)

组成：陈皮、柴胡各6克，川芎、香附、枳壳、白芍各4.5克，炙甘草1.5克。

用法：将陈皮、柴胡、川芎、香附、枳壳、白芍、炙甘草共研为细末，每次6～9克，每日2次，温开水送服。

功效：疏肝行气，活血止痛。

主治：肝郁气滞，胁肋疼痛，胸脘胀闷，嗳气频作，寒热往来，舌苔薄，脉弦。

方解：方中柴胡、香附、陈皮、枳壳疏肝理气；川芎活血行气；芍药、炙甘草养血柔肝，缓急止痛。诸药合用，共奏疏肝行气，活血止痛之效，以使肝气条达，血脉通畅，营卫自和，则疼痛、胀闷、寒热往来诸症自除。

按语：本方以胸胁脘腹胀痛，苔薄，脉弦为辨证要点。现在常用本方根据辨证加减治疗慢性肝炎、慢性胃炎、消化性溃疡、胆囊炎、胃痛、肋间神经痛、梅核气、绝经期综合征、痛经、经前期综合征等，适用于消化性溃疡证属肝郁气滞的患者。疼痛较甚者，加川楝子、延胡索；嗳气频作者，加沉香、旋覆花；胃痛反酸者，加海螵蛸、煅瓦楞子;气郁化火、口苦苔黄者,加牡丹皮、栀子、黄连。

(22)橘皮竹茹汤(《金匮要略》)

组成:橘皮、竹茹各 12 克,大枣 5 克,生姜 9 克,甘草 6 克,人参 3 克。

用法:每日 1 剂,水煎服。

功效:降逆止呕,益气清热。

主治:胃虚有热,气逆不降,呃逆或干呕。

方解:方中橘皮行气和胃以止呃,竹茹清热安胃以止呃,并用大剂量,共为主药。人参补气扶正,与橘皮合用,行中有补;生姜和胃止呕,与竹茹合用,清中有温,共为辅药。甘草、大枣助人参以益气和胃,并调和药性,是为佐使药。诸药合用,补胃虚,清胃热,降胃逆,且补而不滞,清而不寒,对于胃虚有热之呃逆、干呕最为适宜。

按语:本方以呃逆,干呕,舌苔薄黄为辨证要点。现在常用本方根据辨证加减治疗慢性胃炎、消化性溃疡、膈肌痉挛、胃下垂呕吐较甚者、胃癌呕吐、妊娠恶阻、幽门不完全梗阻、腹部手术后呃逆不止等,适用于消化性溃疡证属胃虚有热以呃逆、干呕为主要症状的患者。胃气不虚者,可去人参、甘草、大枣;痰多者,加半夏、茯苓;胃阴不足而见舌红少苔者,加麦冬、石斛;呕哕不止者,加枇杷叶。凡由实热或虚寒所致之呃逆、干呕非本方所适宜。

(23)补中益气汤(《脾胃论》)

组成:黄芪 15～30 克,人参、当归、白术各 10 克,甘草 5 克,陈皮 6 克,升麻、柴胡各 3 克。

用法:每日 1 剂,水煎服;亦可将黄芪、人参、当归、白术、甘草、陈皮、升麻、柴胡制成丸剂,每次 6～9 克,每日 2～3 次,温开水送服。

功效:补中益气,升阳举陷。

主治:脾胃气虚,发热,自汗出,少气懒言,体倦肢软,面色㿠白,大便溏稀,舌质淡,苔薄白,脉洪而虚;气虚下陷,脱肛,子宫脱垂,久泻久痢。

方解:方中黄芪益气为主药,人参、白术、甘草健脾益气为辅药,共收补中益气之功。配陈皮理气,当归活血,均为佐药;升麻、柴胡升举下陷之清阳,为补气方中的使药。综观全方,一是补气健脾以治气虚之本,一是升提下陷之阳气,以求浊降清升,于是脾胃调和,水谷精气生化有源,脾胃气虚诸症状自可消失。中气不虚,则升举有力,凡下脱、下垂诸证可以自复其位。

按语:本方以少气懒言,体倦肢软,阴挺下脱,舌淡苔白,脉虚弱为辨证要点。现在常用本方根据辨证加减治疗胃下垂、慢性胃炎、消化性溃疡、胃黏膜脱垂症、肾下垂、子宫下垂、慢性肝炎、崩漏、重症肌无力等,适用于消化性溃疡证属脾胃气虚的患者。恶心呕吐者,加半夏、砂仁;气虚泄泻者,加山药、石榴皮;纳差明显者,加木香、砂仁、枳壳、神曲。现代药理研究证实,本方具有增强免疫功能,调整胃肠蠕动,改善蛋白质代谢,增强体力等多种作用。

3. 如何正确煎煮中药汤剂

汤药是临床最常采用的中药剂型,煎煮汤药的方法直接影响药物的疗效。为了保证临床用药能获得预期的疗效,煎煮汤药必须采用正确的方法。要正确煎煮中药,应注意以下几点。

(1)煎药器具的选择:煎煮中药最好选择砂锅、砂罐,因其不易与药物成分发生化学反应,并且导热均匀,传热较慢,保温性能好,可慢慢提高温度,使药内有效成分充分释放到汤液中来。其次也可选用搪瓷制品。煎煮中药忌用铁、铜、铝等金属器具。

(2)煎药用水的选择:煎药用水必须无异味、洁净、澄清,含无机盐及杂质少,以免影响口味、引起中药成分的损失或变化。

(3)煎煮时加水量:煎药用水量应根据药物的性质、患者的年龄及用途而定。加水量应为饮片吸水量、煎煮过程中蒸发量及煎煮后所需药液量的总和。一般用水量为将饮片适当加压后,液面淹没过饮片约2厘米为宜。质地坚硬、黏稠或需要久煎的药物,加水量可比一般药物略多;质地疏松或有效成分容易挥发、煎煮时间较短的药物,则液面淹没药物即可。

(4)煎煮前如何浸泡:中药饮片煎前浸泡,既有利于有效成分的充分溶出,又可缩短煎煮时间。多数药物宜用冷水浸泡,一般药物可浸泡20~30分钟,以果实、种子为主的药可浸泡1小时左右。夏季气温较高时,浸泡的时间不宜过长,以免腐败变质。

(5)煎煮的火候和时间:煎煮中药的火候和时间应根据药物的性质和用途而定。煎一般药宜先大火后小火,即未沸前用大火,沸后用小火保持微沸状态。解表药及其他芳香性药物,一般用大火迅速煮沸,改用小火维持10~15分钟即可。有效成分不易煎出的矿物类、骨角类、贝壳类、甲壳类药及补益药,一般宜小火久煎,通常是沸后再煎20~30分钟,以使有效成分充分溶出。第二煎则通常较第一煎缩短5~10分钟。

(6)榨渣取汁:汤剂煎成后应榨渣取汁,因为一般药物加水煎煮后都会吸附一定的药液,同时已经溶入药液的有效成分可能被药渣再吸附。如药渣不经压榨取汁就抛弃,会造成有效成分的损失。

(7)煎煮的次数:煎药时药物有效成分首先会溶解进入药材组织的水溶液中,然后再扩散到药材外部的水溶液中,到药材内外溶液的浓度达到平衡时,因渗透压平衡,有效成分就不再溶出了,这时只有将药液滤出,重新加水煎煮,有效成分才能继续溶出。为了充分利用药材,避免浪费,使药物有效成分充分溶出,每剂中药不可煎1次就弃掉,最好是煎2~3次。

(8)入药方法:一般药物可以同时入煎,但部分药物因其性质、性能及临床用途的不同,所需煎煮的时间不同,所以煎煮中药汤剂还应讲究入药的方法,以保证药物应有的疗效。入药方法有先煎、后下、包煎、另煎、烊化及冲服等。

①先煎。凡质地坚硬、在水里溶解度小的药物,如矿物类的磁石、寒水石,贝壳类的牡蛎、石决明等,应先入煎一段时间,再纳

入其他药物同煎;川乌、附子等药,因其毒性经久煎可以降低,也应先煎,以确保用药安全。

②后下。凡因其有效成分煎煮时容易挥发、扩散或破坏而不耐煎煮者,如发汗药薄荷、荆芥,芳香健胃药白豆蔻仁、小茴香,以及大黄、番泻叶等宜后下,待他药煎煮将成时投入,煎沸几分钟即可。大黄、番泻叶等药有时可以直接用开水冲泡服用。

③包煎。凡药材质地过轻,煎煮时易漂浮在药液面上,或成糊状,不便于煎煮及服用者,如蒲黄、海金沙等,应用布包好入煎。药材较细,又含淀粉、黏液质较多的药,如车前子、葶苈子等,煎煮时容易粘锅、煳化、焦化,也应包煎。有些药材有毛,对咽喉有刺激性,如辛夷、旋覆花等,也要用纱布包裹入煎。

④另煎。人参等贵重药物宜另煎,以免煎出的有效成分被其他药渣吸附,造成浪费。

⑤烊化。有些药物,如阿胶、蜂蜜、饴糖等,容易黏附于其他药物的药渣中或锅底,既浪费药物,又容易焦煳,宜另行烊化后再与其他药汁加服。

⑥冲服。入水即化的药,如竹沥等汁性药物,宜用煎好的其他药液或开水冲服。价格昂贵的药物,不易溶于水及加热易挥发的药物,如牛黄、朱砂、琥珀等,也宜冲服。

4. 中医辨证治疗消化性溃疡的思维模式是怎样的

中医辨证治疗消化性溃疡,要明确辨证思路,弄清辨证要点,知道其思维模式,只有这样才能少走弯路,做到辨证准确,治疗方法合理,疗效才好。

(1)消化性溃疡的辨证要点:消化性溃疡当以辨其寒热虚实、属气属血及主病之脏腑为要点。胃痛暴作、疼痛剧烈而拒按或胃痛隐隐,喜温喜按者,属寒;胃痛灼热、痛势急迫者属热。胃痛且胀、拒按,食后痛甚,痛剧固定不移,新病体壮者属实;胃痛不胀,喜按,饥而痛增,久病体虚者属虚。初痛以胀为主,痛无定处属气;久痛,持续刺痛,痛有定处属血。辨主病之脏腑主要辨在胃、在肝、在脾,在胃者多为外感寒邪、饮食所伤而成,在肝者胃痛反复发作多与情志因素有关,在脾者胃痛日久不愈常伴有脾虚胃弱的表现。

(2)辨证论治思维模式:在辨证思维程序上,首先详细了解患者的病情,结合相关的检查,尤其是胃镜检查,进行鉴别诊断,以确立消化性溃疡的诊断,明确中医之病名。然后通过进一步分析,结合脏腑辨证等,辨明其中医证型,分清是属肝胃不和型、寒热错杂型、肝胃郁热型、脾胃虚寒型,还是胃阴不足型、血瘀胃络型,并注意其兼证、并见证等。接着根据辨证分型之结果,确立相应的治则、方药及用法。

(3)示范病例:张某,男,36 岁,农民,1999 年 3 月 11 日初诊。患者胃脘部疼痛、灼热、反酸反复发作 5 年,每于饥饿时痛甚,得食则疼痛缓解,经常服硫糖铝片、沉香露白露片以缓解症状。3 个月前因胃脘部疼痛、反酸明显加重,随到某医院诊治,经检查胃镜等,诊断为十二指肠溃疡,服奥美拉唑胶囊治疗半个月,自觉症状完全消失。1 周来因饮酒胃脘部疼痛再现并加重,虽服奥美拉唑胶囊疼痛不减,现患者胃脘部疼痛,有灼热感,痛势急迫,心烦易怒,反酸嘈杂,口干口苦,大便秘结,查舌质红,苔黄腻,脉弦稍数,电子胃镜检查提示十二指肠溃疡、幽门螺杆菌阳性,B 型超声波检查肝、胆、脾、肾无明显异常。

第一步:明确中西医诊断。根据病史及临床表现,结合胃镜及B 超等检查,西医诊断为消化性溃疡无疑。在确立诊断时,应注意与慢性胃炎、胃癌、慢性肝炎、慢性胆囊炎等相鉴别。根据患者病史,结合其以胃脘部疼痛、灼热为突出表现,中医诊断为胃脘痛。

第二步:分辨其中医证型。患者胃脘部疼痛,有灼热感,痛势急迫,心烦易怒,反酸嘈杂,口干口苦,大便秘结,舌质红,苔黄腻,脉弦稍数,以肝胃郁热为突出表现,中医辨证当属肝胃郁热型胃脘痛。

第三步:确立治则、方药及用法。辨证属肝胃郁热,治则为疏肝解郁,泻热和胃。方选化肝煎加减。陈皮 12 克,青皮 10 克,泽泻 12 克,黄连 9 克,牡丹皮 12 克,栀子 12 克,白芍 15 克,吴茱萸 3 克,佛手 12 克,煅瓦楞子 15 克,生地黄 12 克,麦芽 12 克,建曲 12 克,甘草 6 克。每日 1 剂,水煎服。

在应用中药治疗的同时,注意调畅情志,戒除烟酒,忌食辛辣油腻之品,宜选清淡易消化食物。

5. 中医治疗消化性溃疡常用的法则有哪些

治疗法则亦即治疗大法,是指导临床用药的依据,它是根据临床症候辨证求因,在确定成因的基础上,进行审因论治而确定出来的。当治疗法则确定之后,它就成为指导临床选方用药的主要原则。在辨证论治的过程中,方是从属于法的,治疗法则是用方的依据。由于人体是一个有机的整体,一脏有病,诸脏皆摇,加之胃与肝脾的特殊关系,所以治疗消化性溃疡必涉及肝脾等脏腑。治疗消化性溃疡的法则很多,但就临床来看,尤以以下治疗法则较为常用。当然,由于消化性溃疡的发病机制是复杂多样的,所以在具体运用其治疗法则时,常常是诸法则相互配合,结合应用,以更具针对性,有助于提高临床疗效。

(1)健脾益胃法:此法主要适用于消化性溃疡脾胃虚弱证者。患者由于饮食不节,饥饱失常,或劳倦伤中,导致胃气虚损,出现胃脘部隐隐作痛,按之觉舒,不思饮食,食后胀甚,时作嗳气,口淡不渴,面色萎黄,倦怠乏力,舌质淡,苔薄白,脉虚弱。常用方剂有健脾丸、补中益气汤、四君子汤、香砂六君子汤等,常用中药有党参、白术、茯苓、木香、陈皮、砂仁、山药、黄芪等。

(2)解表和中法:此法主要适用于消化性溃疡早晚不慎受凉,寒湿之邪侵袭胃腑者。常见症状有脘腹胀闷疼痛,伴恶心呕吐,或身体倦怠,兼见恶寒发热等。常用方剂有藿香正气散、藿朴夏苓汤等,常用中药有藿香叶、紫苏叶、茯苓、陈皮、半夏、建曲、厚朴等。

(3)益胃养阴法：此法主要适用于消化性溃疡患者出现阴液耗损、胃阴亏虚者。常见症状为胃脘部隐隐作痛，灼热不适，嘈杂似饥，口干食少，大便干燥，舌红少津，脉细数等。常用方剂有益胃汤、沙参麦冬汤等，常用中药有沙参、麦冬、玉竹、白芍、乌梅、石斛、天花粉等。

(4)理气和胃法：此法主要适用于消化性溃疡患者出现情志不舒，肝气郁结，不得疏泄，横逆犯胃者。常见症状为胃脘部胀痛，痛连两胁，嗳气频作，咽部有堵塞感，大便不畅，胃脘部疼痛每因情志因素而发作或加重，舌苔薄白，脉弦。常用方剂有逍遥散、柴胡疏肝散等，常用中药有柴胡、香附、枳壳、木香、陈皮、延胡索、川楝子等。

(5)消食导滞法：此法主要适用于消化性溃疡患者出现食滞胃脘，停积不化者。主要症状为胃脘部胀满，嗳腐吞酸，恶心呕吐（吐后或得矢气胀痛减轻），舌苔厚腻，脉弦滑。常用方剂如保和丸、消食导滞丸等，常用中药有陈皮、半夏、莱菔子、山楂、建曲、麦芽、厚朴等。

(6)和胃降逆法：此法主要适用于消化性溃疡因外感或内伤，饮食失节而损伤胃腑，导致胃失和降，胃气上逆者。主要症状为恶心呕吐，嗳气呃逆，反胃，或朝食暮吐，暮食朝吐，舌淡苔薄白或腻，脉弦。常用方剂有旋覆代赭汤、丁香散、橘皮竹茹汤等，常用中药有旋覆花、代赭石、半夏、陈皮、竹茹、丁香、柿蒂、生姜等。

(7)清胃泻火法：此法主要适用于消化性溃疡出现胃热证者。多因饮食不慎，湿浊停胃，积滞不化，郁而化热，湿热内扰胃腑，出现嘈杂而兼恶心吐酸，口渴喜冷饮，心烦易怒，多食易饥等症状，或见胸闷不思饮食，舌质红，苔黄，脉弦数。常用方剂有丹栀逍遥散、左金丸、清胃散等，常用中药有黄连、栀子、茯苓、陈皮、半夏、竹茹、牡丹皮等。

(8)温胃散寒法：此法主要适用于消化性溃疡出现寒邪犯胃

证者。患者由于平素恣食生冷,寒积于中,或寒邪直中胃腑,导致胃脘冷痛,呕吐清涎,畏寒喜暖,胃脘部疼痛得热则减,口不渴,舌质淡,苔薄白,脉弦紧。常用方剂有理中丸、良附丸等,常用中药有高良姜、香附、陈皮、吴茱萸、丁香、佛手、荜澄茄等。

(9)活血化瘀法:此法主要适用于消化性溃疡患者出现瘀血阻滞胃腑证者。患者病程已久,导致瘀血阻滞,常见胃脘部疼痛,如针刺或刀割,痛有定处而拒按。如瘀痛时间较长,损伤络脉,血不循经,则可上溢出现呕血,下溢出现便血,舌质紫间或有瘀斑,脉涩或弦涩。常用方剂有血府逐瘀汤、失笑散、桃红四物汤等,常用中药有蒲黄、五灵脂、丹参、青皮、枳壳、木香、三七粉、郁金、白及等。

6. 中医辨证治疗消化性溃疡常见的失误原因有哪些

辨证论治是中医的特色和优势,也是中医治疗消化性溃疡的主要方法。找出辨证治疗消化性溃疡常见的失误原因并克服之,是提高临床疗效的可靠途径。中医辨证治疗消化性溃疡失误的原因是多种多样的,但尤以下几种较为常见。

(1)缺少检查妄下诊断:消化性溃疡与胃癌、慢性胃炎等疾病在临床表现上有诸多相似之处,消化性溃疡有时可合并有胃癌,胃癌从表面上看有时很像溃疡,萎缩性胃炎易于演变成胃癌,在某些情况下不经组织病理检查很难区分,如果诊查不细致,缺少胃镜、组织病理等检查,妄下结论,极易出现误诊。

(2)盲目套用西医结论:辨证论治是中医的精髓,西医辨病与中医辨证相结合是现今中医临床基础的思路和方法,从临床来看胃溃疡以脾胃虚寒者为多,萎缩性胃炎以胃阴不足常见,如果忽视其他证型的存在,不加分析地盲目套用西医结论,见胃溃疡即给予温中补虚、和胃缓急止痛之剂,见萎缩性胃炎就认为是胃阴不足而用滋阴益胃、和胃止痛之药,必致误诊误治。

(3)拘泥于经验不加辨证:胃脘痛之治,前人论述颇详,留下大量有益的经验和方药,适用于消化性溃疡的经验方剂可以说不计其数,不过这些方药都有其不同的适用范围,取得好的疗效的前提是辨证应用,如若泥于经验,不加辨证抱守一法一方去治疗消化性溃疡,必犯刻舟求剑之误,因乱用验方致误的病例时常可以见到。

(4)四诊不详辨证失误:消化性溃疡的临床表现复杂多样,有肝胃不和型、寒热错杂型、肝胃郁热型、脾胃虚寒型、胃阴不足型、血瘀胃络型等证型存在,并常有其兼夹证、并见证,如果临证时四诊不详细,不注意掌握辨证要点和鉴别诊断,或只注意临床常见的证型而忽视其兼证和并见证,易出现辨证失误,造成误诊误治。

(5)用药只知止痛止血:胃脘部疼痛和出血是消化性溃疡的主要临床特征,理气、止痛、止血是治疗消化性溃疡的主要法则,但不是唯一法则。有一部分医生割裂理气、止痛、止血与其他治疗法则的关系,用药只知止痛和止血,一见消化性溃疡就给予理气、止痛、止血之剂,把理气止痛、止血当成治疗消化性溃疡的法宝,结果出现治法和用药失误。

(6)不知巩固过早停药:消化性溃疡见效容易而治愈较难,临床症状易除,但溃疡病灶难消,自觉症状消失并不代表溃疡面完全愈合,还应再巩固治疗一段时间,以拔除病根,防止复发。医生忽视巩固治疗没给患者交代清楚,患者不知巩固治疗而过早停药,是消化性溃疡病情反复的常见原因,也是误治原因之一。

(7)失于配合疏于调养:自我调养在消化性溃疡的治疗中占有重要地位,医患失于配合,不遵医嘱,疏于自我调养,生活起居无规律,长期心情抑郁,吸烟饮酒,暴饮暴食、饥饱失常等,直接影响消化性溃疡的治疗和康复。在临床中,消化性溃疡患者因饮酒、暴饮暴食诱发的上消化道出血,时常可以见到。

7. 如何避免辨证治疗消化性溃疡出现失误

要避免辨证治疗消化性溃疡出现失误,取得好的疗效,临证必须重视鉴别诊断,注意详加辨证,谨慎地选方用药,并做到不忘巩固治疗,配合自我调养。

(1)重视鉴别诊断:掌握消化性溃疡的诊断要领,合理选用胃镜、组织病理等检查,重视鉴别诊断,尤其注意消化性溃疡与胃癌的鉴别诊断,能提高消化性溃疡诊断准确率,避免出现误诊失误。

(2)注意详加辨证:全面收集临床资料,抓着消化性溃疡的主症,结合兼症,注意类似证的鉴别,做到审证求因,详加辨证,找出其临床证型,并注意是否有兼夹证、并见证,能避免辨证上的失误。

(3)谨慎选方用药:找出消化性溃疡患者的发病机制以治其本,针对胃脘部疼痛、嗳气、反酸、出血等不同情况以治其标,做到标本兼顾,谨慎选方用药,并根据病情的变化随时调整用药,可避免治疗用药的偏差和失误。

(4)不忘巩固治疗:在消化性溃疡的治疗中,不忘巩固治疗,尽量避免过早停药,即使自觉症状完全消失,也应再巩固治疗一段时间,能拔除病根,使溃疡完全愈合,防止病情反复,根治消化性溃疡。

(5)配合自我调养:在药物治疗的基础上,配合自我调养,养成有规律的生活习惯,注意饮食起居调摄,保持心情舒畅,戒除吸烟饮酒,暴饮暴食、饥饱失常等,能避免病情反复,促使消化性溃疡顺利康复。

8. 中医是怎样辨证治疗消化性溃疡的

根据消化性溃疡发病机制和临床表现的不同,中医将其分为肝胃不和型、寒热错杂型、肝胃郁热型、脾胃虚寒型、胃阴不足型和血瘀胃络型进行辨证治疗。当然,各证型间是相互联系的,可单独出现,亦可合并出现,临证时应仔细分析。

(1)肝胃不和型

主症:胃脘胀闷,攻撑作痛,脘痛连胁,胸闷喜叹息,嗳气反酸,每因情志因素而痛作,大便不畅,舌质淡红,舌苔薄白,脉弦。

治法:疏肝理气,和胃止痛。

方药:柴胡疏肝散加减。柴胡 12 克,香附 12 克,郁金 10 克,白芍 18 克,枳壳 9 克,川芎 12 克,青皮 10 克,延胡索 10 克,海螵蛸 15 克,川楝子 12 克,煅瓦楞子 12 克,甘草 6 克。

用法:每日 1 剂,水煎服。

方解:方中柴胡、香附疏肝理气,以解肝经之郁滞;枳壳、青皮、郁金、川芎、川楝子、延胡索疏达肝气,又行气中之血而止痛;白芍滋养肝阴而柔肝体,与甘草合用酸甘化阴,缓急止痛;海螵蛸、煅瓦楞子制酸和胃,促进溃疡愈合。诸药合用,疏散缓柔,肝胃同治,理气止痛,控制胃酸,切中肝胃不和型消化性溃疡之发病机制。

注意:肝胃不和型消化性溃疡胃脘胀痛较明显,病偏于实,治宜肝胃同治,治肝宜散,治胃宜通,用药以轻疏缓柔为要,少用补气壅滞之品,以免阻滞气机。

本型患者多见于消化性溃疡早期,每因情志因素而发病,注意调畅情志,戒除饮酒,有助于其治疗和康复。

(2)寒热错杂型

主症:胃脘灼热,胀满疼痛,食后胀甚,食生冷、热物则痛,嘈杂吞酸,口苦纳差,泛吐清水,大便时干时稀,舌质淡,苔薄黄或黄白相间,脉沉细或弦数。

治法:辛开苦降,平调寒热。

方药:甘草泻心汤加减。党参 15 克,半夏 12 克,干姜 9 克,黄连 9 克,吴茱萸 6 克,枳壳 10 克,佛手 10 克,蒲公英 15 克,黄芩 9 克,陈皮 12 克,砂仁 6 克,海螵蛸 15 克,甘草 6 克,大枣 6 枚。

用法:每日 1 剂,水煎服。

方解:方中党参、甘草甘温补中,扶助胃气,以正升降;半夏、陈皮、干姜辛温开结，以除其寒；黄芩、黄连苦寒降泻，以除其热；吴茱萸温胃降逆开郁气；枳壳行气宽中消胀满；砂仁化湿理气，醒脾开胃；佛手疏肝理气，降逆和胃；蒲公英清热解毒，抑制幽门螺杆菌；海螵蛸制酸和胃，促进溃疡愈合；大枣益气和中养胃。上药配合，辛开苦降，平调寒热，使脾胃升降功能复常，胃脘灼热、胀满疼痛诸证自除。

注意：寒热错杂型消化性溃疡多见于活动性溃疡伴浅表性胃炎者，病史中多有饮食不慎、情志失调等诱发因素存在，证候中寒热矛盾相见，如明显的胃脘灼热疼痛，但却畏寒、胃部怕冷风，吃冷食冷饮加重；明显的胃脘痛喜温喜按，但却嘈杂吞酸、口苦舌红、大便干，临证时应仔细分辨，以免出现误诊误治。

在临床中，消化性溃疡与慢性胃炎的临床表现有诸多相似之处，其证型也相差无几，治疗用药基本一样，所不同的是治疗消化性溃疡的多在辨证用药的基础上，加用具有抑制幽门螺杆菌及控制胃酸、促进溃疡愈合的药物，应注意两者的区别，谨慎选方选药。

（3）肝胃郁热型

主症：胃脘部疼痛并有灼热感，痛势急迫，心烦易怒，反酸嘈杂，口干口苦，大便秘结，舌质红，苔黄腻，脉弦或弦数。

治法：疏肝解郁，泻热和胃。

方药：化肝煎加减。陈皮12克，青皮10克，柴胡10克，黄连9克，牡丹皮12克，栀子12克，白芍15克，吴茱萸3克，佛手12克，煅瓦楞子15克，白术12克，蒲公英15克，甘草6克。

用法：每日1剂，水煎服。

方解：方中黄连、吴茱萸取左金丸之意，清泻肝火，降逆止呕；陈皮、青皮、佛手疏肝理气，解郁止痛；牡丹皮、栀子、白芍、白术、柴胡取丹栀逍遥散之意，疏肝泻热，理脾和胃；煅瓦楞子制酸止痛，促进溃疡愈合；蒲公英清热解毒，抑制幽门螺杆菌；白芍、甘草酸甘化阴，缓急止痛，甘草还能调和众药。上药合用，共奏疏肝理气解郁，泻热和胃制酸之功效。

注意：肝胃郁热型消化性溃疡多见于溃疡的活动期，常因气郁久不通泄，郁热激变为溃疡，若饮食不慎、饮酒等，易诱发上消化道出血，临证时应特别注意。对此类患者治当转疏为泄，但泄并非浪进苦寒泻热，而当辛苦开泄，开通气机泻郁热，与此同时还要注意控制胃酸、导滞通降和应用阴柔之药以防伤阴。

在应用疏肝解郁、泻热和胃之剂时，使用苦寒药应中病即止，以防苦寒败胃、苦燥伤阴。注意饮食调理，戒除饮酒，少食辛辣之品，适当多吃清淡易消化之食物，对此类患者的治疗大有帮助。

(4)脾胃虚寒型

主症：胃痛隐隐，喜暖喜按，空腹痛甚，得食则缓，时吐清水，纳差腹胀，神疲乏力，手足欠温，大便溏薄，舌质淡，苔薄白，脉细弱。

治法：温中补虚，和胃缓急止痛。

方药：黄芪建中汤加减。

黄芪18克，桂枝9克，白芍18克，党参20克，白及15克，砂仁6克，高良姜9克，茯苓12克，白术15克，陈皮12克，煅瓦楞子15克，干姜6克，麦芽12克，甘草6克，大枣5枚。

用法：每日1剂，水煎服。

方解：方中黄芪甘温益气，激发化源；肉桂温助阳气；白芍阴柔益阴，济阴助阳；高良姜、干姜温胃祛寒，和中止痛；党参、白术、茯苓、甘草取四君子汤之意，健脾益气；陈皮、麦芽、砂仁理气和胃止痛，帮助消化；白及、煅瓦楞子制酸止痛，促进溃疡愈合；大枣益气和中。诸药合用，共成温中补虚，健脾和胃，缓急止痛之剂，并能制酸止痛，促进溃疡愈合，适宜于治疗脾胃虚寒型消化性溃疡患者。

注意：脾胃虚寒型是消化性溃疡中最常见的一种临床类型，治虚当言补，然"胃以通为补，脾以运为补"，非甘温不能扶其衰，非辛散不能通其滞，故其治疗当辛甘通补守中宫。辛甘运补之药如黄芪、党参、肉桂、高良姜、白术、甘草之属，可健脾益胃，鼓舞元气，促进溃疡愈合，尤其是黄芪托疮生肌作用突出，宜生用重用，与化瘀收敛生肌药刺猬皮、制没药配伍可消除溃疡面腐肉败血，收敛疮面，促进愈合。

在药物治疗的基础上注意防寒保暖，不吃生冷之品，能减轻脾胃虚寒型消化性溃疡患者的自觉症状，对防止病情反复大有好处。

（5）胃阴不足型

主症：胃痛隐隐，嘈杂灼痛，口燥咽干，五心烦热，消瘦乏力，口渴不欲饮，大便干结，舌红少津，脉细数。

治法：滋阴益胃，和胃止痛。

方药：一贯煎合芍药甘草汤加减。生地黄 12 克，北沙参 15 克，麦冬 12 克，川楝子 12 克，当归 12 克，白芍 15 克，太子参 12 克，延胡索 10 克，海螵蛸 15 克，香橼 9 克，蒲公英 15 克，黄连 6 克，陈皮 12 克，甘草 6 克。

用法：每日 1 剂，水煎服。

方解：方中北沙参、太子参益气养阴，滋胃不碍脾运；生地黄、麦冬养阴清热生津；当归、白芍、甘草酸甘化阴，养血补血，缓急止痛；川楝子、延胡索疏肝理气止痛；陈皮理气健脾和胃；香橼理气和胃不伤阴；海螵蛸制酸止痛，促进溃疡愈合；黄连、蒲公英清热解毒，抑制幽门螺杆菌。全方用药甘凉润通，生发胃阴，濡润胃络，滋阴益胃，和胃止痛，控制胃酸，促进溃疡愈合，切中胃阴不足型消化性溃疡的发病机制。

注意：消化性溃疡胃阴不足，胃络失于阴津濡润，可使络脉枯涩，所以阴虚每与凝瘀并存，在甘凉滋胃的同时要兼化瘀通络，可配用桃仁、丹参、三七等活血化瘀之品。在药物的选择上，应忌刚用柔，少用香燥之品，做到理气防伤阴。另外，在辨证用药的基础上，可适当配用抑制幽门螺杆菌的蒲公英、黄连，控制胃酸、促进溃疡愈合的海螵蛸、白及等药物。

临床症状易除，但溃疡难消，消化性溃疡的愈合较慢，治疗消化性溃疡不能急于求成，要善于守法守方，缓图以功，切勿操之过急，即使自觉症状完全消失，也应再坚持治疗一段时间，以拔除病根,防止复发。

(6)血瘀胃络型

主症:胃脘部疼痛,痛如针刺,痛处固定,食后加剧,入夜尤甚,甚者可有呕血、便血,舌质紫暗或有瘀斑、瘀点,苔薄少,脉细涩或弦。

治法:活血化瘀,和胃通络止痛。

方药:失笑散合丹参饮加减。蒲黄 10 克,五灵脂 9 克,丹参 15 克,檀香 5 克,砂仁 6 克,川楝子 10 克,陈皮 12 克,茯苓 12 克,炙刺猬皮 10 克,白术 15 克,白及 10 克,海螵蛸 15 克,甘草 6 克。

用法:每日 1 剂,水煎服。

方解:方中丹参活血化瘀,祛瘀血而生新血;蒲黄、五灵脂活血祛瘀止痛,消散胃络凝瘀,兼能止血;川楝子疏肝泻热,行气止痛;檀香、陈皮、茯苓、白术、砂仁健脾化湿,醒脾开胃,理气止痛;白及、炙刺猬皮化瘀止痛,收涩止血,防止溃疡出血;海螵蛸制酸止痛,促进溃疡愈合;甘草调和诸药。上药合用,具有活血化瘀,和胃通络,制酸止痛,收敛止血,促进溃疡愈合之功效。

注意:血瘀胃络型消化性溃疡往往有顽固性胃脘痛的表现,其凝瘀的实质是炎症与溃疡面渗出物积存于胃,一有冷热不调或辛辣、饮酒等刺激便作痛。其治疗宜活血通络与托里生肌敛疮相结合,活血化瘀可疏通络脉,改善溃疡周围血液循环,增加胃黏膜的血氧供应,促进溃疡愈合;托里生肌敛疮可促进溃疡病灶愈合,并能使血细胞凝聚形成血栓而止血。

血瘀胃络型消化性溃疡的形成原因较多,常有气虚血瘀、气滞血瘀等的不同,在应用活血化瘀、和胃通络止痛之治法时,应注意审因论治,与其他治疗法则相互配合,以提高临床疗效。由于血瘀胃络型消化性溃疡易引发上消化道出血,在治疗中还应注意止血,以免发生大出血,对于并发上消化道大出血的患者,宜采取中西医结合的方法积极救治。

9. 中医是如何辨证治疗消化性溃疡并发不全性幽门梗阻的

消化性溃疡尤其是十二指肠溃疡和幽门管溃疡容易并发不全性幽门梗阻,除瘢痕性梗阻、粘连性梗阻需手术治疗外,其他诸如由痉挛和炎症水肿等引发的不全性梗阻都可采取保守疗法,中医辨证治疗也是行之有效的方法之一。

呕吐是幽门梗阻的突出症状,幽门梗阻属中医学"呕吐"之范畴,中医认为其发病是由于胃失和降,气逆于上所致。中医治疗消化性溃疡并发的不全性幽门梗阻,应以辨证论治为基本原则,以理气降逆为大法,根据患者发病机制和临床表现的不同,确立适宜的治则,恰当选方用药,并注意随病情的变化灵活加减。

(1)外邪犯胃型

主症:突然呕吐,可伴有胃脘部疼痛胀满,畏寒发热,头痛身痛,胸脘痞闷,查舌质淡,苔白腻,脉浮滑。

治则:疏邪解表,降逆止呕。

方药:藿香正气散加减。大腹皮、白芷、紫苏、茯苓、白术、陈皮各 12 克,半夏、厚朴、桔梗、建曲各 10 克,白芍、藿香各 15 克,木香、砂仁、甘草各 6 克。

用法:每日 1 剂,水煎分 2 次温服。

(2)饮食停滞型

主症:呕吐酸腐,脘腹胀满疼痛,嗳气厌食,得食愈甚,吐后反觉舒畅,大便秽臭而溏或秘结,查舌质淡,苔厚腻,脉滑。

治则:消食导滞,和胃降逆。

方药:保和丸加减。白芍、陈皮、连翘各 15 克,莱菔子、茯苓、半夏、炒麦芽、炒谷芽、鸡内金各 12 克,厚朴、枳壳各 9 克,木香、砂仁、小茴香、甘草各 6 克。

用法:每日 1 剂,水煎分 2 次温服。

（3）痰饮内停型

主症：呕吐清水痰涎，胃脘部疼痛，常有振水声，脘痞不舒，头晕心悸，查舌质淡，苔白腻，脉滑。

治则：温化痰饮，和胃降逆。

方药：小半夏汤加减。党参、半夏、茯苓、白术、陈皮各 12 克，白芍、川牛膝各 15 克，木香、桂枝、砂仁、小茴香、丁香、吴茱萸、川椒、甘草各 6 克。

用法：每日 1 剂，水煎分 2 次温服。

（4）肝气犯胃型

主症：呕吐吞酸，胃脘部疼痛不适，嗳气频繁，胸胁胀满，攻撑两胁，查舌质边红，苔薄腻，脉弦。

治则：疏肝和胃，降逆止呕。

方药：逍遥散加减。白芍、白术各 15 克，柴胡、当归、茯苓、月季花、枳壳、佛手、郁金各 12 克，黄连、竹茹各 9 克，木香、砂仁、薄荷、甘草各 6 克。

用法：每日 1 剂，水煎分 2 次温服。

（5）脾胃虚寒型

主症：饮食稍有不慎则呕吐，或劳倦之后眩晕作呕，胃脘部疼痛不适，口干不欲饮，喜暖畏寒，面色苍白，甚则四肢不温，大便溏薄，查舌质淡，苔薄滑，脉濡弱。

治则：温中健脾，和胃降逆。

方药：理中汤加减。党参、白术、陈皮、茯苓、半夏、黄芪、瓜蒌各 12 克，干姜、川椒、小茴香、丁香、吴茱萸、木香、砂仁、甘草各 6 克。

用法：每日 1 剂，水煎分 2 次温服。

（6）胃阴不足型

主症：呕吐反复发作，或时作干呕，胃脘部疼痛不适，口燥咽干，似饥不欲食，查舌质红少津，脉细或数。

治则：滋养胃阴，降逆止呕。

方药：沙参麦门冬汤加减。白芍、沙参各 15 克，麦冬、天花粉、玉竹、桑叶、白扁豆、黄精、石斛、天冬、郁金各 10 克,陈皮、建曲各 12 克,竹茹、甘草各 6 克。

用法:每日 1 剂,水煎分 2 次温服。

10. 中医是如何辨证治疗消化性溃疡并发出血的

根据消化性溃疡合并出血的出血方式、出血的速度及出血量等的不同,临床中将消化性溃疡并发出血分为慢性隐性出血、慢性显性出血和急性大量出血。中医辨证治疗只适用于消化性溃疡出现慢性隐性出血和慢性显性出血者。对于急性大量出血,病情危重,若救治不及时常可导致晕厥、虚脱而危及生命,此类患者单纯应用中医药治疗显得力量单薄,应采取中西医结合的方法积极救治。

根据消化性溃疡并发出血之发病机制和临床表现的不同,中医将其分为肝火犯胃型、胃热炽盛型、阴虚火旺型及气虚血溢型进行辨证治疗。在治疗中应灵活运用清热、止血、消瘀、宁血、补虚之原则,以止血为要务,注意治火、治气、治血 3 个方面,根据证型的不同灵活选方遣药,同时还要注意各证型之间的相互联系、相互转化,以及虚实夹杂的变化,分清标本缓急。

(1)肝火犯胃型

主症:胃脘部疼痛不适,嗳气反酸,呕血鲜红或紫暗,大便色黑如柏油,口苦胁痛,心烦易怒,寐少梦多,舌质红绛苔薄黄,脉弦数。

治则:清肝泻火,和胃止血。

方药:龙胆泻肝汤加减。龙胆草、黄芩、柴胡、当归炭、藕节炭、白及、牡丹皮各 10 克,栀子、生地黄、茜草、白芍各 12 克,仙鹤草、煅瓦楞子、白茅根各 15 克,甘草 6 克。

用法:每日 1 剂,水煎分 2 次温服。

(2)胃热炽盛型

主症:胃脘部疼痛不适,脘腹作胀,呕血色红或紫暗,或夹杂食物残渣,口干口臭,便秘或大便色黑,喜冷饮,舌质红,苔黄或黄腻,脉滑数或弦滑。

治则:清胃泻火,化瘀止血。

方药:三黄泻心汤加减。大黄、白及、牡丹皮、地榆炭、天花粉各 10 克,黄芩、栀子、侧柏炭、茜草、仙鹤草各 12 克,紫珠草、煅瓦楞子各 15 克,三七粉(冲服)3 克,黄连、甘草各 6 克。

用法:每日 1 剂,水煎分 2 次温服。

(3)阴虚火旺型

主症:胃痛隐隐,呕血量多,其色鲜红,面色潮红,头晕心悸,口渴欲饮,烦躁不安,或有盗汗、耳鸣,大便色黑如柏油或干黑,舌质红,苔薄少,脉细数。

治则:滋阴降火,凉血止血。

方药:玉女煎加减。石膏、麦冬、生地黄、太子参、牛膝各 15 克,墨旱莲 18 克,知母、牡丹皮、藕节炭各 10 克,白及、侧柏叶、阿胶(烊化)、玄参、茜草各 12 克,甘草 6 克。

用法:每日 1 剂,水煎分 2 次温服。

(4)气虚血溢型

主症:胃痛绵绵,时作时止,痛时喜按,遇劳后更甚,呕血绵绵不止,时轻时重,其色暗淡,大便色黑而溏,面色苍白,头晕心悸,兼有神疲、气短、怯寒、自汗出等,舌质淡,苔薄白,脉细弱。

治则:健脾益气,养血止血。

方药:归脾汤加减。黄芪 30 克,仙鹤草 18 克,党参 15 克,白术、当归、麦冬、阿胶(烊化)、茯苓、酸枣仁、白及各 12 克,五味子、桂圆肉、地榆炭各 10 克,三七粉(冲服)3 克,炙甘草 6 克。

用法:每日 1 剂,水煎分 2 次温服。

11. 如何选用单方验方治疗消化性溃疡

单方是指药味不多,取材便利,对某些病症具有独特疗效的方剂。单方治病在民间源远流长,享有盛誉,"单方治大病"之说几乎有口皆碑,深入人心,在长期的实践中,人们总结有众多的行之有效的治疗消化性溃疡的单方,采用单方治疗消化性溃疡,方法简单易行,经济实惠,深受广大患者的欢迎。

验方是经验效方的简称。千方易得,一效难求,古今多少名医,毕其一生精力,在探求疾病的治疗中,反复尝试,反复验证,创造了一个个效验良方,此即验方。验方是医务界的同道在继承总结前人经验的基础上,融汇新知,不断创新,总结出的行之有效的经验新方。不断发掘整理名医专家治疗消化性溃疡的经验效方,对于指导临床实践,提高治疗消化性溃疡的临床疗效,无疑有举足轻重的作用。

单方验方治疗消化性溃疡效果虽好,也只是中医调治消化性溃疡诸多方法中的一种,若能与饮食调理、起居调摄等调养方法相互配合,采取综合性的治疗措施,其临床疗效可大为提高。需要说明的是,适用于消化性溃疡的单方验方较多,它们各有其适用范围,由于患者个体差异和病情轻重不一,加之部分方剂还含有毒性药物,因此在应用单方验方时,一定要在有经验医师的指导下进行,做到根据病情辨病辨证选方用方,依单方验方的功效和适应证仔细分析、灵活运用,并注意随病情的变化及时调整用药,切忌死搬硬套。

12. 治疗胃溃疡的单方有哪些

处 方 1

处方:番石榴皮适量。

用法:将番石榴皮洗净,焙干,研成细末,每次 5 克,每日 2～3 次,饭前 30 分钟用温开水送服。

主治:胃溃疡。

处 方 2

处方:白鲜皮根适量。

用法:将白鲜皮根洗净,抽去硬心,晒干,研成细粉,每次 3 克,每日 2 次,空腹温开水送服。

主治:胃溃疡。

处 方 3

处方:海螵蛸 30 克,甘草 20 克。

用法:海螵蛸、甘草共研为细末,制成散剂,每次 3～5 克,每日 3 次,饭前 1 小时温开水送服。

主治:胃溃疡。

处 方 4

处方:白芍 15 克,海螵蛸 50 克,甘草 30 克。

用法:将白芍、海螵蛸、甘草共研为细末,制成散剂,每次 6 克,每日 3 次,温开水送服。

主治:胃溃疡。

处 方 5

处方:凤凰衣、玉蝴蝶各 30 克,马勃、贝母各 20 克,血余炭、琥珀粉各 15 克。

用法:将凤凰衣、玉蝴蝶、马勃、贝母、血余炭、琥珀粉共研为细末,制成散剂,每次 3 克,每日 3 次,饭前温开水送服。

主治:胃溃疡。

处 方 6

处方:仙人掌粉 500 克,鸡内金粉 100 克。

用法:将仙人掌去刺,切片,晒干,研粉;鸡内金焙干,研粉。将仙人掌粉、鸡内金粉混匀制成散剂,每次 10 克,早晚于饭前温开水送服,3 周为 1 个疗程。

主治:胃溃疡。

处 方 7

处方:海螵蛸、白及各 30 克,浙贝母 12 克。

用法:将海螵蛸、白及、浙贝母共研为细末,制成散剂,每次 6 克,每日 2 次,温开水送服。

主治:胃溃疡。

处方 8

处方:白及粉 120 克,甘草粉 180 克,蜂蜜 300 毫升。

用法:将白及粉、甘草粉混匀,炼蜜为丸如绿豆大,每次 6～9 克,每日 2～3 次,温开水送服。

主治:胃溃疡。

13. 治疗十二指肠溃疡的单方有哪些

处方 1

处方:姜黄 18 克,炒香附 15 克。

用法:将姜黄、香附分别研为细末,混匀制成散剂,每次 2～3 克,每日 3 次,温开水送服。

主治:十二指肠溃疡气滞胃痛者。

处方 2

处方:牡蛎壳、苍术各 90 克。

用法:将牡蛎壳用火焙干,研成细末;苍术晒干,研成细末。把牡蛎壳末、苍术末混匀制成散剂,每次 1.5～2 克,每日 3 次,饭后温开水送服。

主治:十二指肠溃疡。

处方 3

处方:荜澄茄、白豆蔻各等份。

用法:将荜澄茄、白豆蔻分别研为细末,混匀制成散剂,每次 1.5～3 克,每日 2～3 次,温开水送服。

主治:十二指肠溃疡虚寒胃痛者。

处 方 4

处方:鸡蛋壳适量。

用法:将鸡蛋壳洗净,焙干,研成细末,每次 5 克,每日 2 次,温开水送服。

主治:十二指肠溃疡。

处 方 5

处方:百合 30 克,乌药、延胡索各 9 克。

用法:每日 1 剂,水煎分 2 次空腹服。

主治:十二指肠溃疡虚热胃痛者。

处 方 6

处方:桃仁、五灵脂各等份,米醋适量。

用法:将桃仁、五灵脂分别微炒,共研为细末,用米醋为丸,如绿豆大,每次 15~20 粒,每日 2 次,温开水送服。

主治:血瘀阻络型十二指肠溃疡。

处 方 7

处方:鸡内金、丁香各 20 克,鸡蛋壳 60 克。

用法:将鸡蛋壳洗净,炒黄,与鸡内金、丁香一同研为细末,制成散剂,每次 3 克,每日 3 次,温开水送服。

主治:十二指肠溃疡。

处 方 8

处方:甜瓜子 20 克,蜂蜜适量。

用法:将甜瓜子晒干,捣碎,放入锅中,加水 400 毫升,加蜂蜜煎熬 20 分钟,温服之,每日 2 次。

主治:十二指肠溃疡。

14. 治疗消化性溃疡胃脘痛、反酸的单方有哪些

处方 1

处方:煅瓦楞子 100 克,海螵蛸 50 克,甘草 25 克。

用法:将煅瓦楞子、海螵蛸、甘草共研为细末,制成散剂,每次 5～10 克,每日 3 次,饭前 1 小时温开水送服。

主治:消化性溃疡胃酸过多者。

处方 2

处方:鸡蛋壳、延胡索各等份。

用法:将鸡蛋壳洗净,炒黄,与延胡索一同研为细末,制成散剂,每次 5 克,每日 2 次,温开水送服。

主治:消化性溃疡胃脘部疼痛、反酸者。

处方 3

处方:怀山药、煅牡蛎各 30 克。

用法:将怀山药、煅牡蛎共研为细末,制成散剂,每次 9 克,每日 3 次,温开水送服。

主治:消化性溃疡胃痛呕酸者。

处方 4

处方:赤石脂 90 克,干姜(炒)80 克,花椒 210 克,蜂蜜适量。

用法:将赤石脂、干姜、花椒共研为细末,过 80～100 目筛,混匀,炼蜜为丸如绿豆大,每次 3～10 丸,每日 2～3 次,温开水送服。

主治:消化性溃疡胃脘痛。

处方 5

处方:鸡蛋壳粉 30 克,蒲公英粉 20 克。

用法:将鸡蛋壳粉、蒲公英粉充分混合制成散剂,每次 3～6 克,每日 2～3 次,温开水送服。

主治:消化性溃疡胃脘部疼痛、反酸、灼热者。

处 方 6

处方:鸡内金、香橼各等份。

用法:将鸡内金、香橼共研为细末,制成散剂,每次 3 克,每日 3 次,温开水送服。

主治:消化性溃疡食滞胃脘胀痛者。

处 方 7

处方:白鲜皮 200 克,牡丹皮、海螵蛸、炒苍术各 100 克,药用碳酸氢钠 50 克。

用法:将白鲜皮、牡丹皮、海螵蛸、炒苍术共研为细末,加入碳酸氢钠拌匀,制成散剂,每次 10～15 克,每日 2～3 次,饭前温开水送服。

主治:消化性溃疡胃脘部疼痛、反酸者。

处 方 8

处方:煅瓦楞子 200 克,高良姜 30 克,甘草 25 克。

用法:将煅瓦楞子、高良姜、甘草共研为细末,制成散剂,每次 6 克,每日 3 次,温开水送服。

主治:消化性溃疡胃寒胃脘部冷痛者。

15. 治疗消化性溃疡并发不全性幽门梗阻的单方有哪些

处 方 1

处方:控涎丹 15 克,代赭石 30 克。

用法:将控涎丹分为 3 小包,代赭石水煎取汁,令患者在餐后取药汁送服 1 包控涎丹,以呕吐痰涎、泻下稀便者效好。

主治:十二指肠球部溃疡所致之不全性幽门梗阻。

处 方 2

处方:槟榔 15 克,白术 20 克,莱菔子 12 克,砂仁、连翘各 9 克。

用法:每日 1 剂,水煎服。

主治:不全性幽门梗阻。

处方 3

处方:生姜汁、甘蔗汁各 500 毫升。

用法:将生姜汁、甘蔗汁充分混合,每次 100 毫升,每日 3 次,温服之。

主治:不全性幽门梗阻。

处方 4

处方:生地黄、火麻仁各 15 克,郁李仁 10 克,当归 6 克,旋覆花 9 克。

用法:每日 1 剂,水煎服。

主治:不全性幽门梗阻、大便秘结者。

处方 5

处方:陈皮、竹茹、黄芩各 10 克。

用法:每日 1 剂,水煎服。

主治:胃热中阻型不全性幽门梗阻。

处方 6

处方:丁香 10 克,降香 3 克,小茴香 20 克。

用法:每日 1 剂,水煎取汁,分早、午、晚餐前服。

主治:气逆明显的不全性幽门梗阻。

16. 治疗消化性溃疡并发出血的单方有哪些

处方 1

处方:白及粉 9 克,大黄粉 15 克。

用法:将白及粉、大黄粉混匀,制成散剂,每次 3~5 克,每日 2~3 次,温开水调服。

主治:胃溃疡出血。

处 方 2

处方:白及、侧柏叶各 10 克,大黄 6 克,三七 5 克。

用法:将白及、侧柏、大黄、三七共研为极细末,制成散剂,每次 3 克,每日 4 次,温开水调服。

主治:消化性溃疡并发出血。

处 方 3

处方:大黄粉 20 克,白及粉、三七粉各 40 克。

用法:将大黄粉、白及粉、三七粉混匀,制成散剂,每次 4.5 克,每日 2~5 次,温开水调成糊状口服。

主治:消化性溃疡并发出血。

处 方 4

处方:三七粉 5 克,阿胶 10 克。

用法:将阿胶用开水烊化,入三七粉搅匀,温服之,每日 2~3 次。

主治:消化性溃疡并发出血。

处 方 5

处方:川贝母 30 克,阿胶珠 90 克,三七粉 15 克。

用法:将川贝母、阿胶珠共研为极细末,与三七粉制成散剂,每次 6 克,每日 3 次,温开水调服。

主治:胃溃疡出血。

处 方 6

处方:白及粉、三七粉各 6 克,花蕊石 9 克。

用法:将花蕊石研为极细末,与白及粉、三七粉制成散剂,每次 4 克,每日 3 次,温开水调服。

主治:消化性溃疡并发出血。

处 方 7

处方:太子参、地榆炭、白茅根各 30 克,大枣 6 枚。

用法:每日1剂,水煎2次,分2次服。

主治:消化性溃疡并发出血。

处方 8

处方:白及、三七各6克。

用法:将白及、三七共研为极细末,加温开水50~100毫升,搅匀后1次服下,每日2~3次。

主治:消化性溃疡并发出血。

处方 9

处方:白及15克,海螵蛸30克。

用法:将白及、海螵蛸共研为极细末,制成散剂,每次3~6克,每日2~3次,温开水调服。

主治:消化性溃疡并发出血。

处方 10

处方:云南白药适量。

用法:每次0.2~0.3克,每日2~3次,温开水送服。

主治:消化性溃疡并发出血。

17. 治疗胃溃疡的验方有哪些

(1)胃疡散

药物组成:黄连、砂仁、木香、白及、象皮、海螵蛸、三七、大黄各30克。

应用方法:将上药共研为细末,制成散剂,用四君子汤(党参、白术各10克,茯苓12克,甘草6克水煎取汁),分3次送服胃疡散。每日1剂,30日为1个疗程,连续治疗2个疗程。

功能主治:益气健脾养胃,行气活血解毒,祛腐生肌敛疡。主治胃溃疡。

(2)蒲五汤

药物组成:蒲公英、白及各15克,五灵脂、延胡索、木香各10

克,川黄连 6～8 克。偏寒者,加高良姜、吴茱萸;肝胃不和者,加郁金、川楝子;胃阴不足者,加沙参、麦冬。

应用方法:每日 1 剂,水煎服。

功能主治:理气活血,止痛抑菌。主治胃溃疡。

(3)胃溃疡方

药物组成:党参、炒白术、延胡索各 12 克,白茯苓 15 克,黄芪、海螵蛸各 30 克,砂仁 3 克,佛手花 6 克,生甘草 5 克,锡类散、珠黄散各 0.6 克。

应用方法:将上药制成散剂,每次 3 克,每日 3 次,温开水送服,2 周为 1 个疗程;也可将前 9 味药水煎服,而锡类散、珠黄散按上述剂量比例冲服,以 14 剂为 1 个疗程。服药期间戒除烟酒,忌酸辣刺激食物。

功能主治:益气温中,健脾和胃,解毒祛腐。主治胃溃疡。

(4)蒲及溃疡汤

药物组成:党参 15 克,茯苓 20 克,桂枝、白术、枳壳、石菖蒲、白及、大果榆、炒蒲黄、海螵蛸、炮姜、红花、当归、五灵脂各 12 克,丁香、炙甘草各 6 克。胃热者,去白术,加黄连 6 克,栀子 12 克;气虚者,加黄芪 15 克;夹湿者,加藿香 15 克;胃酸多者,加牡蛎、瓦楞子各 12 克;伴有呕血、黑粪者,加云南白药(每日 3 次,另服)0.5 克。

应用方法:每日 1 剂,水煎分 3 次服,28 日为 1 个疗程。注意忌生冷、油腻及酸辣刺激之品。

功能主治:补气温中,活血化瘀,制酸止血。主治胃溃疡。

(5)十味消疡汤

药物组成:党参、炒白术、延胡索、煅瓦楞子各 12 克,高良姜、香附、白茅根各 9 克,吴茱萸、黄连、甘草各 6 克。寒重者,去黄连,高良姜用量增倍;热重者,去吴茱萸,黄连用量增倍;反酸者,煅瓦楞子用量增倍;痛甚者,延胡索用量增倍;便血者,去吴茱萸,醋炒延胡索、白茅根用量增倍;体倦纳差者,党参、炒白术用量增倍,甘草蜜炙。

应用方法:每日1剂,加水500毫升,煎取浓缩药液150毫升,每日分3次服,1个月为1个疗程。

功能主治:温中和胃,健脾理气,活血止痛,泻火制酸。主治胃溃疡。

(6)益气固摄汤

药物组成:党参、黄芪、炒白术、海螵蛸各30克,白芍15克,木香、砂仁各10克,五倍子(冲服)3克,煅龙骨、煅牡蛎各50克。疼痛甚者,加延胡索30克,川楝子10克;反酸甚者,加瓦楞子15克;黑粪者,加茜草、白及各15克;偏于寒者,加附子10克。

应用方法:每日1剂,水煎分3次服,10日为1个疗程,治疗2～5个疗程。注意忌食生冷、辛酸等刺激性食物。

功能主治:益气固摄,制酸止痛。主治胃溃疡。

(7)化瘀生肌汤

药物组成:五灵脂6克,当归、延胡索各10克,没药5克,黄芪12克,珍珠粉(冲服)0.3克,冬虫夏草2克。胃反酸、有烧灼感者,加海螵蛸、瓦楞子;神疲气短者,加党参;嗳气频作者,加丁香、柿蒂;大便隐血试验阳性者,加阿胶珠、艾叶、地榆炭。

应用方法:每日1剂,水煎服,10日为1个疗程。如症状得到控制改服上述药物制成的散剂,每次6克,每日3次,口服,3个月为1个疗程。

功能主治:行气活血止血,化瘀止痛,生肌愈疡。主治胃溃疡。

(8)大建中汤加减方

药物组成:党参、黄芪各20克,炙甘草、川椒、炮姜炭各10克,白及、海螵蛸各15克,地榆30克。

应用方法:每日1剂,水煎服。

功能主治:温通胃阳,消瘀止血,温中健脾,益气摄血。主治胃溃疡。

18. 治疗十二指肠溃疡的验方有哪些

(1)健胃汤

药物组成:黄芪 15 克,党参、桂枝、赤芍、煅瓦楞子、白芍、浙贝母各 10 克,海螵蛸 30 克,生姜、甘草各 6 克。寒甚者,加良附丸或吴茱萸、荜茇;偏热者,加石斛、川黄连;呕吐者,加姜半夏、旋覆花;反酸者,加白豆蔻、乌梅;黑粪者,加白及、地榆炭;腹痛甚者,加川楝子、莱菔子。

应用方法:每日 1 剂,水煎分早晚服。注意戒除烟酒,忌生冷、辛辣之品。

功能主治:温阳益气,疏肝健脾,培土理中。主治十二指肠溃疡。

(2)内溃散

药物组成:赤石脂、黄芪、乳香、没药各 30 克,血余炭、琥珀、白及、木香、延胡索各 10 克,青黛 8 克,冰片 2 克。寒盛者,加肉桂粉、高良姜粉各 10 克;气滞者,加香附粉、枳壳粉各 10 克;寒热夹杂者,加肉桂粉 10 克,黄连粉 6 克。

应用方法:将上药共研为细末,制成散剂或装入胶囊,按疼痛规律于痛前 30 分钟左右服药 2 克,晚上临睡前再服药 2 克。

功能主治:活血化瘀,祛瘀生肌止痛。主治十二指肠溃疡。

(3)加味瓦降汤

药物组成:煅瓦楞子(先煎)、降香、枳壳、香附、炒小茴香、白芍、白术各 20 克,郁金、甘草、砂仁各 10 克。伴有呕吐者,加法半夏、生姜;温热重、脉濡滑、舌红苔白腻者,加藿香、佩兰、茯苓、黄连;胃胀满疼痛、痛连两胁脉弦滑、舌边尖稍红、苔薄白者,加柴胡、佛手、延胡索;胃阴不足、口干苦、脉细数、舌红少苔者,加沙参、麦冬、石斛。

应用方法:每日 1 剂,水煎 2 次,共取汁 400 毫升,混合后分 2 次服,30 日为 1 个疗程,连服 2~3 个疗程。

功能主治：制酸止痛，散瘀止血，疏肝和胃，理气健脾。主治十二指肠溃疡。

（4）健脾愈疡汤

药物组成：太子参 20 克，白术、厚朴、炒白芍、茯苓、海螵蛸、延胡索各 15 克，法半夏、白及、陈皮各 10 克，炒黄连 5 克，甘草6 克。

应用方法：每日 1 剂，水煎 3 次，共取药液 300 毫升，分早、午、晚半空腹时温服，5 周为 1 个疗程。治疗期间戒烟酒，忌酸冷刺激性食物。

功能主治：健脾益气，疏肝和胃，活血化瘀，清热收敛。主治十二指肠溃疡。

（5）乌梅丸加减方

药物组成：乌梅、黄芩、当归、高良姜、炮穿山甲各 10 克，黄连、肉桂、干姜、制附片（先煎）、三棱、莪术各 6 克，细辛 3 克，党参、泽兰各 15 克。

应用方法：每日 1 剂，水煎分 2 次服，10 日为 1 个疗程。

功能主治：活血祛瘀，和胃补虚。主治十二指肠溃疡。

（6）通降胃灵方

药物组成：黄芪、丹参各 30 克，肉桂 10 克，赤芍、白芍、陈皮、大腹皮各 15 克，枳壳、郁金、当归各 12 克，金不换 5 克，三七 3 克。

应用方法：每日 1 剂，水煎取汁 300 毫升，分 3 次服，3 个月为1 个疗程。

功能主治：温中健脾，行气活血，止痛。主治十二指肠溃疡。

（7）松香三白饮

药物组成：甘松、炒白术、陈皮各 15 克，木香、香附各 12 克，瓦楞子、白芍、鸡内金各 30 克，白及、川楝子各 10 克，甘草 6 克。伴胃脘灼热者，加黄连 6 克；伴两胁胀痛者，加柴胡 10 克；伴有恶心呕吐者，加清半夏 10 克，生姜 3 片；伴有大便干燥者，加当归 10 克。

应用方法：每日 1 剂，水煎 3 次，每餐饭前 30 分钟温服，20 日为1个疗程。

功能主治：疏肝和胃，理气止痛。主治十二指肠溃疡。

（8）养胃生肌丸

药物组成：生黄芪、赤芍、蒲公英各30克，生甘草、蒲黄、五灵脂、吴茱萸各10克，三七粉2克，黄连6克。

应用方法：将上药共研为细末，制成水丸，每次9克，每日3次，温开水送服，8周为1个疗程。

功能主治：益气化瘀生肌，解毒消胀止痛。主治十二指肠溃疡。

19. 治疗消化性溃疡并发不全性幽门梗阻的验方有哪些

（1）启幽汤

药物组成：炒白术5～8克，炙甘草、炙鸡内金各10～15克，赤芍10～12克，车前子10克，公丁香（后下）2～3克，吴茱萸、干姜各3～5克，苏木、炒枳壳各6～10克，附片（或益智仁）5～10克，代赭石（先煎）30～60克。瘢痕性梗阻者，加桃仁、三棱等；便秘者，加肉苁蓉、当归等。

应用方法：每日1剂，水煎取汁，分别于9:00、14:00温服，常能当日奏效。待梗阻症状消失后，减少代赭石用量，续服数周，然后按溃疡病继续治疗。

功能主治：温中健脾，活血通结。主治消化性溃疡并发不全性幽门梗阻。

（2）进退黄连汤

药物组成：党参、枳壳各12克，半夏9克，干姜、川黄连各3克，石见穿、蒲公英各30克，桂枝、生甘草各6克。

应用方法：每日1剂，水煎分2次温服。

功能主治：清热解毒，破壅散结。主治消化性溃疡并发不全性幽门梗阻。

（3）四君理中加减方

药物组成：白术、当归各 15 克，茯苓 12 克，肉苁蓉、川楝子、天冬、槟榔各 9 克，黄芪 30 克，桂枝、红参、干姜、乳香各 6 克，木香 3 克，生姜 3 片，大枣 6 枚。

应用方法：每日 1 剂，水煎服。

功能主治：温阳健脾，祛邪通结。主治消化性溃疡并发不全性幽门梗阻。

（4）五仁旋覆代赭汤

药物组成：桃仁、柏子仁各 45 克，杏仁、代赭石各 30 克，郁李仁、松子仁各 10 克，旋覆花、党参、半夏各 15 克，火麻仁、甘草各 6 克，生姜 3 片，大枣 3 枚。

应用方法：每日 1 剂，水煎取汁 200 毫升，分 3 次服，服后 1～2 日出现腹痛、肠鸣，相继排便，排出羊屎样便及稀便、水样便，量多有腐臭味，便后胃脘轻松，继服上方减半至吐止。便软时再用调胃方善后，反复发作者可用半量方服用 2 个月。

功能主治：润下通降，涤痰通幽。主治消化性溃疡并发不全性幽门梗阻。

（5）调胃承气合平胃散方

药物组成：苍术、厚朴各 9 克，半夏、陈皮、甘草各 6 克，制大黄、延胡索粉各 3 克，生姜 3 片。脾虚气滞型，加党参 10 克，干姜 3 克；外邪犯胃型，加紫苏叶、防风各 5 克；气滞血瘀型腹痛甚者，加五灵脂、酒白芍各 6 克，党参 15 克；呕血或黑粪时，加海螵蛸粉 1.5 克，每日 3 次，冲服；反酸者，加海螵蛸 9 克，吴茱萸 1 克，黄连 3 克；舌质红者，加黄芩 6 克。

应用方法：每日 1 剂，水煎服。

功能主治：健脾益胃，理气通幽，降逆和中。主治消化性溃疡并发不全性幽门梗阻。

20. 治疗消化性溃疡并发出血的验方有哪些

（1）乌及汤

药物组成：白及、太子参、黄芪、生白术各 30 克，海螵蛸（乌贼骨）15 克，地榆炭、生大黄粉（冲服）各 10 克。脾胃虚寒甚者，加炮干姜、吴茱萸、砂仁；肝郁甚者，加延胡索、郁金、佛手、柴胡；脾胃湿热甚者，加黄连、半夏、薏苡仁、苍术；气滞血瘀甚者，加五灵脂、制乳香、制没药、延胡索、赤芍。

应用方法：每日 1～2 剂，水煎服。配合适当静脉输液，出血量大者适当输血。

功能主治：益气固摄，清热止血。主治消化性溃疡并发出血。

（2）参七合剂

药物组成：人参（高丽参为佳）、三七各 6 克，白术、白芍、山楂各 15 克，槐花 30 克，酒制大黄 4.5 克，炙甘草 10 克。兼见恶心偏寒者，酌加干姜、半夏；偏热者，加黄连、竹茹；气滞腹胀者，选加木香、砂仁、佛手；心悸者，加炒酸枣仁、麦冬、枸杞子。

应用方法：每日 1 剂，水煎 2 次，共取汁约 400 毫升，混合后分 2 次温服。患者宜卧床休息，保持精神愉快，恶心呕吐者暂禁食，禁止摄入辛辣刺激之品。

功能主治：补气固脱，活血化瘀，清热止血。主治消化性溃疡并发出血。

（3）健脾止血汤

药物组成：党参、白术、茯苓各 15 克，甘草 6 克，三七、白及、生大黄各 9 克。脾胃虚寒型，加高良姜、赤石脂；肝胃郁热型，加黄连、黄芩。

应用方法：每日 1～2 剂，水煎分 2～4 次服。配合应用西咪替丁静脉滴注，酌情静脉输液、输血等。

功能主治：健脾益气，化瘀止血。主治消化性溃疡并发出血。

（4）四味止血散

药物组成：三七粉5克，白及9克，紫珠15克，海螵蛸30克。脾虚胃弱者，加党参15克，炙黄芪30克，炒白术9克，炙甘草5克；肝火犯胃者，加生栀子、黑栀子、蒲公英各15克，黄连3克；气血瘀滞者，加五灵脂9克，黑蒲黄12克，制香附10克。

应用方法：每日1剂，水煎服。

功能主治：泻肝火，和脾胃，化瘀止血。主治胃溃疡出血。

（5）加味泻心汤

药物组成：黄芩、黄连各9克，大黄6～9克，牡丹皮、生地黄、紫草、蒲公英各15克，甘草6克。腹上区痛甚者，加延胡索12克，五灵脂9克；反酸者，加海螵蛸9克，煅瓦楞子24克；脘闷不适者，加陈皮6克；伴头晕、心悸者，加黄芪24克，阿胶（烊化）12克。

应用方法：每日1剂，水煎2次分早晚凉服。并以汤剂冲服止血粉（云南白药0.5克，三七粉、白及粉各3克，此为一次量），根据病情静脉输液以维持水、电解质平衡。

功能主治：清热泻火，凉血止血。主治消化性溃疡并发出血。

（6）三黄止血汤

药物组成：大黄12克，黄芩10克，黄连6克，白及、煅海螵蛸、黄芪各15克。偏脾胃虚寒者，加炮姜炭、白术、灶心土；肝气犯胃者，加柴胡、枳壳、白芍；脾胃湿阻者，加半夏、陈皮、茯苓；气滞血瘀者，加三七、木香。

应用方法：每日1剂，水煎取汁，温服之；呕吐、呕血者宜多次分服，并禁食。酌情静脉输液、输血等。

功能主治：清热泻火，益气摄血，化瘀止血。主治消化性溃疡并发出血。

（7）清胃止血汤

药物组成：大黄、黄芩、三七、生蒲黄、乌药各10克，黄连5克，地榆炭、白及、海螵蛸各15克，甘草3克。呕血者加栀子炭、血余炭各10克；痛甚者，加延胡索15克；肝火甚者，加龙胆草6克，川楝子

10 克;脾气虚弱者,去黄连、黄芩,加太子参、黄芪各 15 克。

应用方法:每日 1 剂,水煎分 2 次服。同时给予对症处理、支持疗法,血红蛋白<70 克/升或病情急重者可适当输血等。

功能主治:清热和胃,凉血止血。主治消化性溃疡并发出血。

(8)乌及泻心汤

药物组成:黄连 6 克,炒大黄、海螵蛸、三七、地榆炭、藕节炭各 10 克;白及、仙鹤草各 15 克,牡丹皮 12 克。火热甚者,加栀子 12 克,黄芩 10 克;气虚者,加黄芪 15 克;气随血脱者,加红参 20 克;血虚津亏者,加生地黄、天花粉各 15 克;呕吐者,加法半夏、怀牛膝各 12 克。

应用方法:每日 1 剂,水煎分 3 次服。重症者,加红参汤频频饮服,并配合西医对症治疗。

功能主治:清热泻火,凉血散瘀,收敛止血。主治消化性溃疡并发出血。

21. 治疗肝胃不和型消化性溃疡的单方有哪些

处方 1

处方:鸡蛋壳 20 个,穿山甲、木香、佛手各 20 克。

用法:将鸡蛋壳洗净,炒黄,与穿山甲、木香、佛手共研为细末,制成散剂,每次 10 克,每日 2 次,温开水送服。

主治:肝胃不和型消化性溃疡。

处方 2

处方:海螵蛸、浙贝母、延胡索、血竭、甘松各等份。

用法:将海螵蛸、浙贝母、延胡索、血竭、甘松共研为细末,制成散剂,每次 3 克,每日 2~3 次,温开水送服。

主治:肝胃不和型消化性溃疡。

处 方 3

处方：枳实、延胡索、白及、柴胡各 10 克，煅牡蛎 15 克。

用法：每日 1 剂，水煎分 2 次温服。

主治：肝胃不和型消化性溃疡。

处 方 4

处方：海螵蛸、煅瓦楞子、贝母、延胡索、甘草各等份。

用法：将海螵蛸、煅瓦楞子、贝母、延胡索、甘草共研为细末，制成散剂，每次 6 克，每日 3 次，温开水送服。

主治：肝胃不和型消化性溃疡。

处 方 5

处方：鸡蛋壳 1 000 克，龙胆草 50 克，延胡索、甘草各 100 克，海螵蛸 200 克。

用法：将鸡蛋壳洗净，炒黄，海螵蛸以水漂净晒干，然后与龙胆草、延胡索、甘草一同研为细末，制成散剂，每次 3 克，每日 3 次，温开水送服。

主治：肝胃不和型消化性溃疡。

22. 治疗脾胃虚寒型消化性溃疡的单方有哪些

处 方 1

处方：陈皮、半夏各 9 克，蜂蜜适量。

用法：将陈皮、半夏一同放入砂锅中，水煎取汁，每日 2 次，用药汁冲蜂蜜温服之。

主治：脾胃虚寒型消化性溃疡。

处 方 2

处方：白芷、黄芪、白及、甘草各等份，蜂蜜适量。

用法：将白芷、黄芪、白及、甘草共研为细末，制成散剂，每次 8

克,每日 2 次,加蜂蜜适量,用开水冲服。

主治:脾胃虚寒型消化性溃疡。

处方 3

处方:鸡蛋壳 500 克,海螵蛸 100 克,干姜 30 克,高良姜 60 克。

用法:将鸡蛋壳洗净,炒黄,与海螵蛸、干姜、高良姜一同研为细末,制成散剂,每次 6 克,每日 3 次,饭前用温开水送服。

主治:脾胃虚寒型消化性溃疡。

处方 4

处方:紫河车 25 克,黄芪 50 克,延胡索、茯苓各 30 克,砂仁 15 克。

用法:将紫河车、黄芪、延胡索、茯苓、砂仁共研为细末,制成散剂,每次 10 克,每日早晚饭前用温开水送服。

主治:脾胃虚寒型消化性溃疡。

处方 5

处方:黄芪、白芍各 9 克,桂枝、炙甘草各 4.5 克,炮姜 3 克,饴糖 30 克。

用法:将黄芪、白芍、桂枝、炙甘草、炮姜一同放入砂锅中,水煎去渣取汁,药汁中再加饴糖冲服,一般每日早晚饭前服用。

主治:脾胃虚寒型消化性溃疡。

23. 治疗胃阴不足型消化性溃疡的单方有哪些

处方 1

处方:土豆(连皮生用)250 克。

用法:将土豆洗净,切成块,放入打浆机中,再加入适量温开水,绞取汁液 100 毫升,每日分早晚饭前服用,1 个月为 1 个疗程。

主治:胃阴不足型消化性溃疡。

处 方 2

处方:地榆 30 克。

用法:将地榆水煎取汁约 200 毫升,每次 100 毫升,每日 2 次,温热服之。

主治:胃阴不足型消化性溃疡。

处 方 3

处方:饴糖 60 克,大枣 10 枚,云南白药适量。

用法:将大枣去核,洗净,与饴糖一同放入碗中,隔水蒸至枣熟、饴糖烊化,先吃枣,再倒入云南白药搅匀,趁热空腹食之,每日 2 次。

主治:胃阴不足型消化性溃疡。

处 方 4

处方:生地黄 24 克,北沙参、当归、川楝子各 9 克,玫瑰花 3 克。

用法:每日 1 剂,水煎服。

主治:胃阴不足型消化性溃疡。

处 方 5

处方:白芍 15 克,海螵蛸 50 克,玉竹、沙参各 20 克,甘草 30 克。

用法:将白芍、海螵蛸、玉竹、沙参、甘草共研为细末,制成散剂,每次 6~9 克,每日 2~3 次,温开水送服。

主治:胃阴不足型消化性溃疡。

24. 治疗寒热错杂型消化性溃疡的单方有哪些

处 方 1

处方:白及粉 10 克,牛奶 250 毫升,蜂蜜 50 克。

用法：将牛奶煮沸，调入蜂蜜及白及粉，温热服之，每日1次。

主治：寒热错杂型消化性溃疡。

处方2

处方：黄连12克，吴茱萸6克，白及10克，海螵蛸15克。

用法：每日1剂，水煎服。

主治：寒热错杂型消化性溃疡。

处方3

处方：干姜、黄连各6克，海螵蛸、煅瓦楞子各15克。

用法：每日1剂，水煎服。

主治：寒热错杂型消化性溃疡。

处方4

处方：土豆汁100毫升，白及、枳实各60克，诃子肉90克，蜂蜜500克。

用法：将白及、枳实、诃子肉共研为细末，再加入土豆汁、蜂蜜搅拌均匀，装入容器内备用，每次1汤匙，每日3次，饭前服用，2周为1个疗程。

主治：寒热错杂型消化性溃疡。

处方5

处方：黄连9克，白芍12克，干姜、吴茱萸各6克，蒲公英、海螵蛸各15克。

用法：每日1剂，水煎服。

主治：寒热错杂型消化性溃疡。

25. 治疗肝胃郁热型消化性溃疡的单方有哪些

处方1

处方：海螵蛸120克，贝母60克。

用法:将海螵蛸、贝母共研为细末,混匀制成散剂,每次 3～6克,每日 2～3 次,饭前温开水送服。

主治:肝胃郁热型消化性溃疡。

处方 2

处方:花蕊石 9 克,生蒲黄 6 克,血余炭 3 克。

用法:将花蕊石、生蒲黄、血余炭共研为细末,制成散剂,每次 3～6 克,每日 3 次,温开水送服。

主治:肝胃郁热型消化性溃疡。

处方 3

处方:沙参、麦冬、生地黄、当归、白芍、川楝子各 9 克。

用法:每日 1 剂,水煎服。

主治:肝胃郁热型消化性溃疡。

处方 4

处方:白芍、地榆各 30 克,甘草 15 克,黄连 5 克。

用法:每日 1 剂,水煎服。

主治:肝胃郁热型消化性溃疡。

处方 5

处方:海螵蛸 150 克,生大黄、甘草各 30 克,延胡索 60 克。

用法:将海螵蛸、生大黄、甘草、延胡索共研为细末,制成散剂,每次 5 克,每日 2～3 次,饭前温开水送服。

主治:肝胃郁热型消化性溃疡。

26. 治疗血瘀胃络型消化性溃疡的单方有哪些

处方 1

处方:五灵脂、炒蒲黄各 90 克。

用法:将五灵脂、炒蒲黄共研为细末,制成散剂,每次 3～5

克,每日 2～3 次,温开水送服。

主治:血瘀胃络型消化性溃疡。

处 方 2

处方:五灵脂 9 克,枯矾 5 克。

用法:将五灵脂、枯矾共研为细末,制成散剂,每次 2 克,每日 3 次,温开水送服。

主治:血瘀胃络型消化性溃疡。

处 方 3

处方:海螵蛸、川贝母各 120 克,三七粉、白及各 20 克。

用法:将海螵蛸、川贝母、三七粉、白及共研为细末,制成散剂,每次 10 克,每日 2 次,温开水送服。

主治:血瘀胃络型消化性溃疡。

处 方 4

处方:海螵蛸、甘草各 120 克,乳香、没药各 30 克。

用法:将海螵蛸、甘草、乳香、没药共研为细末,制成散剂,每次 3 克,每日 3 次,饭前用温开水送服。

主治:血瘀胃络型消化性溃疡。

处 方 5

处方:海螵蛸 60 克,浙贝母 15 克,乳香、没药各 12 克。

用法:将海螵蛸、浙贝母、乳香、没药共研为细末,制成散剂,每次 3 克,每日 3 次,饭前用温开水送服。

主治:血瘀胃络型消化性溃疡。

27. 治疗肝胃不和型消化性溃疡的验方有哪些

(1)自拟愈疡汤

药物组成:柴胡、白芍、煅瓦楞子、海螵蛸各 15 克,黄连 6 克,白及、佛手、延胡索各 10 克,三七粉 3 克,川贝母、炙甘草各 5 克。气虚者,加黄芪 30 克;胃热偏盛者,加栀子、蒲公英各 10 克;血瘀者,加丹参 20 克;伴出血者,加仙鹤草、茜草各 10 克;纳差者,加鸡内金 15 克。

应用方法:每日 1 剂,水煎分 2 次温服。4 周为 1 个疗程,治疗 2 个疗程后复查胃镜统计疗效。

功能主治:疏肝理气,健脾和胃,止痛愈疡。主治肝胃不和型消化性溃疡。

(2)疏肝和胃汤

药物组成:当归、炒白芍各 12 克,海螵蛸、延胡索、川楝子、党参、柴胡各 15 克,佛手、白及各 10 克,黄连、干姜、炙甘草各 6 克。脾胃虚寒者,加吴茱萸 5 克;气虚者,加黄芪 20 克;胃热偏盛者,加栀子、蒲公英各 10 克;血瘀者,加丹参 20 克,伴出血者,加仙鹤草、茜草各 10 克;纳差者,加鸡内金 15 克,焦山楂、神曲各 10 克。

应用方法:每日 1 剂,水煎服,4 周为 1 个疗程。服药期间保持规律饮食,忌生冷、辛辣和难消化食物。

功能主治:疏肝理气,和胃止痛,杀菌生肌。主治肝胃不和型消化性溃疡。

(3)乌贝芍药散

药物组成:浙贝母 100 克,海螵蛸、煅瓦楞子、白及、黄连各 200 克,白芍 300 克,青皮、陈皮各 50 克,甘草 100 克。

应用方法:将上药共研为细末,制成散剂,每次 10 克,每日 3 次,饭前温开水送服。20 日为 1 个疗程,未愈者休息 3 日,再服 1 个疗程。

功能主治:调和气血,缓急止痛,生肌消肿,肝、脾、胃同治。主治肝胃不和型消化性溃疡。

(4)四逆散加味方

药物组成:柴胡、白芍、枳实、甘草各 10 克。脾胃虚弱者,加党参、黄芪、茯苓各 15 克;脾胃虚寒者,加香附、桂枝、熟附子、高良姜各 10 克;舌质红、苔黄而郁热明显者,加牡丹皮、栀子、黄芩、蒲公英各 10 克;有瘀血者,加五灵脂、蒲黄、延胡索各 10 克,丹参 15 克;疼痛较剧者,加血竭 6 克,乳香、没药各 10 克;嗳气、反酸、嘈杂者,加半夏、吴茱萸各 10 克,海螵蛸、煅瓦楞子各 15 克,陈皮 6 克;胃阴虚者,加沙参、麦冬、怀山药、石斛各 15 克;有出血者,加白及、蒲黄各 10 克,地榆 15 克。

应用方法:每日 1 剂,水煎 2 次,每次 100~200 毫升,饭前 1 小时温服。

功能主治:疏肝健脾,理气和胃,止痛愈疡。主治肝胃不和型消化性溃疡。

(5)柴胡疏肝散加减方

药物组成:柴胡、香附、川芎、川楝子、煅瓦楞子各 12 克,郁金、青皮、延胡索各 10 克,白芍 18 克,枳壳 9 克,海螵蛸 15 克,甘草 6 克。

应用方法:每日 1 剂,水煎服。

功能主治:疏肝理气,和胃止痛。主治肝胃不和型消化性溃疡。

28. 治疗脾胃虚寒型消化性溃疡的验方有哪些

(1)董氏治疗溃疡方

药物组成:黄芪 15 克,炙桂枝、白芍、炒五灵脂、生蒲黄(包)、酒当归各 10 克,炙甘草 5 克,饴糖 30 克,三七粉(冲服)3 克,生姜 5 克,大枣 7 枚。

应用方法:每日 1 剂,水煎服。

功能主治:辛甘通阳,培土泻木。主治脾胃虚寒型消化性溃疡。

(2)李氏理脾愈疡汤

药物组成:党参、茯苓、刘寄奴各 15 克,白术、厚朴、甘松、延胡索、海螵蛸各 10 克,白芍 12 克,砂仁 8 克,桂枝、木香、炙甘草各

6克,生姜3片,大枣3枚。

应用方法:每日1剂,水煎服。

功能主治:温中健脾,理气活血,生肌愈疡。主治脾胃虚寒型消化性溃疡。

(3)芪桂温中愈疡汤

药物组成:生黄芪30克,白芍、桂枝各12克,炙甘草、白术(土炒)、海螵蛸各15克,三七粉(冲服)、干姜各6克,浙贝母、延胡索各10克。兼肝郁者,加醋香附、枳壳各10克,柴胡12克;兼胃热者,加黄芩12克,牡丹皮10克;刺痛为主者,加当归尾9克。

应用方法:每日1剂,水煎取汁,饭后1小时温服。4周为1个疗程,治疗3个疗程后进行疗效统计。

功能主治:益气托补,制酸止血,疏肝和胃,祛瘀愈疡。主治脾胃虚寒型消化性溃疡。

(4)建中良附组合方

药物组成:黄芪15克,党参、白芍各12克,桂枝、白术、茯苓、高良姜各10克,香附、木香各6克,炙甘草5克,生姜3片,大枣5枚。吐清水明显者,加半夏、陈皮、干姜;反酸者,加吴茱萸、海螵蛸、煅瓦楞子;大便溏泄者,加怀山药、芡实;大便隐血阳性者,加白及、仙鹤草、炮姜炭。

应用方法:每日1剂,水煎服。

功能主治:温中健脾,和胃止痛。主治脾胃虚寒型消化性溃疡。

(5)黄芪建中汤加减方

药物组成:党参20克,黄芪、白芍各18克,煅瓦楞子、白术、白及各15克,桂枝、高良姜各9克,茯苓、陈皮各12克,砂仁、干姜、甘草各6克,大枣5枚。

应用方法:每日1剂,水煎服。

功能主治:温中补虚,和胃缓急止痛。主治脾胃虚寒型消化性溃疡。

29. 治疗胃阴不足型消化性溃疡的验方有哪些

（1）养阴疏肝汤

药物组成：辽沙参 20 克，麦冬、石斛、白芍各 15 克，青皮、陈皮、甘松、白及各 10 克，刘寄奴 12 克，吴茱萸 5 克，黄连 6 克，甘草 3 克。

应用方法：每日 1 剂，水煎服。

功能主治：养阴清热，疏肝活血，收敛生肌。主治胃阴不足型消化性溃疡。

（2）徐氏养胃汤

药物组成：北沙参、石斛、绿萼梅、炒当归、炒山药各 10 克，麦冬、川百合、杭白芍各 15 克，木蝴蝶 6 克，甘草 5 克。

应用方法：每日 1 剂，水煎服。

功能主治：养阴益胃，缓急和中。主治胃阴不足型消化性溃疡。

（3）章氏胃阴虚方

药物组成：白芍、北秫米、知母各 10 克，煅瓦楞子（打，先煎）18 克，黄精、怀山药各 12 克，麦冬、云茯苓、川楝子各 9 克。

应用方法：每日 1 剂，水煎服。

功能主治：滋养胃阴。主治胃阴不足型消化性溃疡。

（4）益胃汤加减方

药物组成：北沙参、白芍各 15 克，生地黄、麦冬、当归、石斛、佛手、枸杞子、五味子、建曲、煅瓦楞子、白及各 12 克，延胡索、香橼各 10 克，吴茱萸 3 克，黄连、甘草各 6 克。

应用方法：每日 1 剂，水煎服。

功能主治：养阴益胃，和中止痛。主治胃阴不足型消化性溃疡。

（5）一贯煎合芍药甘草加减方

药物组成：白芍、北沙参、蒲公英、海螵蛸各 15 克，生地黄、麦冬、川楝子、当归、太子参、陈皮各 12 克,延胡索 10 克,香橼 9 克,黄连、甘草各 6 克。

应用方法:每日 1 剂,水煎服。

功能主治:滋阴益胃,和胃止痛。主治胃阴不足型消化性溃疡。

30. 治疗寒热错杂型消化性溃疡的验方有哪些

（1）清溃汤

药物组成:黄芪 20 克,党参 18 克,蒲公英 24 克,柴胡、台乌药各 12 克,延胡索、香附、丹参、浙贝母各 10 克,川楝子、沙参各 15 克,三七粉 3 克(冲服)。吞酸严重者,加瓦楞子、海螵蛸;恶心反胃者,加半夏、生姜、代赭石;胃热盛者,加黄芩、牡丹皮;胃阴虚者,加麦冬、石斛;湿重者,加茯苓、泽泻;胃酸缺乏者,加乌梅、山楂;胃脘痛胀甚者,加川厚朴花、佛手花。

应用方法:每日 1 剂,水煎分 2 次温服,4 周为 1 个疗程。幽门螺杆菌阳性者,加服阿莫西林胶囊(每次 0.5 克),甲硝唑片(每次 0.4 克),均每日 3 次,10 日为 1 个疗程。服药期间忌烟酒和辛辣、肥腻厚味,给予软食,少食多餐,保持心情舒畅,连续治疗 2 个疗程观察疗效。

功能主治:补益脾胃,化湿清热,行气活血,制酸愈疡。主治寒热错杂型消化性溃疡。

（2）护膜愈疡汤

药物组成:海螵蛸 30 克,连翘、茯苓各 25 克,党参、神曲、炒莱菔子各 20 克,牡丹皮、赤芍、砂仁各 15 克,枳壳、青皮各 12 克,厚朴、槟榔各 10 克,三七(冲服)、甘草各 5 克。疼痛明显者,加延胡索 15 克;大便艰涩者,加代赭石 25 克;口干者,加天花粉 12 克;失眠多梦者,加珍珠母 60 克;服药后腹泻者,加肉桂 3 克。

应用方法:每日 1 剂,头煎加水 1 000 毫升,煎煮 30～40 分钟,取汁 300 毫升左右,二煎加水 600 毫升,煎煮 30 分钟左右,取汁 300 毫升左右,2 煎药液相混,分早晚服,4 周为 1 个疗程。

功能主治:理气健脾,护膜愈疡。主治寒热错杂型消化性溃疡。

(3)黄芪三白草乌汤

药物组成:黄芪、海螵蛸各 30 克,白术、白及、白芍、陈皮、五加皮、威灵仙、百合、延胡索、草果、蒲公英、桂枝、甘草各 10 克。胃偏热者,加黄连 10 克,竹茹 3 克;胃偏寒者,加吴茱萸、高良姜各 10 克;口干者,加石斛 10 克;便秘者,加肉苁蓉、杏仁各 10 克。

应用方法:每日 1 剂,水煎 2 次,共取药液约 500 毫升,混合后分早晚饭前服,30 日为 1 个疗程,服至症状消失继服 15 剂后方可停药,3 个月后复查胃镜。治疗期间禁食生葱、蒜、辣椒并戒酒。

功能主治:益气健脾,制酸止痛,促进溃疡愈合。主治寒热错杂型消化性溃疡。

(4)甘草泻心汤加减方

药物组成:党参、海螵蛸、蒲公英各 15 克,半夏、陈皮各 12 克,枳壳、佛手各 10 克,黄芩、干姜、黄连各 9 克,吴茱萸、砂仁、甘草各 6 克,大枣 6 枚。

应用方法:每日 1 剂,水煎服。

功能主治:辛开苦降,平调寒热。主治寒热错杂型消化性溃疡。

(5)半夏泻心汤加减方

药物组成:党参、茯苓、白芍、海螵蛸、蒲公英各 15 克,姜半夏、陈皮、建曲各 12 克,黄芩、黄连、延胡索、佛手各 10 克,干姜、甘草各 6 克,大枣 6 枚。

应用方法:每日 1 剂,水煎服。

功能主治:寒热并用,辛开苦降,理气和胃。主治寒热错杂型消化性溃疡。

31. 治疗肝胃郁热型消化性溃疡的验方有哪些

(1)益胃愈疡饮

药物组成：党参、白术、茯苓、海螵蛸各 15 克，甘草、砂仁、柴胡各 8 克，陈皮、炒建曲、炒麦芽、枳实、延胡索、瓦楞子、郁金各 10 克，黄连、木香 6 各克，丹参 30 克，三七(冲服)3 克，甘草 6 克。

应用方法：每日 1 剂，水煎分早晚服，20 日为 1 个疗程。

功能主治：健脾祛湿，消积理气，清热逐瘀。主治肝胃郁热型消化性溃疡。

(2)化肝煎加减方

药物组成：陈皮、牡丹皮、栀子、佛手、白术各 12 克，青皮、柴胡各 10 克，煅瓦楞子、白芍、蒲公英各 15 克，黄连 9 克，吴茱萸 3 克，甘草 6 克。

应用方法：每日 1 剂，水煎服。

功能主治：疏肝解郁，泻热和胃。主治肝胃郁热型消化性溃疡。

(3)疏肝和胃清热方

药物组成：柴胡、香橼、佛手、白芍、制半夏各 10 克，黄连、郁金各 8 克，煅瓦楞子、海螵蛸各 12 克，半边莲、蒲公英各 15 克，三七粉(冲服)3 克，甘草 6 克。

应用方法：每日 1 剂，水煎 2 次，共取药液 400 毫升，分早晚服，3 个月为 1 个疗程。

功能主治：疏肝健脾，清热解毒，活血化瘀，和胃止痛。主治肝胃郁热型消化性溃疡。

(4)清胃化瘀愈疡汤

药物组成：黄连、川楝子各 9 克，赤芍、延胡索、牡丹皮、海螵蛸、煅瓦楞子、陈皮各 10 克，蒲公英 30 克，半枝莲、丹参、瓜蒌各 20 克，甘草 6 克。恶心呕吐者，加竹茹；咽干口渴者，加石斛；呃逆者，加代赭石、旋覆花；便秘者，加大黄；湿热者，加藿香；出血者，加三七。

应用方法:每日1剂,水煎服。

功能主治:清郁热,理气血,通瘀滞。主治肝胃郁热型消化性溃疡。

(5)滋水清肝饮加减方

药物组成:生地黄、山药、茯苓、白芍、煅瓦楞子、海螵蛸各15克,牡丹皮、泽泻、柴胡、栀子、当归各12克,蒲公英18克,三七粉(冲服)3克,甘草6克。

应用方法:每日1剂,水煎服。

功能主治:疏肝解郁,泻热和胃。主治肝胃郁热型消化性溃疡。

32. 治疗血瘀胃络型消化性溃疡的验方有哪些

(1)化瘀生肌汤

药物组成:蒲公英、白及、黄芪、海螵蛸各30克,紫草、甘松各12克,厚朴15克,黄连10克。疼痛较重者,加延胡索15克;胃胀明显者,加佛手10克;大便秘结者,加生大黄10克。

应用方法:每日1剂,头煎加水400毫升,浸泡30分钟,煎煮30分钟,取汁150毫升,二煎加水300毫升,煎煮30分钟,将头煎及二煎的滤汁混合均匀,分早晚餐前服,30日为1个疗程。

功能主治:抑制胃酸,保护黏膜,祛瘀生肌,收敛愈疡。主治血瘀胃络型消化性溃疡。

(2)活血愈疡汤

药物组成:当归、赤芍、川芎、香附、小茴香、延胡索、五灵脂、炒蒲黄各10克,木香6克,三七粉(分2次冲服)、甘草各3克。

应用方法:每日1剂,水煎服。

功能主治:活血化瘀,理气止痛。主治血瘀胃络型消化性溃疡。

(3)乳没愈疡汤

药物组成:乳香、没药、桂枝各 10 克,白及、海螵蛸各 15 克,白芍、瓦楞子各 30 克,甘草 6 克。肝脾郁热型,加柴胡、栀子、厚朴、枳壳各 15 克,牡丹皮 10 克;脾胃虚寒型,加干姜 6 克,党参、黄芪各 15 克;泛吐清水较重者,加吴茱萸 6 克;瘀血停滞型,加当归、赤芍、川芎、枳壳各 15 克。以上伴粪便隐血者,加大黄 10 克,三七粉(冲服)3 克。

应用方法:每日 1 剂,水煎 2 次,共取药液 300 毫升,分 2 次温服,28 日为 1 个疗程。

功能主治:调气血,止疼痛,收敛生肌。主治血瘀胃络型消化性溃疡。

(4)活血益胃愈疡汤

药物组成:黄芪、白术、山药、丹参、莪术各 15 克,川芎、蒲黄、延胡索、香附、枳壳各 10 克,白芍、海螵蛸、瓦楞子、白及各 12 克,三七 5 克,甘草 6 克。

应用方法:每日 1 剂,水煎 2 次,共取汁 500 毫升,分 3 次温服。

功能主治:行气活血,祛瘀通络,健脾益胃,收敛愈疡。主治血瘀胃络型消化性溃疡。

(5)失笑散合丹参饮加减方

药物组成:蒲黄、川楝子、炙刺猬皮、白及各 10 克,丹参、白术、海螵蛸各 15 克,陈皮、茯苓各 12 克,五灵脂 9 克,檀香 5 克,砂仁、甘草各 6 克。

应用方法:每日 1 剂,水煎服。

功能主治:活血化瘀,和胃通络止痛。主治血瘀胃络型消化性溃疡。

33. 治疗消化性溃疡应怎样谨慎合理地使用中草药

在选用中草药治疗消化性溃疡时,要做到谨慎合理地使用,必须注意选择合适的药物、有明确的应用目的,同时还应做到组方精练、剂量科学。

(1)药物合适:在药物的选择上,不仅要考虑其性味归经、功能主治,还需要结合现代药理研究成果,做到中西合参,综合分析,合理选择。例如,中药海螵蛸具有较好的收敛止血、制酸止痛、收湿敛疮作用,能有效缓解其胃脘部疼痛、反酸、烧灼感等症状,促进溃疡愈合,且无明显的不良反应,可广泛应用于消化性溃疡。若从中医的角度考虑,因其性微温,较适宜于中医辨证出现虚寒证之患者,用于热证时应注意与寒凉药配合;延胡索具有活血、行气、止痛之功效,对消化性溃疡出现气滞血瘀之胃脘部疼痛者较为适宜,若用于消化性溃疡出现胃阴不足症状之患者则药证不符。

(2)目的明确:辨证论治是中医的特色和优势,应用中药应以辨证为依据,这是常理,但也应注意结合现代医学对消化性溃疡的认识,做到用药的目的明确,是以控制胃脘部疼痛、反酸等症状为主要目的,还是要清除幽门螺杆菌、促进溃疡愈合,防止胃脘部疼痛、反酸、烧灼感反复发作,必须有明确的目标。经过一段时间的治疗,观察以上目标是否达到,如果没有达到,必须审查用药是否合理,及时调整用药,以期达到理想的疗效。

(3)组方精练:中医治病组方强调配伍,主、辅、佐、使目的明确,用药精练,毫无目的地杂药乱投,一开就是二十几味甚至几十味,这是绝对错误的。药物进入人体后,都要经代谢解毒,发挥其治疗作用,中药也是一样,在选用中药汤剂治疗消化性溃疡时,组方用药要科学、精练,配伍要合理,每一味药都要有明确的目的,以期达成最佳配方。

(4)剂量科学:中药都有一定的用量范围,超长时间、超大剂量使用,是导致毒副作用发生的主要原因,如长期使用木通容易引起肾衰竭和肝损害,桃仁、杏仁等含有氰苷,超剂量使用其中毒反应可以致命。在治疗消化性溃疡时,必须严格掌握其常用剂量,不能随意加大剂量,也不可不加分析地长期使用,做到用药的剂量科学合理。药典所定的剂量具有法律效力,它是法律和科学的结合,不可轻易突破。

34. 如何选择治疗消化性溃疡的中成药

适用于消化性溃疡的中成药很多,它们各有不同的使用范围,临床上如何选择使用,直接关系到治疗效果。在选用中成药前,首先要仔细阅读说明书,了解其功效和主治,根据具体情况,有的放矢地使用。

(1)医生指导:虽然相对西药而言,中成药的毒副作用要低得多,但是由于中成药有其各自的功效、适应证,若药不对症,不仅无治疗作用,反而会加重病情,甚至引发不良反应,因此消化性溃疡患者在选用中成药时,一定要请教一下医生,在医生的指导下选用。

(2)阅读标签:大凡中成药,在其外包装上都有标签,有的还有说明书,不论是标签还是说明书,其上面都能提供该药的功效、适应证、用法用量、注意事项等,仔细阅读中成药上面的标签和说明书,对正确选用中成药大有好处。

(3)辨病选药:即根据消化性溃疡的诊断选药,这些药物一般无明显的寒热偏性,只要诊断为消化性溃疡就可应用,如胃疡安片、溃疡宁片、健胃愈疡片等。

(4)辨证选药:即根据消化性溃疡患者发病机制和临床表现的不同,通过辨证分型,确立相应的治则,根据治疗原则选取中成药。绝大多数中成药是针对不同证型而设的,只有用于适宜的证型才能发挥最好的疗效。如同样是消化性溃疡,辨证属饮食积滞者可选用保和丸,而不宜用良附丸;属于阴虚胃热者可选用胃安胶囊,而用益气温中补虚之黄芪建中丸则无效。要做到辨证选药,就要了解药性,清楚中成药的药物组成、功能主治,并掌握辨证论治的方法。

(5)辨症选药:即根据消化性溃疡患者的主要症状选药。如胃痛明显者,可临时选用元胡止痛片、金佛止痛丸等;反酸明显者,可选用左金丸、安胃片等;纳差突出者,可选择健胃消食片、消积丸等。辨症选药主要是为了解除不适症状,待症状缓解或消失后,应相应地改变治疗用药。

(6)综合选药:即综合考虑消化性溃疡患者的病、证、症来选择适宜的中成药。有时患者可表现为多种证型的复杂情况,且症状也较突出,故要选用两种或几种药物进行治疗。随着治疗的进展,证、症均会发生改变,治疗选药也要做相应的调整。

35. 怎样购买和保管治疗消化性溃疡的中成药

(1)购买中成药:消化性溃疡是一种慢性病,患者多有自购中成药进行调治的习惯,正确购买中成药是保证药物质量和治疗效果的关键所在。要根据医生的处方到医院药房或药店购买中成药,购药时应检查药品的批准文号,如没有批准文号则不要购买,以防购买到假药劣药。要注意药品的有效期,中成药均在其包装上注明有药品的生产日期及有效期,超过有效期的药品不能购买,要保证所购药品的质量,受潮变质的药品不能购买。

(2)保管中成药:消化性溃疡患者一般用药时间较长,保管好中成药也关系到用药的安全有效,所以也应给予重视。家庭自备中成药不宜太多,太多不仅浪费金钱和药物,还容易变质失效。药物应放在适当的地方,避免日光直射、高温及潮湿,以干燥、通风、阴凉处为宜,并防备小儿误拿、误服。已经开启的瓶装中成药应注意按瓶签说明保管(如加盖、防潮等)。保管中成药一定要有标签,写清药名、规格,切勿仅凭记忆无标签取放。防止中成药变质是正确储存中成药的关键所在,为了防止中成药变质,瓶装中成药用多少取多少,以免污染。对瓶装液体中成药更应注意,只能倒出,不宜再往回倒,更不宜将瓶口直接往嘴里倒药。服用中成药前应检查药品,注意其有效期、失效期等,不能服用超过有效期或已失效的药物。当然,药品质量的好坏与保管有密切关系,保管不善,药品可能提前变质,所以在用前还须检查药品质量,若有发霉变质应妥善处理,不可再服。对药名、规格有疑问的药,切勿贸然使用,以免发生意外。

36. 治疗消化性溃疡常用的丸剂中成药有哪些

(1)舒泰丸

药物组成:紫苏、广藿香、桔梗、白芍、草豆蔻、厚朴(姜制)、陈皮、青皮(炒)、苍术(炒)、槟榔(炒)、柴胡、川芎、木香、甘草、鸡内金、六神曲、山楂、麦芽(炒)。

功能主治:疏肝理气。适用于脘闷胀饱,食滞不消,呕逆吞酸。

用法用量:每次1丸(每丸重10克),每日2次,温开水送服。

注意事项:孕妇禁用。

(2)戊己丸

药物组成:黄连、吴茱萸、白芍(炒)。

功能主治:泻肝火,和脾胃。适用于肝胃不和,口苦嘈杂,呕吐吞酸,腹痛泻痢。

用法用量:每次3~6克(每10粒重2克),每日2次,温开水送服。

注意事项:肝胆火郁动血而见呕血、便血者不宜用,脾虚泄泻者不宜用。

(3)胃痛丸

药物组成:沉香、木香、丁香、乳香(醋炒)、延胡索、香附、当归、红花、六神曲(炒)、砂仁、草豆蔻、乌药、高良姜、肉桂。

功能主治:疏肝和胃,理气止痛。适用于胃部疼痛,肝郁气滞,胸胁胀痛,恶心呕吐。

用法用量:每次60粒(每20粒重1克),每日2次,姜水、红糖水或温开水送服。

注意事项:孕妇禁用,有出血性疾病者忌用。

(4)健脾丸

药物组成:党参、白术、陈皮、枳实、山楂、麦芽。

功能主治:健脾开胃。适用于脾胃虚弱,脘腹胀满,食少便溏。

用法用量:每次1丸(每丸重9克),每日2次,温开水送服。

注意事项:孕妇慎用,阴虚内热及湿热未去者不宜用。

(5)平胃丸

药物组成:苍术、厚朴、陈皮、甘草。

功能主治:燥湿健脾,宽胸消胀。适用于脾胃湿盛,不思饮食,脘腹胀满,恶心呕吐,吞酸嗳气。

用法用量:每次6～9粒(每粒重1克),每日3次,饭前温开水送服。

注意事项:阴虚燥热者不宜用。

(6)枳实消痞丸

药物组成:枳实、白术、法半夏、黄连、党参、甘草、茯苓、厚朴、麦芽、干姜。

功能主治:化湿热,消痞满。适用于湿热交蒸,胸腹痞满。

用法用量:每次6克(每12粒重1克),每日3次,温开水送服。

注意事项:孕妇忌服。

(7)调胃疏肝丸

药物组成:砂仁、厚朴(姜炙)、豆蔻仁、青皮、枳壳、陈皮、山楂(炒)、柴胡(醋炙)、郁金、香附(醋炙)、木香、片姜黄、甘草。

功能主治:疏肝和胃,解郁止痛。适用于脾胃不和,肝郁不舒引起的胃脘刺痛,两胁胀满,嗳气吞酸,饮食无味。

用法用量:每次1丸(每丸重6克),每日3次,温开水送服。

注意事项:出血性疾病、出血倾向者、对本品过敏者及孕妇忌用。

(8)香砂养胃丸

药物组成:木香、砂仁、白术、陈皮、茯苓、半夏、香附、枳实、草豆蔻、厚朴、广藿香、甘草。

功能主治:温中和胃。适用于不思饮食,呕吐酸水,胃脘满闷,四肢倦怠。

用法用量:每次6～9克(每100粒重6克),每日2次,温开水送服。

注意事项:阴虚燥热者不宜用。

(9)越鞠保和丸

药物组成:栀子(姜制)、六神曲(麸炒)、香附(醋制)、川芎、苍术、木香、槟榔。

功能主治:疏肝解郁,开胃消食。适用于气郁停滞,倒饱嘈杂,胸腹胀满,消化不良。

用法用量:每次1袋(每袋6克),每日1～2次,温开水送服。

注意事项:久病及血虚者禁服。

(10)沉香舒郁丸

药物组成:木香、沉香、陈皮、厚朴、草豆蔻、砂仁、枳壳、青皮、香附、延胡索、柴胡、姜黄、甘草。

功能主治:舒气开胃,化郁止痛。适用于胸腹胀满,胃部疼痛,呕吐酸水,消化不良,食欲缺乏,郁闷不舒。

用法用量:每次1丸(每丸重6克),每日2次,温开水送服。

注意事项:孕妇遵医嘱服。忌食生冷油腻及肥甘厚味,饮食宜清淡。

(11)清胃和中丸

药物组成:黄芩、黄连、黄柏、生石膏、大黄、槟榔、青皮、陈皮、枳壳、香附、当归、莪术、木香、牵牛子。

功能主治:清胃,导滞。适用于胃热气滞引起的脘腹胀满,烦热口苦,恶心呕吐,食欲缺乏,大便秘结。

用法用量:每次1丸(每丸重6克),每日2次,温开水送服。

注意事项:孕妇禁用。年老体弱无大便秘结者慎用。本品为实证而设,虚证禁用。

(12)九气心痛丸

药物组成:五灵脂(醋炒)、高良姜、木香、石菖蒲、青皮、丁香、延胡索(醋炒)。

功能主治:理气,散寒,止痛。适用于胃脘疼痛,两胁胀痛,癥瘕积聚。

用法用量:每次3～6克(每40粒重约3克),每日1～2次,温开水送服。

注意事项:孕妇禁用。

37. 治疗消化性溃疡常用的冲剂中成药有哪些

(1)胃灵冲剂

药物组成:甘草、海螵蛸、白芍、白术、延胡索、党参。

功能主治:健胃和中,制酸止痛。适用于慢性胃炎、胃溃疡、十二指肠溃疡。

用法用量:每次1袋(每袋重5克),每日3次,温开水冲服。

注意事项:湿热中阻者不宜用。

(2)胃苏冲剂

药物组成:紫苏梗、香附、陈皮、香橼、佛手、枳壳等。

功能主治:理气消胀,和胃止痛。适用于慢性胃炎及消化性溃疡,症见胃脘胀痛,窜及两胁,得嗳气或矢气则舒,情绪郁怒则发作加重,胸闷食少,排便不畅,舌苔薄白,脉弦等。

用法用量:每次1袋(每袋重15克),每日3次,温开水冲服。15日为1个疗程,可服用1～3个疗程,或遵医嘱。

注意事项:本品性味辛温,阴虚内热、气郁化火及其他热证均不宜用。

（3）溃平宁冲剂

药物组成：大黄浸膏、白及、延胡索粗碱。

功能主治：止血，止痛，收敛。适用于胃溃疡、十二指肠溃疡及合并消化道出血者。

用法用量：每次 1 袋（每袋重 4 克），每日 3～4 次，温开水冲服。

注意事项：孕妇忌服。本品止血作用较弱，只适用于慢性隐性出血。慢性显性出血和急性大量出血应注意与其他治疗方法配合，以提高疗效。

（4）胃舒宁冲剂

药物组成：甘草、海螵蛸、白芍、白术、延胡索、党参。

功能主治：健胃制酸，缓急止痛。适用于胃脘疼痛、胃酸过多、胃溃疡、十二指肠溃疡、慢性胃炎。

用法用量：每次 1 袋（每袋重 5 克），每日 3 次，温开水冲服。

注意事项：对本品过敏者忌用。

（5）胃肠灵颗粒

药物组成：黄芪、甘草、白芍、大枣、桂枝、生姜。

功能主治：温中益气，缓急止痛。适用于慢性胃炎、胃溃疡、十二指肠溃疡见有脘腹胀痛、食少乏力等症状者。

用法用量：每次 1 袋（每袋重 10 克），每日 3 次，温开水冲服。

注意事项：胃脘部灼热，口苦反酸者忌用。

（6）胃祥宁颗粒

药物组成：女贞子。

功能主治：疏肝止痛，养阴润肠。适用于消化性溃疡、慢性胃炎所致的胃脘疼痛、腹胀、口渴、便秘等。

用法用量：每次 1 袋（每袋重 3 克），每日 2 次，温开水冲服。

注意事项：孕妇慎用。

（7）阴虚胃痛颗粒

药物组成：北沙参、麦冬、石斛、川楝子、玉竹、白芍、甘草。

功能主治：养阴益胃，缓中止痛。适用于胃阴不足引起的胃脘隐隐灼痛、口干舌燥、纳呆,干呕及慢性胃炎、消化性溃疡见上述症状者。

用法用量:每次 1 袋(每袋重 10 克),每日 3 次,温开水冲服。

注意事项:忌食辛辣刺激性食物。

(8)参梅养胃冲剂

药物组成:北沙参、山楂、乌梅、红花、莪术、青木香、蒲公英、丹参、甘草、白芍、当归。

功能主治:养阴和胃。适用于胃痛灼热、嘈杂似饥、口咽干燥、大便秘结及胃阴不足型慢性胃炎。

用法用量:每次 1 袋(每袋重 10 克),每日 3~4 次,饭前温开水冲服。

注意事项:慢性胃炎有湿热阻滞、正虚邪盛者禁用。

(9)健胃消炎颗粒

药物组成:党参、茯苓、白术、白芍、丹参、赤芍、白及、大黄、木香、川楝子、乌梅、青黛。

功能主治:健脾和胃,理气活血。适用于脾胃不和所致的胃脘部疼痛、痞满纳差,以及慢性胃炎、消化性溃疡见上述症状者。

用法用量:每次 2 袋(每袋重 10 克),每日 3 次,饭前温开水冲服。

注意事项:脾胃虚寒及寒湿中阻者不宜用。

(10)复方香砂颗粒

药物组成:砂仁叶油、化橘红、枳壳、白术。

功能主治:行气温中,健脾开胃,止痛消胀。适用于脾胃虚寒引起的胃脘疼痛和消化不良。

用法用量:每次 1 袋(每袋重 10 克),每日 3 次,温开水冲服。

注意事项:因本品药性辛燥易于耗伤气血,故阴虚之人慎用。

(11)疏肝健胃冲剂

药物组成:厚朴、香附、肉桂、鸡内金、草豆蔻、柴胡、白芍、青皮、神曲、牵牛子、五灵脂、龙胆草、大黄、莱菔子、陈皮。

功能主治：疏肝理气，健胃消食。适用于胸胁满闷、食后胀饱、胃脘疼痛、反复吞酸、大便秘结。

用法用量：每次1袋(每袋重10克)，每日2次，早晚空腹温开水冲服。

注意事项：孕妇忌服。注意少食多餐，调畅情志。

(12)气滞胃痛冲剂

药物组成：柴胡、枳壳、白芍、甘草、香附、延胡索。

功能主治：疏肝和胃，止痛消胀。适用于肝郁气滞、脘痞胀满、胃脘疼痛等。

用法用量：每次1袋(每袋重10克)，每日2～3次，温开水冲服，或遵医嘱。

注意事项：孕妇慎用。气郁化火者不宜用。忌食辛辣油腻之食物。

38. 治疗消化性溃疡常用的片剂中成药有哪些

(1)正胃片

药物组成：猴耳环、木香、七叶莲、陈皮、甘草、碱式硝酸铋、氧化镁、氢氧化铝。

功能主治：清热凉血，健脾和胃，制酸止痛。适用于慢性胃炎、胃溃疡、十二指肠溃疡。

用法用量：每次2片(每片0.75克)，每日3次，嚼碎服。

注意事项：慢性胃痛属虚寒者及对本品过敏者忌用。本品适用于胃中积热者，阴虚火旺者不宜用。

(2)溃疡宁片

药物组成：甘草浸膏、海螵蛸、维生素U、硫酸阿托品、氢氯噻嗪、盐酸普鲁卡因。

功能主治：制酸止血，解痉止痛，调整胃肠功能，促进溃疡愈合。适用于胃溃疡、十二指肠溃疡。

用法用量：每次 4～6 片（每片 0.35 克），每日 3 次，温开水送服。

注意事项：忌食辛辣食物。

（3）四方胃片

药物组成：海螵蛸、浙贝母、沉香、黄连、川楝子、柿霜、苦杏仁、延胡索、吴茱萸。

功能主治：制酸止痛。适用于胃痛、胃酸过多、消化不良、慢性胃炎、胃溃疡、十二指肠溃疡。

用法用量：每次 3 片（每片 0.35 克），每日 2～3 次，温开水送服。

注意事项：服药期间注意调畅情志，忌食辛辣、油腻、刺激性食物。本方中苦寒泻火、行气药居多，适用于肝胃郁热之实证，如脾胃虚弱者不宜单独使用。

（4）海洋胃药

药物组成：海星、陈皮、牡蛎、瓦楞子、黄芪、白术、枯矾、干姜、胡椒。

功能主治：益气健脾，温中止痛。适用于脾胃虚弱、胃寒作痛、胃酸过多，以及由胃溃疡、十二指肠溃疡出现上述症状者。

用法用量：每次 4～6 片（每片 0.3 克），每日 3 次，温开水送服。

注意事项：忌食生冷食物。孕妇忌服。

（5）胃安宁片

药物组成：海螵蛸、白矾、白及、延胡索。

功能主治：制酸敛溃，解痉止痛。适用于十二指肠溃疡、慢性胃炎、胃黏膜脱垂。

用法用量：每次 5 片（每片 0.3 克），每日 3～4 次，温开水送服。

注意事项：孕妇慎用。

（6）胃疡安片

药物组成：白及、黄连、浙贝母、沉香、三七。

功能主治:活血行气。适用于胃脘胀痛、胃溃疡、十二指肠溃疡、慢性萎缩性胃炎。

用法用量:每次 8 片(每片 0.32 克),每日 3 次,温开水送服。

注意事项:虚寒性胃脘疼痛者慎用。

(7)胃可宁片

药物组成:珍珠层粉、浙贝母。

功能主治:收敛,制酸,止痛。适用于胃痛、胃溃疡、十二指肠溃疡。

用法用量:每次 3～5 片(每片 0.35 克),每日 3～4 次,饭前 30 分钟、每晚睡前或反酸时温开水送服。

注意事项:孕妇慎用。

(8)健胃愈疡片

药物组成:柴胡、党参、白芍、延胡索、白及、珍珠层粉、青黛。

功能主治:疏肝健脾,解痉止痛,止血生肌。适用于肝郁脾虚、肝胃不和型消化性溃疡活动期,症见胃脘胀痛、嗳气吞酸、烦躁不食、腹胀便溏等。

用法用量:每次 4～5 片(每片 0.35 克),每日 4 次,温开水送服。

注意事项:对本品过敏者忌用,有出血性疾病及出血倾向者忌用。

(9)止血定痛片

药物组成:三七、花蕊石、海螵蛸、甘草。

功能主治:散瘀,止血,止痛。适用于十二指肠溃疡、胃出血、胃酸过多等。

用法用量:每次 6 片(每片 0.35 克),每日 3 次,温开水送服。

注意事项:本品止血作用较弱,只适用于慢性隐性出血。慢性显性出血和急性大量出血非本品所适宜。

(10)暖胃舒乐片

药物组成:黄芪、大红袍、延胡索、白芍、鸡矢藤、白及、砂仁、五倍子、肉桂、丹参、甘草、炮姜。

功能主治:温中补虚,调和肝胃,行气活血,止痛生肌。适用于脾胃虚寒及肝脾不和型慢性胃炎、胃溃疡、十二指肠溃疡。

用法用量:每次 5 片(每片 0.5 克),每日 3 次,温开水送服。

注意事项:本品药性温燥,阴虚火旺者慎用。

(11)沉香露白露片

药物组成:甘草、碱式硝酸铋、陈皮、碳酸镁、木香、氧化镁、大黄、碳酸氢钠、石菖蒲。

功能主治:健胃和中,理气止痛。适用于胃溃疡、糜烂性胃炎、胃酸过多、急性胃炎、慢性胃炎、胃肠神经官能症、十二指肠炎等。

用法用量:每次 3～5 片(每片 0.5 克),每日 3 次,温开水送服。

注意事项:孕妇禁用,对本品过敏者忌用。

(12)陇马陆胃药片

药物组成:陇马陆全粉、颠茄浸膏。

功能主治:健胃消食,制酸止痛。适适用于胃炎、胃溃疡、十二指肠溃疡症见胃脘部疼痛、嘈杂反酸、食欲缺乏、消化不良者。

用法用量:每次 4 片(每片 0.35 克),每日 4 次,饭后温开水送服。

注意事项:个别患者服药后有口干、轻度腹泻,停药后可很快消失。

39. 治疗消化性溃疡常用的胶囊剂中成药有哪些

(1)胃药胶囊

药物组成:延胡索、海螵蛸、青木香、枯矾、鸡蛋壳、珍珠母。

功能主治:制酸止痛。适用于胃酸过多、胃溃疡、十二指肠溃疡。

用法用量:每次 2～3 粒(每粒重 0.5 克),每日 3 次,温开水送服。

注意事项:孕妇忌用。

(2)胃康胶囊

药物组成:白及、海螵蛸、香附、黄芪、白芍、三七、鸡内金、鸡蛋壳、乳香、没药、百草霜。

功能主治:健胃和胃,制酸止痛,行瘀止血。适用于胃脘痛的气滞证和血瘀证及胃溃疡、十二指肠溃疡,慢性胃炎、上消化道出血。

用法用量:每次 4 粒(每粒重 0.45 克),每日 3 次,饭后服用。

注意事项:孕妇忌用。

(3)胃乐胶囊

药物组成:甘草提取物、白及、木香、颠茄流浸膏、橙皮酊、糜芎油、氢氧化铝、氢氧化镁、碳酸钙。

功能主治:行气止痛,收敛生肌,促进溃疡愈合。适用于胃脘胀闷疼痛、嗳气反酸、恶心呕吐、纳差食少、疲乏无力、大便不畅等

用法用量:每次 2～3 粒(每粒重 0.4 克),每日 3 次,温开水送服。

注意事项:本品长期服用少数人可出现轻微水肿及血压升高,减量服用或停药即可恢复。

(4)安胃胶囊

药物组成:延胡索、白矾、海螵蛸。

功能主治:制酸止痛。适用于慢性胃炎、十二指肠溃疡。

用法用量:每次 5～7 粒(每粒重 0.5 克),每日 3～4 次,温开水送服。

注意事项:孕妇慎用,有出血性疾病及出血倾向者可少量服用。

(5)溃疡胶囊

药物组成:瓦楞子、鸡蛋壳、陈皮、枯矾、水红花子、珍珠粉、仙鹤草。

功能主治:制酸止痛,收敛生肌。适用于胃脘疼痛、呕恶反酸、胃溃疡、十二指肠溃疡。

　用法用量:每次2粒(每粒重0.3克),每日3次,温开水送服。

注意事项:孕妇忌用。

(6)溃疡灵胶囊

药物组成:三七、儿茶、浙贝母、海螵蛸、甘草、延胡索、黄芪、白及、百合。

功能主治:益气,化瘀,止痛。适用于胃溃疡、十二指肠溃疡。

用法用量:每次3～5粒(每粒重0.25克),每日3次,温开水送服。

注意事项:有出血性疾病、出血倾向者及孕妇忌用。

(7)复胃散胶囊

药物组成:黄芪、白芷、白及、延胡索、白芍、海螵蛸、甘草。

功能主治:补气健脾,制酸止痛,止血生肌。适用于胃酸过多、呕血便血、食减形瘦、胃溃疡、十二指肠溃疡。

用法用量:每次4～6粒(每粒重0.25克),每日3次,温开水送服。

注意事项:注意少食多餐,禁酒忌辣。本品性偏温,阴虚火旺、肝胃郁热、胃火壅盛者不宜用。

(8)养胃宁胶囊

药物组成:当归、水红花子、香附、香橼、青木香、豆蔻、草豆蔻、人参、五灵脂、甘草、莱菔子、大黄。

功能主治:调中养胃,理气止痛。适用于急性胃炎、慢性胃炎、消化性溃疡、胃神经官能症。

用法用量:每次6粒(每粒重0.3克),每日2～3次,温开水送服。

注意事项:孕妇忌用。

(9)赛胃安胶囊

药物组成:石膏、冰片等。

功能主治:消炎止血,收敛生肌。适用于急性胃炎、慢性胃炎、胃溃疡、十二指肠溃疡、食管炎、口腔炎。

用法用量：每次 3 粒（每粒重 0.35 克），每日 3 次，饭前 30 分钟温开水送服。

注意事项：孕妇慎用。服药期间忌服碱性药物。

(10)胃复宁胶囊

药物组成：麦芽、六神曲、颠茄浸膏、鸡蛋壳。

功能主治：消食化积，制酸止痛。适用于胸腹胀满、食欲缺乏、胃溃疡、十二指肠溃疡。

用法用量：每次 4～6 粒（每粒重 0.3 克），每日 3 次，温开水送服。

注意事项：本品性偏温，阴虚火旺者不宜用。心脏病、高血压及孕妇慎用，青光眼眼压增高者忌用。

(11)溃疡散胶囊

药物组成：甘草、白及、延胡索、泽泻、海螵蛸、薏苡仁、黄芩、天仙子。

功能主治：理气和胃，制酸止痛。适用于脾胃湿热、胃脘胀痛、胃酸过多、消化性溃疡、慢性胃炎。

用法用量：每次 5 粒（每粒重 0.4 克），每日 3 次，温开水送服。

注意事项：孕妇慎用，对本品过敏者忌用。本品以清热解毒为主，适用于正盛邪实以邪实为主者，正气虚者不宜用。

(12)胃康灵胶囊

药物组成：白芍、白及、三七、甘草、茯苓、延胡索、海螵蛸、颠茄浸膏。

功能主治：柔肝和胃，散瘀止血，缓急止痛，去腐生新。适用于急性胃炎、慢性胃炎、胃溃疡、糜烂性胃炎、十二指肠溃疡及胃出血等。

用法用量：每次 4 粒（每粒重 0.45 克），每日 3 次，饭后服用。

注意事项：孕妇慎用。因本品偏于寒凉，故脾胃阳虚者慎用。

40. 治疗消化性溃疡常用的口服液中成药有哪些

(1)猴菇饮

药物组成:猴头菇提取物。

功能主治:养胃和中。适用于慢性胃炎、胃溃疡、十二指肠溃疡。

用法用量:每次 10 毫升,每日 3 次,口服。

注意事项:服药期间忌食生冷油腻辛辣之食物。

(2)益胃口服液

药物组成:蒲公英、红藤、白芍、甘草、乌药、陈皮、木香。

功能主治:理气活血,和胃止痛。适用于胃溃疡、十二指肠溃疡、慢性胃炎。

用法用量:每次 20 毫升,每日 3 次,口服。

注意事项:忌食生冷油腻食物。病程日久,消瘦明显,舌淡脉弱者不宜用。

(3)消食保和液

药物组成:山楂、六神曲、半夏、茯苓、陈皮、连翘、莱菔子、麦芽。

功能主治:消食导滞,化积和胃。适用于食积停滞、脘腹胀满、嗳腐吞酸、不思饮食。

用法用量:每次 10~30 毫升,每日 3 次,口服。

注意事项:脾胃虚弱,内无积滞者非本品所适宜。服药期间注意饮食调节,以暂时少食,逐渐加量至正常为宜。

(4)小建中合剂

药物组成:桂枝、白芍、甘草、生姜、大枣、饴糖。

功能主治:温中补虚,缓急止痛。适适用于脾胃虚寒、脘腹疼痛、喜温喜按、嘈杂吞酸、食少心悸等。

用法用量:每次 20~30 毫升,每日 3 次,口服。

注意事项:因脾不统血而呕血、便血者慎用,实热证也不宜用。

(5)楂曲平胃合剂

药物组成:山楂、六神曲、苍术、厚朴、鸡内金、陈皮、甘草。

功能主治:燥湿健脾,消食散满。适用于脾胃不和、不思饮食、脘腹胀满、恶心呕吐、嗳气吞酸、大便溏泄。

用法用量:每次 10～20 毫升,每日 3 次,摇匀后口服。

注意事项:孕妇慎用,阴虚内热者慎用。

41. 治疗肝胃不和型消化性溃疡可选用哪些中成药

肝胃不和型消化性溃疡主要表现为胃脘胀闷,攻撑作痛,脘痛连胁,胸闷喜叹息,嗳气反酸,每因情志因素而痛作,大便不畅,查舌质淡红,舌苔薄白,脉弦。其治疗宜以疏肝理气,和胃止痛为主要原则,可选用中成药舒泰丸、胃苏冲剂、调胃疏肝丸、健胃愈疡片、气滞胃痛冲剂等。

(1)舒泰丸:具有疏肝理气之功效。适用于脘闷胀饱,食滞不消,呕逆吞酸等。每次 1 丸(每丸重 10 克),每日 2 次,温开水送服。

(2)胃苏冲剂:具有理气消胀,和胃止痛之功效。适用于慢性胃炎及消化性溃疡,症见胃脘胀痛,窜及两胁,得嗳气或矢气则舒,情绪郁怒则发作加重,胸闷食少,排便不畅,舌苔薄白,脉弦等。每次 1 袋(每袋重 15 克),每日 3 次,温开水冲服。

(3)调胃疏肝丸:具有疏肝和胃,解郁止痛之功效。适用于脾胃不和,肝郁不舒引起的胃脘刺痛,两胁胀满,嗳气吞酸,饮食无味。每次 1 丸(每丸重 6 克),每日 3 次,温开水送服。

(4)健胃愈疡片:具有疏肝健脾,解痉止痛,止血生肌之功效。适用于肝郁脾虚、肝胃不和型消化性溃疡活动期,症见胃脘胀痛,嗳气吞酸,烦躁不食,腹胀便溏等。每次 4～5 片(每片 0.35 克),

每日 4 次，温开水送服。

（5）气滞胃痛冲剂：具有疏肝和胃，止痛消胀之功效。适用于肝郁气滞，脘痞胀满，胃脘疼痛等。每次 1 袋（每袋重 10 克），每日 2～3 次，温开水冲服。

42. 治疗脾胃虚寒型消化性溃疡可选用哪些中成药

脾胃虚寒型消化性溃疡主要表现为胃痛隐隐，喜暖喜按，空腹痛甚，得食则缓，时吐清水，纳差腹胀，神疲乏力，手足欠温，大便溏薄，查舌质淡，苔薄白，脉细弱。其治疗宜以温中补虚，和胃缓急止痛为主要原则，可选用中成药小建中合剂、海洋胃药片、香砂养胃丸、暖胃舒乐片、复方香砂颗粒等。

（1）小建中合剂：具有温中补虚，缓急止痛之功效。适用于脾胃虚寒，脘腹疼痛，喜温喜按，嘈杂吞酸，食少心悸等。每次 20～30 毫升，每日 3 次，口服。

（2）海洋胃药片：具有益气健脾，温中止痛之功效。适用于脾胃虚弱，胃寒作痛，胃酸过多，以及由胃溃疡、十二指肠溃疡出现上述症状者。每次 4～6 片（每片 0.3 克），每日 3 次，温开水送服。

（3）香砂养胃丸：具有温中和胃之功效。适用于脾胃虚寒所致之不思饮食，呕吐酸水，胃脘满闷，四肢倦怠等。每次 6～9 克（每 100 粒重 6 克），每日 2 次，温开水送服。

（4）暖胃舒乐片：具有温中补虚，调和肝胃，行气活血，止痛生肌之功效。适用于脾胃虚寒型慢性胃炎、胃溃疡、十二指肠溃疡。每次 5 片（每片 0.5 克），每日 3 次，温开水送服。

（5）复方香砂颗粒：具有行气温中，健脾开胃，止痛消胀。适用于脾胃虚寒引起的胃脘疼痛和消化不良等。每次 1 袋（每袋重 10 克），每日 3 次，温开水冲服。

43. 治疗胃阴不足型消化性溃疡可选用哪些中成药

胃阴不足型消化性溃疡主要表现为胃痛隐隐,嘈杂灼痛,口燥咽干,五心烦热,消瘦乏力,口渴不欲饮,大便干结,查舌红少津,脉细数。其治疗宜以滋阴益胃,和胃止痛为主要原则,可选用中成药胃安胶囊、养胃舒颗粒、参梅养胃冲剂、阴虚胃痛颗粒、复方鲜石斛颗粒等。

(1)胃安胶囊:具有养阴益胃,补脾消炎,行气止痛之功效。适用于胃脘嘈杂,上腹隐痛,咽干口燥,以及消化性溃疡见上述症状者。每次3粒(每粒0.25克),每日2次,于饭后2小时服用。

(2)养胃舒颗粒:具有滋阴养胃之功效。适用于慢性胃炎,胃脘灼热,隐隐作痛,以及消化性溃疡见上述症状者。每次1~2袋(每袋重10克),每日2次,温开水冲服。

(3)参梅养胃冲剂:具有养阴和胃之功效。适用于胃痛灼热,嘈杂似饥,口咽干燥,大便秘结,以及胃阴不足型慢性胃炎、消化性溃疡见上述症状者。每次1袋(每袋重10克),每日3~4次,饭前温开水冲服。

(4)阴虚胃痛颗粒:具有养阴益胃,缓中止痛之功效。适用于胃阴不足引起的胃脘隐隐灼痛,口干舌燥,纳呆,干呕,慢性胃炎,消化性溃疡见上述症状者。每次1袋(每袋重10克),每日3次,温开水冲服。

(5)复方鲜石斛颗粒:具有滋阴养胃,清热解酒,生津止渴之功效。适用于胃阴不足,口干咽燥,饥不欲食,舌红少津,酒后津枯虚热,酒醉烦渴等。每次1~2袋(每袋重5克),每日3次,温开水冲服。

44. 治疗寒热错杂型消化性溃疡可选用哪些中成药

寒热错杂型消化性溃疡主要表现为胃脘灼热,胀满疼痛,食后胀甚,食生冷、热物则痛,嘈杂吞酸,口苦纳差,泛吐清水,大便时干时稀,查舌质淡,苔薄黄或黄白相间,脉沉细或弦数。其治疗宜以辛开苦降,平调寒热为主要原则,可选用中成药黄连片、胃安宁片、胃疼宁片、胃康灵胶囊、沉香露白露片等。

(1)黄连片:具有温中泻火,止痛之功效。适用于脘胁疼痛,嗳气吐酸,大便泄泻等。每次 5～8 片(每片 0.32 克),每日 3 次,温开水送服。

(2)胃安宁片:具有制酸敛溃,解痉止痛之功效。适用于十二指肠溃疡,慢性胃炎,胃黏膜脱垂等。每次 5 片(每片 0.3 克),每日 3～4 次,温开水送服。

(3)胃疼宁片:具有温中行气,制酸止痛之功效。适用于胃脘胀满,嗳气吞酸,慢性胃炎,消化性溃疡。每次 3 片(每片 0.35克),每日 3 次,温开水送服。

(4)胃康灵胶囊:具有柔肝和胃,散瘀止血,缓急止痛,去腐生新之功效。适用于急性胃炎,慢性胃炎,胃溃疡,糜烂性胃炎,十二指肠溃疡及胃出血。每次 4 粒(每粒重 0.45 克),每日 3 次,饭后服用。

(5)沉香露白露片:具有健胃和中,理气止痛之功效。适用于胃溃疡,糜烂性胃炎,胃酸过多,急性胃炎,慢性胃炎,胃肠神经官能症,十二指肠炎等。每次 3～5 片(每片 0.5 克),每日 3 次,温开水送服。

45. 治疗肝胃郁热型消化性溃疡可选用哪些中成药

肝胃郁热型消化性溃疡主要表现为胃脘部疼痛并有灼热感,

痛势急迫，心烦易怒，反酸嘈杂，口干口苦，大便秘结，查舌质红，苔黄腻，脉弦或弦数。其治疗宜以疏肝解郁，泻热和胃为主要原则，可选用中成药戊己丸、和胃片、四方胃片、复方拳参片、丹栀逍遥丸等。

（1）戊己丸：具有泻肝火，和脾胃之功效。适用于肝胃不和，肝胃郁热之口苦嘈杂，呕吐吞酸，腹痛泻痢等。每次 3～6 克（每10 粒重 2 克），每日 2 次，温开水送服。

（2）和胃片：具有疏肝清热，凉血活血，祛瘀生新，和胃止痛之功效。适用于消化性溃疡及胃痛腹胀，嗳气反酸，恶心呕吐等。每次 4 片（每片 0.35 克），每日 4 次，温开水送服。

（3）四方胃片：具有制酸止痛之功效。适用于胃痛，胃酸过多，消化不良，慢性胃炎，胃溃疡，十二指肠溃疡。每次 3 片（每片0.35 克），每日 2～3 次，温开水送服。

（4）复方拳参片：具有收敛止血，制酸止痛之功效。适用于胃热所致的胃脘疼痛，嘈杂反酸，便血等。每次 6～8 片（每片 0.25克），每日 3 次，空腹温开水送服。

（5）丹栀逍遥丸：具有疏肝清热，解郁和胃之功效。适用于胸胁胀痛，烦闷急躁，心烦口苦，嗳气呕酸等。每次 8 丸（相当于原药材 3 克），每日 3 次，温开水送服。

46. 治疗血瘀胃络型消化性溃疡可选用哪些中成药

血瘀胃络型消化性溃疡主要表现为胃脘部疼痛，痛如针刺，痛处固定，食后加剧，入夜尤甚，甚者可有呕血、便血，查舌质紫暗或有瘀斑、瘀点，苔薄少，脉细涩或弦。其治疗宜以活血化瘀，和胃通络止痛为主要原则，可选用中成药胃疡安片、胃康胶囊、益胃口服液、溃疡灵胶囊、养胃宁胶囊等。

（1）胃疡安片：具有活血行气止痛之功效。适用于胃脘胀痛，胃溃疡，十二指肠溃疡，慢性萎缩性胃炎。每次 8 片（每片 0.32

克),每日 3 次,温开水送服。

(2)胃康胶囊:具有健胃和胃,制酸止痛,行瘀止血之功效。适用于气滞血瘀型胃脘痛及胃溃疡,十二指肠溃疡,慢性胃炎,上消化道出血。每次 4 粒(每粒重 0.45 克),每日 3 次,饭后服用。

(3)益胃口服液:具有理气活血,和胃止痛之功效。适用于气滞血瘀,胃失和降,胃痛吞酸,呕恶食少,胃溃疡,十二指肠溃疡,慢性胃炎见上述症状者。每次 20 毫升,每日 3 次,口服。

(4)溃疡灵胶囊:具有益气,化瘀,止痛之功效。适用于胃溃疡,十二指肠溃疡。每次 3～5 粒(每粒重 0.25 克),每日 3 次,温开水送服。

(5)养胃宁胶囊:具有调中养胃,理气活血止痛之功效。适用于急性胃炎,慢性胃炎,消化性溃疡,胃神经官能症。每次 6 粒(每粒重 0.3 克),每日 2～3 次,温开水送服。

47. 调治消化性溃疡常用的药物敷贴处方有哪些

处方 1

配方:仙人掌适量。

用法:仙人掌去刺,捣烂如泥,摊于纱布上,敷于脐部,外用纱布覆盖,胶布固定。每日换药 1 次,10 次为 1 个疗程。

功效:清热和胃,缓急止痛。

适应证:胃热型胃溃疡。

处方 2

配方:乌药 30 克,食盐适量。

用法:将乌药研为极细末,装瓶备用。用时取药末适量,用温开水调成膏状,敷于脐中,外用纱布覆盖,胶布固定,再将食盐炒热用布包裹,趁热熨于肚脐处。

功效:温中散寒,和胃止痛。

适应证:消化性溃疡寒邪客胃之胃脘痛。

处 方 3

配方:吴茱萸、生姜汁各适量。

用法:将吴茱萸研为细末,每次取3～5克,用生姜汁调成膏状,敷于脐部,外用纱布覆盖,胶布固定,同时可配合艾条悬灸。每日换药1次,10次为1个疗程。

功效:疏肝理气,和中消胀止痛。

适应证:肝胃不和型胃溃疡胃脘部胀痛、反酸嗳气者。

处 方 4

配方:五灵脂、生蒲黄、乳香、没药各等份。

用法:将五灵脂、生蒲黄、乳香、没药共研为细末,用脱脂药棉黏附药粉呈小球状,然后塞入脐中,外用纱布覆盖,胶布固定。每日换药1～2次,10日为1个疗程。

功效:活血化瘀,通络止痛。

适应证:血瘀胃络型消化性溃疡。

处 方 5

配方:川楝子、青皮、延胡索、吴茱萸各等份,75％乙醇适量。

用法:将川楝子、青皮、延胡索、吴茱萸共研为细末,每次取3～6克,先用乙醇在脐中局部消毒,然后趁湿将药粉填塞脐中,外用纱布覆盖,胶布固定。每日换药1次,10次为1个疗程。

功效:温中散寒,行气止痛。

适应证:气滞型消化性溃疡。

处 方 6

配方:高良姜、延胡索、丁香各15克,肉桂10克,黄酒适量。

用法:将高良姜、延胡索、丁香、肉桂共研为细末,混匀后装入瓶中,密闭备用。每次取药末适量,用黄酒调成膏状,敷贴于脐部及中脘穴上,外用纱布覆盖,胶布固定,每日换药1次。

功效:健脾温中,和胃止痛。

适应证:消化性溃疡虚寒性胃痛。

处 方 7

配方:川椒100克,丁香20克,苍术200克,肉桂10克,黄酒适量。

用法:将川椒、丁香、苍术、肉桂共研为细末,混匀后装入瓶中,密闭备用。每次取药末适量,用黄酒调成膏状,分别贴敷于中脘、足三里、脾俞、胃俞穴,外用纱布覆盖,胶布固定,每日换药1次。

功效:健脾温中,和胃止痛。

适应证:消化性溃疡寒性胃脘痛。

处 方 8

配方:青皮、香附、延胡索、川楝子各10克,檀香6克,生姜汁适量。

用法:将青皮、香附、延胡索、川楝子、檀香共研为细末,混匀后装入瓶中,密闭备用。每次取药末适量,用生姜汁调成膏状,敷贴于脐部,外用纱布覆盖,胶布固定,每日换药1次。

功效:理气和胃止痛。

适应证:消化性溃疡气滞胃痛。

处 方 9

配方:炮姜、肉桂、小茴香、丁香、香附、附子、吴茱萸各3克,生姜汁适量。

用法:将炮姜、肉桂、小茴香、丁香、香附、附子、吴茱萸共研为细末,装瓶中备用。每次取药末适量,用生姜汁调成膏状,敷贴于脐部,外用纱布覆盖,胶布固定,隔日换药1次。

功效:温中散寒,和胃止痛。

适应证:脾胃虚寒型消化性溃疡胃脘痛。

处 方 10

配方:生黄芪60克,桂枝、延胡索各30克,炒白芍45克,炙甘草15克,生姜、大枣各适量。

用法:将生黄芪、桂枝、延胡索、炒白芍、炙甘草共研为细末,贮瓶中备用。每次取药末5克,加生姜1片,大枣1枚,共捣烂成饼,敷贴于脐部,外用纱布覆盖,胶布固定。2~3日换药1次,1个月为1个疗程。

功效:补脾健胃,祛寒止痛。

适应证:十二指肠球部溃疡。

48. 应用药物敷贴法调治消化性溃疡应注意什么

为了保证药物敷贴法调治消化性溃疡安全有效,避免不良反应发生,在应用药物敷贴法调治消化性溃疡时,应注意以下几点。

(1)注意局部消毒:敷药局部要注意进行清洁消毒,可用75%乙醇做局部皮肤擦拭,也可用其他消毒液洗净局部皮肤,然后敷药,以免发生感染。

(2)做到辨证选药:外敷药和内服药一样,也应根据病情的不同辨证选药,抓着疾病的本质用药,方能取得好的治疗疗效,切不可不加分析地乱用。药物敷贴法必须在医生的指导下,掌握操作要领和注意事项,根据药物敷贴法的适应证选择患者,严禁有敷贴禁忌证者进行药物敷贴治疗。

(3)正确选穴敷药:在应用穴位敷药时,所取穴位不宜过多,每穴用药量宜小,贴敷面积不宜过大,时间不宜过久。要注意外敷药物的干湿度,过湿容易使药糊外溢,太干又容易脱落,一般以药糊为稠厚状有一定的黏性为度。

(4)重视不良反应:一些刺激性较大或辛辣性的药物对皮肤有一定的刺激作用,可引起局部皮肤红肿、发痒、疼痛、起疱等不良反应;有些患者敷药后还可出现皮肤过敏等现象,还有些患者对胶布或伤湿止痛膏过敏。对这些患者应及时予以对症处理,或改用其他治疗方法。敷贴部位皮肤有破损者及消化性溃疡伴有出血、穿孔等严重并发症者也不宜采用敷贴疗法。

(5)注意配合他法:药物敷贴疗法调治消化性溃疡的作用有限,单独应用药物敷贴调治消化性溃疡是不可取的,临床中应注意与药物治疗、饮食调理等其他治疗调养方法配合应用,以发挥综合治疗的优势,提高疗效。

49. 调治消化性溃疡常用的中药热熨方法有哪些

方 法 1

原料:连须葱头 30 克,生姜 15 克。

操作:将葱头、生姜分别捣烂,混匀后炒热,用纱布包裹,热熨胃脘部,每次 30 分钟,每日 1～2 次。

适应证:消化性溃疡胃脘部疼痛不适证属脾胃虚寒者。

方 法 2

原料:干姜 30 克,食盐 100 克。

操作:将干姜研为粗末,与食盐一同放入锅中,混匀后炒热,用纱布包裹,热熨胃脘部,每次 30 分钟,每日 1～2 次。

适应证:消化性溃疡脾胃虚寒之胃脘痛。

方 法 3

原料:枳壳 100 克,葱白 200 克。

操作:将枳壳研为粗末,葱白捣烂如糊状,混匀后炒热,用纱布包裹,热熨胃脘部,每次 30 分钟,每日 2 次。

适应证:消化性溃疡寒邪犯胃之胃脘痛。

方 法 4

原料:麸皮 30 克,生姜渣 15 克,米醋适量。

操作:将麸皮与生姜渣一同放入锅中,炒热后入米醋搅匀,再稍炒片刻,用纱布包裹,趁热熨敷胃脘部,每次热熨 30 分钟,每日 1～2 次。

适应证:消化性溃疡胃脘部疼痛不适证属虚寒者。

方 法 5

原料:吴茱萸 75 克,薄荷 50 克,葱白、米醋各适量。

操作:将吴茱萸、薄荷共研为粗末,将葱白捣烂,葱白、吴茱萸、薄荷一同充分混匀,用纱布包裹敷于胃脘部,用热壶熨之,每次 20～30 分钟,每日 1～2 次。

适应证:消化性溃疡之胃脘痛属寒痛、气痛者。

方 法 6

原料:丁香 10 克,干姜、香附各 30 克,小茴香 15 克,木香 20 克。

操作:将丁香、干姜、香附、小茴香、木香共研为粗末,入锅内炒热,用纱布包裹,热熨胃脘部,每次 30 分钟,每日 1～2 次。

适应证:消化性溃疡寒凝气滞和脾胃虚寒之胃脘痛。

方 法 7

原料:吴茱萸叶、橘子叶、香薷叶各 60 克,大葱 120 克。

操作:将吴茱萸叶、橘子叶、香薷叶及大葱共捣烂如泥,充分混合,在锅中炒热,用纱布包裹,熨敷于胃脘脐腹部,外用热水袋加温熨之,每次 30 分钟,每日 1～2 次。

适应证:消化性溃疡脾胃虚寒及寒凝气滞之胃脘痛。

方 法 8

原料:高良姜、木香各 30 克,川椒 20 克,吴茱萸 15 克,白酒适量。

操作:将高良姜、木香、川椒共研为粗末,炒热后入白酒搅匀,再稍炒片刻,用纱布包裹,趁热熨脐周及中脘穴,每次 20～30 分钟,每日 1～2 次。

适应证:消化性溃疡寒凝气滞之胃脘痛。

方 法 9

原料:干姜 20 克,吴茱萸 10 克,艾叶 30 克,附子 15 克,细辛 3 克。

操作:将干姜、吴茱萸、艾叶、附子、细辛共研为粗末,入锅内炒热,用纱布包裹,热熨胃脘部,每次 30 分钟,每日 1～2 次。

适应证:消化性溃疡虚寒型胃脘痛。

方 法 10

原料:辣椒根、荞叶、石菖蒲、枣树皮各 12 克,陈皮 9 克,艾叶 20 克,生姜 3 片,葱白 15 克,食盐 30 克。

操作:将辣椒根、荞叶、石菖蒲、枣树皮、陈皮、艾叶共研为粗末,再加生姜、葱白共捣烂混匀,然后加入食盐充分混合,在锅中炒热,用纱布包裹,热熨胃脘脐腹部,每次 30 分钟,每日 1～2 次。

适应证:消化性溃疡虚寒性胃脘痛。

50. 应用中药热熨疗法调治消化性溃疡应注意什么

为了保证中药热熨疗法调治消化性溃疡安全有效,避免不良事件发生,在应用中药热熨疗法调治消化性溃疡时,应注意以下几点。

(1)要根据中药热熨疗法的适应证和禁忌证选择患者,严禁不宜采用中药热熨疗法的患者进行中药热熨治疗。中药热熨法中所选配的药物应品种数量少而效力强,尽量使用穿透力强的药物,便于渗透皮肤。要根据消化性溃疡患者之不同病情选取与之相适应的药物,在明白注意事项后,再进行中药热熨治疗。

(2)中药热熨治疗时患者应采用舒适的治疗体位,通常热熨脘腹时宜取仰卧位。中药热熨后要注意避风保暖,静卧休息,以防受冷感冒。中药热熨袋要边熨边炒,使用时要温度适宜,防止烫伤皮肤。开始时熨袋较烫,操作手法要轻、快,熨袋温度稍降后,手法逐渐加重、速度由快渐慢,以患者能耐受而又不烫伤皮肤为度。

(3)中药热熨疗法调治消化性溃疡的作用有限且较弱,通常只用于消化性溃疡胃脘部疼痛不适属脾胃虚寒及寒凝气滞之患者缓解疼痛不适之用。临床中单独应用中药热熨疗法调治消化性溃疡者较少,通常与内服药物治疗、饮食调理等其他治疗调养方法配合应用,以提高临床疗效。

四、消化性溃疡的饮食调养

1. 消化性溃疡患者的饮食调养原则是什么

饮食不当是引发消化性溃疡的重要因素,遵循饮食宜忌而调理是治疗消化性溃疡、促进消化性溃疡患者顺利康复的重要措施。合理的饮食不但可以配合治疗,增强疗效,还可以增强脾胃功能,防止已经愈合的溃疡复发,所以消化性溃疡患者必须重视饮食调养,注意选用药膳进行调治。需要说明的是,饮食药膳虽然是调养消化性溃疡的重要方法,但它不能代替药物,不能过分强调饮食调养的作用而忽视药物治疗。消化性溃疡患者的饮食调养,应遵循以下原则。

(1)营养丰富,易于消化:饮食首先必须经过胃的消化功能,完成第一步工作,然而在消化性溃疡时,胃应该适当地多休息,不可增加负担,就必须选用营养丰富,含渣滓较少,易于咀嚼、消化的食物。因为含渣滓较多的食物不易嚼烂,难以消化,对胃黏膜有一定的刺激,容易引起消化性溃疡病情加重或使已经愈合的溃疡复发。通常饮食宜清淡易消化,饮食清淡的要求是五味不宜太过,节制辛辣煎炒及肥甘厚味,此乃出于对胃的消化承受能力的考虑。

(2)食以温软,忌食生冷:消化性溃疡患者病程较长且容易复发,多数患者脾胃虚弱,中阳不足,运化失职。因此,饮食调养重在健脾益气,温中助运,其食品应选温、软、缓者为宜,易于消化,减少胃的负荷量,有利于消化性溃疡的治疗和康复。应忌食生冷饮食,因生冷食品损伤脾胃阳气,影响脾胃的运化功能,不仅可引起胃脘部疼痛不适、腹胀等症状,还易使消化性溃疡加重或使已经愈合的溃疡复发。

(3)少食多餐,进食得法:每次进食量不宜太多,过多则胃胀不适,甚则有引起胃扩张之虑,故每次进食八成饱即可。为满足机体热能和营养物质的需要,在少食的基础上,可安排多餐,每日可进食4～5餐。多餐制亦应注意要规律性多餐,即每日定时进餐,以免扰乱胃的分泌功能,同时应避免过饥过饱。进食要得法,宜细嚼慢咽,反对狼吞虎咽,食物嚼得细微碎易于消化吸收,并能减轻胃肠的负担。

(4)消为滞用,补在消中:消化性溃疡需要不断给予营养补充,以适应机体的需要,但久病脾胃虚弱,稍有不慎,会出现食滞伤脾,或脾虚失运,或食停胃脘等,特别是消化性溃疡的康复阶段,每易思则喜进,食而即过,最易出现饮食停滞,故尤应防止饮食所伤。对于消化性溃疡患者,通常的做法是根据脾虚宜补,食滞宜消的原则,饮食调养以消中兼补,补在消中,不可消导太过,伐伤已在病中之胃;且应注意节制饮食,才能杜绝伤食的弊端。

(5)不宜偏食,食后会养:食物也是具有性味的,如果食之过量,甚至偏食,则易伤脾胃。久而久之,或化热,或化火,酿成疾患。所以,消化性溃疡患者在饮食调理时要注意防止偏食,食疗也要讲究疗程,不宜长时间食用同一种食物。消化性溃疡患者易出现食后胃痛胃胀,故进食后的保养方法十分重要,保养得法,既可消除或减轻食后胃痛胃胀,又能帮助胃肠消化,食后保养尤其应注意食后忌卧、食后忌思考、食后忌剧烈活动等。

(6)注意慎忌,避免伤胃:消化性溃疡患者消化功能失调,对一些食物不能耐受,而有的食物对胃肠有损伤,尤其有消化性溃疡时更易引起,故消化性溃疡患者在食物的选择上应有所考虑,辛辣刺激性食物、过烫过冷的食物、肥甘油腻之食物、坚硬粗糙的食物、韧性难消化食物、易引起胀气的食物及变质不洁的食物,都要注意避免食用。

（7）辨证配膳，能化则安：食物也有寒热温凉之性，有补或攻之作用，因此在进行食疗时必须以中医理论为指导，根据消化性溃疡患者的特点，遵循辨证配餐的原则，即在辨证的基础上立法、配方、制膳，以满足所需的食疗、食补、营养的不同要求。由于消化性溃疡患者脾胃功能常弱，运化不力，故在进行饮食调养和食疗时，还应注意脾胃的运化功能，食疗勿忘健脾，否则脾胃弱而不化，药力，药疗、食疗均达不到预期的目的。

（8）药食兼备，粥方为上：在进行饮食调养和食疗时，要根据需要选择药物，并按要求在精选药料、食物的基础上，严格按照炮制规程进行炮制处理，同时在配方中注意药物之间及药物与食物之间的配伍宜忌，还应按配方制作的工艺进行煎、煮等烹饪，使配方药物、食物既不失其自然之色、香、味、形，又有药的治疗功能，具有药食兼备的特点。能调治消化性溃疡的食疗方很多，由于粥既可养脾胃又可用来治病，很适合消化性溃疡的特点，所以粥方是调治消化性溃疡的最佳食疗方案。

2. 消化性溃疡患者的饮食有哪十宜

合理的饮食对消化性溃疡患者来说相当重要，消化性溃疡患者在日常生活中必须注意饮食的宜与忌。将消化性溃疡患者饮食宜的方面归纳起来，有以下十宜。

（1）宜少宜精：宜少是指不可过饥再吃东西，且吃东西一次不可过饱，不宜等到极渴时再饮水，饮水一次不宜过多，晚饭宜少而不宜多。宜精是指少吃粗糙和粗纤维多的食物，尤其对于有消化不良的患者，要求食物要精工细作，富有营养。

（2）宜温宜洁：宜温是指慢性胃炎患者的饮食不可过凉也不可过热，以温为好，不可过食冷食和瓜果，也不能因畏凉食而吃热烫饮食，这对食管和胃的损伤都很大。宜洁是指慢性胃炎患者的抵抗力较差，应注意防止食物被污染，并注意食用器具的卫生。

（3）宜鲜宜淡：宜鲜是指吃适量新鲜蔬菜和水果，新鲜蔬菜水果可防癌,同时也指吃新鲜的食物,不食腐烂变质的食物。宜淡是指宜适当多吃清淡的素食。中医学认为,淡味是养胃的,清淡素食既易于消化吸收,又利于慢性胃炎的康复,而且可使人长寿。新鲜蔬菜、五谷虽然都为健胃佳品,但食用也不可过量。

(4)宜软宜缓:宜软是指饭食、蔬菜、鱼肉之品宜软烂,不宜食油煎、油炸、半熟之品及坚硬食物,既难消化,而且有刺激胃黏膜之弊端。宜缓则是指细嚼慢咽,充分地咀嚼,唾液大量分泌,既有利于食物的消化吸收,又有防癌抗衰老的效果。

(5)宜补宜顺:宜补是指饮食的选择应注意补益脾胃,使脾胃功能强健,而不可再损伤脾胃功能。宜顺则是说饮食宜适当多吃萝卜、小米、薏苡仁等理气和胃之食物,以防食滞中焦。

3. 消化性溃疡患者的饮食有哪十忌

为了促进消化性溃疡患者顺利康复,消化性溃疡患者的饮食也有诸多禁忌。将消化性溃疡患者饮食忌的方面归纳起来,有以下十忌。

(1)忌暴饮暴食:暴饮暴食容易损伤胃肠,导致急慢性胃炎、消化性溃疡等疾病发生,也直接影响着消化性溃疡的治疗和康复,并可使已经愈合的溃疡复发,所以消化性溃疡患者切记不可暴饮暴食。

(2)忌过冷过热:过冷、过热之食物对消化性溃疡患者有百害而无一利,容易损伤胃黏膜,影响消化性溃疡的治疗和康复,所以饮食应忌过冷过热。

(3)忌饮用酒类:酒不论是白酒、红酒还是果酒,都可对胃肠道造成损伤,使已损伤的黏膜难以修复,消化性溃疡患者以忌饮酒类为妥。

(4)忌坚硬难消:坚硬难以消化之食物,如粗粮、干果等,应避免食用,以免对胃黏膜造成损伤,不利于消化性溃疡患者的康复。

(5)忌柿子、黑枣:柿子和黑枣含有鞣质、果胶等,不仅可损伤胃黏膜,过量食用还容易在胃内形成结石,诱发消化性溃疡出血等,所以消化性溃疡患者应忌食柿子和黑枣。

(6)忌腌制食品:腌制食品含盐量较高,可破坏胃黏膜屏障,损伤胃黏膜,对消化性溃疡患者溃疡面的愈合带来不利影响,所以消化性溃疡患者不宜食用腌制食品。

(7)忌辛辣煎炸:辛辣、过酸、过甜及煎炸的食物可刺激胃黏膜,不仅影响消化性溃疡的治疗康复,还容易使已经愈合的溃疡复发,所以辛辣煎炸之食物也以不吃为好。

(8)忌糯米类食物:糯米经过煮熟之后,无论是糯米饭还是糯米制作的其他食物,其黏性均较大,正常人吃后也难消化,滞留在胃内的时间长,从而刺激胃壁细胞使胃酸分泌增加,给消化性溃疡的治疗和康复带来不利影响,所以消化性溃疡患者应避免食用糯米类食物。

(9)忌乱吃零食:饮食应定时定量,不间断、无节制地乱吃零食,使胃不断受到食物的刺激,增加了胃的蠕动和胃酸的分泌,对消化性溃疡的治疗康复不利,所以消化性溃疡患者应注意不要乱吃零食。

(10)忌乱补伤胃:消化性溃疡患者多数体质虚弱,给予调补之品,尤其是补益脾胃之品是适当的。但补之应得当、合法,应在有经验医生的指导下进行,不切实际地乱用补品不仅对疾病的康复无益,反而容易损伤脾胃,所以应切记不可乱用补品。

4. 消化性溃疡患者应注意补充哪些营养

胃有胃黏膜屏障,胃黏膜屏障就像城墙一样,抵御"外敌"的入侵,保护胃黏膜免受攻击因子的侵蚀。当种种原因导致胃酸、胃蛋白酶产生过多,或感染了幽门螺杆菌,使攻击因子增强,防御因子的作用相对减弱,攻击因子的作用超过了黏膜屏障的保护能力,胃黏膜在攻击因子的攻击下,胃肠黏膜破损,消化性溃疡就发生了。要治疗消化性溃疡,修复损伤的胃黏膜,促使溃疡愈合,除了药物的作用外,还需要营养物质的配合,以给胃黏膜修复提供必需的营养素,注意补充营养也是必不可少的。

在营养物质的补充中,首先是碳水化合物、蛋白质、脂肪这三大营养素。每日供给足够的热能是消化性溃疡合理饮食的基本要求,且三大营养素必须按照所需热能的 55%～60%、15%～20%、20%～30%分别供给,其中大部分脂肪应选用植物油,动物脂肪和乳品仅能占所提供的总热能的 10%。其次是注意补充膳食纤维、矿物质、多种维生素(特别是维生素 A、维生素 C)及微量元素等,这对溃疡的愈合也是必需的,尤其是消化性溃疡合并消化道出血后,由于失血,患者常常存在缺铁性贫血,更需要多补充一些富含铁的食物,且碳水化合物、蛋白质、脂肪等的供给也要比常人多一些。胃切除术后的消化性溃疡患者,由于消化吸收功能的减退,往往存在营养不良,缺乏铁、维生素 D、钙等,也应加强供给。此外,由于胃切除后内因子分泌缺乏,会导致维生素 B_{12} 缺乏,因此也要相应补充。在食物的选择上,消化性溃疡患者以营养丰富、清淡、易于消化为基本原则,并尽量避免食用对胃黏膜有刺激的食物。

5. 哪些食物对溃疡愈合有利

除了牛奶、鸡蛋、鱼类、禽类、猪肉、牛肉、羊肉、各种谷物等可提供人体所必需的三大营养素的食物外,下列食物对溃疡愈合也较有利。

(1)少量的生姜和胡椒,有暖胃和增强胃黏膜的保护作用,对溃疡愈合有利,而黑胡椒则不宜。

(2)富含 β-胡萝卜素的蔬菜和富含维生素 C 的水果,如胡萝卜、小白菜、甘蓝、杧果等,都可促进溃疡愈合。

(3)富含锌的食物,如全谷类和水产品,特别是牡蛎,对溃疡愈合有利。

(4)含有丰富的必需脂肪酸的食物,主要有鱼油、种子油。必需脂肪酸是前列腺素的前体,多吃此类食品能增加前列腺素分泌,而前列腺素的功能之一是保护消化道黏膜,因而有助于防治消化性溃疡。

(5)其他诸如烤馒头片、烤面包片、炒面等,也都对溃疡愈合有利。

(6)药食两用之品,如百合、莲子、山药等,适量食之也对溃疡愈合有利。

(7)益生菌也有利于溃疡愈合。国外的科研人员对 31 位患有胃溃疡的患者进行了连续 8 周的研究发现,一种乳酸菌可以抑制幽门螺杆菌的生长,显示除了传统的抗生素外,还可以利用益生菌"以菌制菌"的方法来达到根除幽门螺杆菌。这种乳酸菌并不会分泌抗生素,而是因为它的生长与幽门螺杆菌互相竞争,因此幽门螺杆菌被抑制生长,这是一种身体里的"环保"的治疗,也有利于溃疡愈合。

6. 消化性溃疡患者的饮食如何因人、因时、因地而异

消化性溃疡患者由于性别、年龄、体质不同,患病的季节、所处的地理环境各异,加之病情不同、饮食习惯和嗜好也不一样,故不同消化性溃疡患者的饮食应因人、因时、因地而异,原则上是根据消化性溃疡患者的具体情况,选择适宜的食物。

对于急性发作期的消化性溃疡患者,因有较明显的局部疼痛,应严格限制患者进食对胃黏膜有刺激的食物,如辛辣食物、浓咖啡、浓茶、过酸、过甜、过咸的食物,可以适量地吃含蛋白质、碳水化合物、脂肪和各种维生素的食物,以流质软食为主,如牛奶、鸡蛋羹、蛋花汤等。对于过渡期的消化性溃疡患者,饮食的原则是保护胃黏膜,不吃对胃黏膜有刺激的食物,除给患者吃流质和软食外,还可以适量吃些蒸瘦肉丸子、鱼羹等,因为浓汤容易增加胃液分泌,使胃酸增多,所以不宜多喝汤,主食可以吃面包片、大

米粥和细面条等。消化性溃疡患者到了恢复期,病情一般比较稳定,为了巩固疗效,仍需要限制食用对胃有刺激的食物,除可以继续吃流质、少量半流质的食物外,还可以逐渐增加些含纤维素少又容易消化的食物,根据病情的需要逐渐吃些软饭、馒头、肉馅包子、面包、面条等,直至过渡到正常饮食。至于消化性溃疡并发出血时,可按医嘱给予少量冷流质饮食,必要时还需要暂时禁食。

人的体质有阴、阳、强、弱的不同,如阴虚的人形体偏瘦,舌质偏红且瘦而干,易于"上火",情绪易激动,饮食应当以清淡为宜,忌食辛辣火燥之品;而阳虚的人则相对较丰腴,肌肉松弛,舌体胖大而质淡,饮食应偏重甘而温,而不宜寒凉。另外,由于年龄不同,生理状况的差异,故而食疗也有区别。老年人组织器官与生理功能逐渐衰退,应注意补益,但不可太过,否则会适得其反,饮食应当清淡可口,荤素搭配,以素为主,同时烹调要细、软、烂、熟,宜少食多餐。青少年由于生长发育快,应保证食物营养充足、合理多样、富含蛋白质和维生素,忌偏食挑食。

因时而异是适应四季气候的变化,选择相宜食物,但并不排斥其他一般性常用食品。一年中有春夏秋冬四季,节气时令、温度、湿度等是有差别的,消化性溃疡患者在不同季节吃什么、怎样吃也应随时令而有区别。如春夏季节应注意饮食有利于阳气保养,而秋冬季节饮食要有利于阴气维护才有利于养生。春天宜多食小白菜、油菜、胡萝卜、芹菜、菠菜等;夏季以甘寒清凉为宜,适当添加清淡、祛暑的食物,如黄瓜、苦瓜、绿豆、赤小豆、薏苡仁、丝瓜等;秋季可适当多吃荸荠、百合、甘蔗等;冬季食品则宜多吃大枣、核桃仁、羊肉等。

我国地域辽阔,地理环境多样,尤其风俗各异,饮食习惯也相差很大,因地而异则有利于疾病的治疗和身体的康复。例如,西北地区多高原,气温低且干燥,故食物宜偏湿润,而南方地区气温偏高、多雨、潮湿,所以食物宜偏辛燥。当然有些地区还有特别的饮食习惯,如四川人爱食麻辣,上海、苏州、无锡人爱食甜食,山东人爱吃大葱等,地区性嗜好应当注意,但不能与治病养生的食疗混为一谈。

7. 消化性溃疡患者可以喝牛奶吗

牛奶为牛科动物黄牛或水牛的乳汁,其味甘,性平,具有补虚损,益肺气,润皮肤,解毒热,润肠通便等功效,是病后康复及虚弱劳损患者最常用的营养保健饮品。那么,消化性溃疡患者可以喝牛奶吗?

牛奶呈碱性,其中含丰富的优质蛋白质,如乳清蛋白、乳酪蛋白,富含钙、磷等营养素,进入胃肠后可形成一层蛋白质保护膜,覆盖在溃疡面,可以暂时性地缓解疼痛,虽然牛奶本身并不是抗酸药,但是它的优质蛋白质保证了胃溃疡、十二指肠溃疡创面的修复,从这两个方面看牛奶是"功臣",消化性溃疡患者是可以多喝牛奶的。

但是,胃溃疡、十二指肠溃疡主要是因了胃酸过多引起的,无论吃的是什么,只要进食,就会引起神经反射,刺激胃酸的分泌。而牛奶中的蛋白质在胃内经过消化,分解为氨基酸和其他胺类物质后,会刺激一种称为"促胃液素"的激素分泌,能增加胃酸分泌量,从而加重消化性溃疡尤其是十二指肠溃疡的症状,从这个角度看,患者是不宜喝牛奶的。

那么该怎么办呢?消化性溃疡患者是完全可以喝牛奶的,关键是掌握好摄入量和饮用的时机。喝牛奶既不可贪多,也不要不足,每日饮奶的上限为500毫升,可以分次在餐后少量饮用,这样比空腹喝牛奶更能增加机体对牛奶所含营养素的吸收。另外,消化性溃疡患者以喝无糖、脱脂牛奶为好。

8. 消化性溃疡患者可否吃蔬菜、水果

通常人们认为消化性溃疡患者不宜吃蔬菜、水果,其实这是一个认识上的误区。流行病学资料已经明确地告诉我们,吃高纤

维素膳食的人群中,消化性溃疡的发病率低于吃精制的低纤维素食物者。纤维素可能会促使保护性细胞因子释放增多,从而加强胃黏膜屏障,减少消化性溃疡的发生。因此,消化性溃疡患者不应该禁忌蔬菜、水果,特别是富含β-胡萝卜素的蔬菜和含维生素C较多的水果,如胡萝卜、小白菜、杜果等,这些食物中的维生素C和β-胡萝卜素(这种物质在人体内可转化为维生素A)可促进溃疡的愈合,防止进一步损伤胃黏膜。

消化性溃疡患者完全可以吃蔬菜、水果,关键在于食用方法要得当。有些患者确实在吃蔬菜或水果后感到不适,或胃脘部疼痛加重了,这可能是由于水果太凉,或蔬菜烹调不适当,致使其刺激胃黏膜引起的,也可能是由于太酸的水果导致。如果选择适当的烹调蔬菜的方式,改为饭后而不是空腹吃水果,或者将水果稍稍加热一点再吃,如将胡萝卜炒得熟烂一些,杜果煮后再吃,不吃太酸的水果,这样既可以享受美味蔬菜和水果,为消化性溃疡患者提供营养物质,又不至于让胃遭受损伤,这对消化性溃疡的治疗和康复均是十分有益的。

当然,在蔬菜、水果的选择上,还是强调要吃新鲜的蔬菜、水果,而不是盐渍或糖腌的,至于那些过于粗糙的食物如高粱、笋和笋干等,对胃黏膜有较大的刺激,还是应该避免食用的。

9. 为什么消化性溃疡患者要少量多餐,为什么不宜喝咖啡、浓茶和冷饮

胃肠道就像人体内的一座"化工厂",承担着消化、吸收食物,为人体提供养分的重任。消化性溃疡活动时,胃肠的消化、吸收功能都会减弱,好比机器出了故障,"带病"运转,如果摄食过多,会加重胃肠的负担,并刺激胃酸分泌,延缓溃疡愈合,或使病情加重。所以消化性溃疡患者一次不宜吃得过饱(七八成饱为好),进食要定时定量,做到少量多餐,每日至少3~4餐,同时还要注意细嚼慢咽,让食物在口腔中充分粉碎,增加唾液分泌,使之更充分

地与食物混合,唾液中的淀粉酶可以初步分解食物中的碳水化合物,且有增强胃黏膜表面黏液层的屏障保护作用,加强胃黏膜的防御因子。

茶叶、咖啡都是人们日常生活中常见的饮料,除了提神醒脑外,由于它清香怡人、甘醇爽口,加上是人们社交活动中的"润滑剂",以及茶叶所具有的保健防病作用,越发使人觉得不可一日无茶和咖啡。然而,茶叶、咖啡中都含有咖啡因,而咖啡因是中枢神经兴奋剂,能够兴奋作用于胃肠道的交感和副交感神经,使胃酸分泌增加,不利于消化性溃疡的愈合,还容易使溃疡病情加重,因此消化性溃疡患者不宜过多喝茶与咖啡,尤其是宜喝浓茶、浓咖啡。

每当夏季来临,人们都喜欢喝一些清凉冷饮,以解暑提神,驱赶烦热,可是一旦罹患了消化性溃疡,就没有这种口福了。因为冷饮会刺激胃黏膜,降低其防御功能,损害胃黏膜的屏障作用,不利于溃疡面愈合,甚至促使溃疡活动,同时碳酸饮料中的二氧化碳如在胃内积聚,可使胃内压力增高,胃体膨胀,人会感到腹胀、腹痛和嗳气,严重的还可能会导致胃穿孔。因此,消化性溃疡患者务必要管着自己的嘴,且不可贪图一时的痛快而饮用凉饮,以免"祸从口入"。

10. 消化性溃疡患者吃小麦面食好还是吃大米好

调查显示,我国消化性溃疡的发病率随着地理分布由北向南逐渐升高。人群中消化性溃疡的胃镜检出率北京为 19.95% ,而广州则高达 32.58% 。我国北方人多食小麦面食,南方人则以大米为主。印度的资料表明,以大米为主食的十二指肠溃疡患者有 81% 的复发率,而吃小麦面食者复发率仅为 14% ,而且后一种饮食习惯的人群中十二指肠球部溃疡的发病率也较低,这种差别似乎表明消化性溃疡患者以食用小麦面食为好。

　　大米比面食难消化，不少人喜食较硬的米饭或用开水泡饭，而且吃米饭时很少将米粒嚼碎后再咽，总是狼吞虎咽，这必将加重胃的负担，使其容易发生病变。小麦粉经发酵后食用，不但容易消化，而且还能促进面粉中营养物质的吸收，这是大米饭不能比拟的。大米比小麦的营养成分低，每 100 克大米中含脂肪 0.6 克，蛋白质 6.9 克，而每 100 克小麦中含脂肪达 1.8 克，蛋白质 9.9 克。大米中这两种人体重要物质的含量显然比小麦要低。脂肪除了溶解维生素和润滑脏器外，还有保护胃黏膜的功能，含脂肪低的食物较易刺激胃，使其胃酸分泌增加，容易导致消化性溃疡。20 世纪以来，美国人的消化性溃疡病逐渐减少，分析其原因认为是与饮食中的脂肪酸增加了 200% 有关。高脂饮食能抑制胃酸分泌，"无酸则无消化性溃疡"。蛋白质能调节人体的多种生理功能，增强人体的抗病力，如果久食含蛋白质量较低的大米，人体就会缺乏蛋白质，这就使得经常受到酸、甜、苦、辣刺激的胃黏膜更容易发生病变，因此消化性溃疡患者还是以吃小麦面食为好。

11. 为什么消化性溃疡患者不宜吃糯米、黑枣、柿子

　　消化性溃疡的发生与胃酸分泌过多密切相关，凡是能促进胃酸增加的因素都可使病情加重或引起溃疡复发。糯米和其他粮食一样，主要成分是淀粉，它们都是由多种葡萄糖分子经过缩合、失水而形成。由于糯米淀粉中葡萄糖分子在缩合时其连接方式与其他粮食淀粉有所不同，糯米经过煮熟之后，无论是糯米饭还是糯米制作的其他食品，其黏性均较大，对胃黏膜刺激强，正常人吃后也较难消化，滞留在胃内的时间长，从而刺激胃壁细胞及胃幽门部的细胞，使胃酸分泌增加。消化性溃疡患者食用糯米食品后，往往会使疼痛加重，甚至诱发穿孔、出血，不利于其治疗和康复，因此消化性溃疡患者不宜吃糯米食品。

　　黑枣和柿子含有一种称为鞣酸的物质，在未成熟的柿子中其

含量可达 25％,此外柿子中还含有果胶、树胶等。人吃了柿子或黑枣后,鞣质在胃酸的作用下能与蛋白质结合成不易溶于水的鞣质蛋白,沉积在胃内,而鞣质蛋白、树胶、果胶能把柿核、蔬菜植物纤维等其他成分黏合在一起,在胃内可以形成胃结石。食用黑枣或柿子还可对胃黏膜造成较强的刺激,损伤胃黏膜,不利于消化性溃疡的康复和愈合。有相当一部分人食用过量的黑枣和柿子后,约半天时间即发生恶心、呕吐、上腹部持续疼痛等胃肠道反应,进食则疼痛加剧,使食欲逐步减退,尤其是胃酸分泌较多的人吃柿子容易长胃结石,有些人甚至吃一次柿子就可形成结石。由上可以看出,食用黑枣、柿子不仅损伤胃黏膜,还容易形成胃结石,对消化性溃疡的治疗和康复十分不利,因此消化性溃疡患者不宜吃黑枣、柿子。

12. 消化性溃疡患者宜忌的食物有哪些

日常食用之食物的性味和特性对胃肠功能有一定的影响,美味佳肴固然于身体有益,但不一定就等于无害。消化性溃疡患者可根据自己的爱好和病情,选择不同的食物,发挥其应有的食疗效果,促进消化性溃疡患者顺利康复。食物性味的影响是相对的,如黄瓜性寒,不适宜虚寒性消化性溃疡患者,但有益于胃热之患者。那么,消化性溃疡患者怎样避开不适宜自己的食物呢? 下面介绍一些消化性溃疡患者常用食物的性能,根据其性能选择应用,就能趋利避害。

(1)甘薯:甘薯甘润壅气,能润通便,但多食易产气和反酸,加重胃部不适症状,消化性溃疡便秘者宜适当食之,消化不良者以及有脘腹胀满症状者应少吃。

(2)糯米:糯米甘温且含有多量糊精,黏性强,膨胀性小,不易消化,消化性溃疡出现消化不良者及有胃胀不适症状者,应少食或不食。

(3)燕麦:燕麦有滑肠和下行之力,易加重腹泻,消化性溃疡有便秘者宜适当多食,便溏腹泻者不宜用。

(4)黑豆:黑豆有壅滞之性,能补肾壮腰,但多食可损伤脾胃,影响消化功能,出现腹胀、纳差等症状。消化性溃疡肾虚及出现腰酸腿软者宜适当多食之,而消化力弱者应当少食。

(5)蚕豆:蚕豆甘缓而凉,能清胃热,但多食易壅滞气机,不利于消化,进食未煮熟的蚕豆更易影响和损伤消化功能。消化性溃疡属阳热证者宜适量食之,但不可多食。

(6)油菜:油菜性凉滑润,有通便之作用。消化性溃疡便秘者宜适当多食,而便溏、腹泻者忌食之。

(7)绿豆芽:绿豆芽性质寒凉,有清利之力,易伤脾胃之阳,消化性溃疡属阳热证者宜适当多食之,而脾胃阳虚者不宜食用。

(8)丝瓜:丝瓜性偏凉又有滑肠致泻作用,多食、久食可损及脾胃的纳运功能。消化性溃疡属阳热证及有便秘者宜适当多食之,而脾胃功能弱者应少食。

(9)冬瓜:冬瓜性偏寒凉,有清热下行之力,多食可影响脾胃之阳。消化性溃疡属阳热证及有便秘者宜适当多食,脾胃虚寒者不宜多食。

(10)黄瓜:黄瓜性质寒凉,有清热下气之力,多食易伤阳气。消化性溃疡属阳热证宜适当多食,而脾胃虚寒者不宜食用。

(11)南瓜:南瓜甘温补益而滞气,多食可加重胃脘胀满不适等症状,消化性溃疡属虚寒证者宜适当多食之,而阳热证及中焦气滞之患者不宜多食。

(12)李子:李子味酸性平,易蕴湿生痰,并有收敛之性,消化性溃疡属阳热证者可适量食用,但有反酸症状及便秘者勿食之。

(13)桃子:其性偏热,多食助热壅气,令人腹胀,消化性溃疡属虚寒证者可适量食用,但出现胃热、阴虚病理机制者及有腹胀脘痞症状者不宜食。

(14)茄子:茄子性寒凉,有清泄之力,多食可碍脾胃之纳运。消化性溃疡属阳热证者宜适量食之,但脾胃纳运失常者不宜多食。

(15)莴笋:莴笋性寒凉,有清泄之力,多食可伤脾胃之阳,故消化性溃疡属阳热证者宜适量食用,但阳虚者不宜食,脾胃虽健亦不可过食,过则损脾伤胃。

(16)荸荠:荸荠性寒凉,有消积化食之力。消化性溃疡属阳热证者、有饮食停滞症状者宜适量食用,但空腹时不宜多食,脾胃虚寒之患者食之无益。

13. 如何安排活动期消化性溃疡患者的饮食

活动期消化性溃疡患者胃脘部疼痛剧烈,烧灼感、反酸比较频繁,可能会影响情绪和食欲,加上黏膜溃疡坏死,组织的修复需要较多的营养物质,所以在饮食的选择上应注意供给患者乐于接受的多种易于消化吸收、富含各种营养物质的食物,并注意严格限制患者进食对胃黏膜有刺激的食物。

在饮食的选择上,可适量地食用含蛋白质、碳水化合物、脂肪和各种维生素的食物,蛋白质、脂肪应适量,碳水化合物应控制,维生素的补给应充足。辛辣食物、烟酒、浓咖啡、浓茶、熏炸腌制食品及过酸、过咸、过甜的食物均应严格限制。在饮食的类型上以流质软食为主,可选用牛奶、鸡蛋羹、蛋花汤、稀粥、藕粉、果汁、面片等。应当注意的是进食的流质或半流质软食以温热为宜,不可太烫或太凉,以尽量减轻对胃黏膜的刺激。

适宜于活动期消化性溃疡患者食用的流质饮食食谱较多,现举例供读者参考。

早餐:牛奶冲藕粉 250 毫升。

加餐:蜂蜜水 250 毫升。

午餐:牛奶蒸蛋羹 250 毫升。

加餐:米粉 250 毫升。

晚餐:蛋黄米汤 250 毫升。

加餐:牛奶 250 毫升。

14. 如何安排缓解期消化性溃疡患者的饮食

缓解期消化性溃疡患者胃脘部疼痛、烧灼感、反酸诸症状基本消失,胃肠道的消化吸收功能得到了明显改善,这个时期的饮食原则是保护胃黏膜,在注意供给患者易于消化吸收、富含各种营养物质食物的同时,尽量避免对胃黏膜有刺激的食物,以促进胃黏膜的修复,使患者顺利过渡到恢复期。

在饮食的选择上,蛋白质、碳水化合物、脂肪和各种维生素等营养素的补充要充足,辛辣、煎炸、肥腻食物,烟酒、浓咖啡、浓茶、腌制食品,以及过酸、过咸、过甜的食物等应注意限制,饮食不可太烫或太凉。在饮食的类型上除了给患者流质和软食外,还可以适量地吃些蒸瘦肉丸子、鱼丸子;烩瘦肉羹、鱼羹等,吃的时候最好少喝汤,因为汤容易增加胃液的分泌,使胃酸增多,影响胃黏膜的修复。主食可以吃烤馒头片、面包片、大米粥、细面条等,副食可选肉泥、蛋类、豆腐等。缓解期消化性溃疡患者可以选用的饮食食谱有很多,举例如下。

早餐:牛奶200毫升,煮鸡蛋1个,小面包1个。

加餐:豆浆200毫升,苏打饼干2片。

午餐:菜汁肉末挂面1小碗,蒸蛋羹250毫升。

加餐:蜂蜜水200毫升,蛋糕1块。

晚餐:菜汤小馄饨,煮鸡蛋1个。

加餐:牛奶200毫升,面包干2片,黄油适量。

15. 如何安排恢复期消化性溃疡患者的饮食

活动期消化性溃疡患者经过适当的药物治疗和饮食调养,可很快度过缓解期而进入恢复期。此时患者病情一般比较稳定,已经很少发生腹部疼痛、反酸、嗳气、烧灼感等,患者容易放松饮食调养,由此引发的病情反复和加重临床中十分常见。为了巩固疗效,促使消化性溃疡患者顺利康复,恢复期仍应注意适当限制对胃黏膜有刺激性的食物。

在饮食的选择上,各种营养素要充足,辛辣、煎炸、肥腻食物,过酸、过咸、过甜的食物,以及烟酒、浓咖啡、浓茶、腌制食品等应适当限制,可适量用一些香醋、葱、蒜等调味品,以改善口味,但应以不引起反酸、腹胀等不适为度,同时饮食不可太烫或太凉。在饮食的类型上,除可以继续吃流质、少量半流质的饮食外,还可以逐渐增加些含纤维素少又容易消化的食物如冬瓜、西红柿、胡萝卜、削皮的茄子、嫩的小白菜、土豆等,烹调时要切成细丝或小丁,水果也要削掉皮。病情好一些后,可以逐渐吃一些软饭、馒头、肉馅包子、蒸发糕、面包、面条等,并逐步过渡到普通饮食。

可供恢复期消化性溃疡患者选用的饮食食谱是多种多样的,举例说明如下。

早餐:牛奶 200 毫升,煮鸡蛋 1 个,蒸发糕 1 块,白米粥 1 小碗,酱豆腐少许。

午餐:软米饭 1 小碗,蒸肉饼 1 份,细软胡萝卜丝 1 份。

加餐:烤馒头 2 片,黄油适量。

晚餐:肉末碎青菜汤面 1 小碗,花卷 1 个,红烧鱼 1 份。

加餐:牛奶或豆浆加糖 200 毫升,饼干 25 克。

16. 消化性溃疡合并幽门梗阻的患者应怎样进行饮食调理

消化性溃疡合并幽门梗阻在临床中并不少见,尤其是十二指肠溃疡更容易引发幽门梗阻。当消化性溃疡并发幽门梗阻时,应卧床休息、禁食,可配合输液以维持水、电解质和酸碱平衡,也可以用抗胆碱能药物以抑制胃液分泌和胃肠蠕动,延缓胃排空时间,这样有利于食物和抗酸药中和胃酸,能够缓解症状。同时,要定时洗胃,测定胃潴留量,待胃潴留量＜20 毫升时,可开始吃清淡流质饮食。

开始吃饭时,先给少量的米汤、藕粉等清淡流质食物,每次限制在 30～60 毫升,如没有不适,以后可逐渐增加至 150 毫升。病情稳定后,再按消化性溃疡急性期饮食分阶段供给,但应注意限制脂肪的摄入,因为幽门梗阻患者多不耐受脂肪。

有一些幽门梗阻患者需要外科手术治疗,对于外科手术处理的患者,术后饮食应视患者的具体情况而定,一般术后禁食 24～48 小时,3～4 天后肠道功能可恢复,肛门排气后可开始进食少量清淡流质食物,有条件的也可服用要素膳,随后进流质饮食,5～6 天后可进食少许少渣半流质食物,1 周后食用少渣软饭,以患者适宜为度,并逐步过渡到普通饮食。

17. 适宜于消化性溃疡患者食用的粥类食疗方有哪些

(1)鲜藕粥

原料:鲜藕 50 克,粳米 100 克,红糖适量。

制作:将鲜藕洗净,切成细粒,与淘洗干净的粳米一同放入锅中,加入清水适量,小火煮至粥将成时,加红糖再煮 2～3 沸即可。

用法:每日早晚温热食用。

功效:健脾开胃,养血止血。

适应证:消化性溃疡。

(2)梅花粥

原料:白梅花 10 克,粳米 100 克。

制作:淘洗干净粳米,放入锅中,加入清水适量,小火煮至粥将成时加入洗净的白梅花再煮 2～3 沸,粥成即可。

用法:每日早晚温热食用。

功效:疏肝理气,健脾开胃。

适应证:消化性溃疡肝胃不和出现食欲缺乏、纳差嗳气者。

(3)吴茱萸粥

原料:吴茱萸、生姜各 6 克,粳米 100 克,红糖适量。

制作:先用纱布包吴茱萸和生姜,加水煎煮 20~30 分钟,去渣取汁,与淘洗干净的粳米一同煮粥,待粥将成时加入红糖,再稍煮即可。

用法:每日早晚餐温热食用

功效:温中散寒,和胃止呕。

适应证:消化性溃疡虚寒胃痛,胃脘痞满,呃逆呕吐者。

(4)桂圆大枣粥

原料:桂圆肉 15 克,大枣 5 枚,粳米 100 克。

制作:桂圆肉、大枣、粳米分别淘洗干净,一同放入锅中,加入清水适量,大火煮沸后,改用小火煮成粥即可。

用法:每日早晚餐温热食用

功效:健脾补血。

适应证:消化性溃疡脾胃虚弱,气血不足者。

(5)开胃粥

原料:山药 30 克,鸡内金、山楂各 10 克,粳米 100 克。

制作:将鸡内金淘洗干净,烘干,研成细粉;山药及山楂洗净,切成小薄片。将鸡内金粉、山药片、山楂片与粳米一同放入锅中,加入清水适量,小火煮成粥即可。

用法:每日早、中、晚餐前少量食用。

功效:健脾开胃消食。

适应证:消化性溃疡消化不良,食滞停积者。

(6)豆蔻粥

原料:肉豆蔻 10 克,生姜 3 克,粳米 50 克。

制作:将肉豆蔻捣碎研成细末;生姜洗净,切成细粒;粳米淘洗干净。把粳米放入锅中,加入清水适量,大火煮沸后,改用小火慢煮,煮至粳米半熟时,放入肉豆蔻和生姜,继续煮至粥成即可。

用法:每日早晚餐温热食用

功效：消食开胃，温中益气。

适应证：消化性溃疡脾胃虚寒及食积气滞者。

(7)猪脾粥

原料：猪脾1具，党参15克，陈皮6克，粳米60克，生姜3克，葱白5克。

制作：将猪脾洗净，切成薄片；葱白、陈皮洗净，切成小粒；生姜洗净，切成细丝；党参、粳米淘洗干净。党参、粳米一同放入锅中，加入清水适量，小火煮沸后入陈皮，继续煮至粥将成时，将猪脾放入粥中，小火煮至猪脾熟粥成，放入生姜丝、葱白调味即可。

用法：每日早晚餐温热食用。

功效：补中益气，健脾开胃。

适应证：消化性溃疡脾胃虚弱者。

(8)姜米粥

原料：高良姜、干姜各5克，粳米100克。

制作：将高良姜、干姜分别洗净，一同放入锅中，水煎去渣取汁，与淘洗干净的粳米共煮成稀粥即可。

用法：每日早晚餐少量食用。

功效：温胃散寒，止痛。

适应证：消化性溃疡胃寒胃脘部疼痛。

(9)茯苓粥

原料：茯苓30克，粳米100克。

制作：将茯苓研末，粳米淘洗干净。把粳米放入锅中，加入清水适量，煮粳米至半熟时再入茯苓末，继续煮至米熟粥成即可。

用法：每日早晚温热食用。

功效：健脾化湿。

适应证：消化性溃疡脾胃气虚，湿困脾胃者。

(10)玉枣粥

原料：玉竹15克，大枣10枚，粳米100克。

制作：将玉竹洗净，水煎去渣取汁，把大枣、粳米淘洗干净，与药汁一同倒入锅中,再加清水适量,共煮成粥即可。

用法:每日早晚餐温热食用,或不拘时服。

功效:滋阴养胃。

适应证:消化性溃疡胃阴亏虚,胃痛隐隐,消化不良,口干口渴者。

(11)猪肚粥

原料:猪肚 100 克,粳米 100 克,生姜 5 克,葱白少许。

制作:将猪肚洗净,切成细丝;生姜、葱白洗净,切成细丝;粳米淘洗干净。猪肚、粳米一同放入锅中,加入清水适量,小火煮至粥将成时,放入生姜丝、葱白丝调味即可。

用法:每日 2 次,分早晚餐佐餐食用。

功效:补脾养胃。

适应证:消化性溃疡脾胃虚弱,食欲缺乏者。

(12)羊肉粥

原料:新鲜精瘦羊肉、粳米各 100 克,生姜 5 克,葱白适量。

制作:将羊肉洗净,切成小薄块;生姜、葱白洗净,切成细丝。羊肉放入锅中,加入清水适量,煮至羊肉熟烂,再放入淘洗干净的粳米,继续煮至粥将成时,入生姜丝、葱白丝,再稍煮片刻即可。

用法:每日早晚佐餐食用。

功效:补中益气,温胃止痛。

适应证:消化性溃疡属虚寒者,对老年气虚、阳气不足之恶寒怕冷、脘腹冷痛者尤为适宜。

(13)槟榔粥

原料:槟榔 12 克,粳米 60 克。

制作:将槟榔洗净,水煎取汁,与淘洗干净的粳米一同放入锅中,再加入清水适量,共煮成粥即可。

用法:每日早晚餐温热食用。

功效:消食导滞,行气消胀。

适应证:消化性溃疡胃脘部胀痛、纳差、嗳气者。

（14）栗子粥

原料：栗子、粳米各 60 克，山药 30 克，生姜 3 克，大枣 5 枚。

制作：将栗子去皮，洗净，切成小粒；大枣去核，洗净；山药去皮，洗净，切片；生姜洗净，切成细粒；粳米淘洗干净。把栗子粒、大枣、山药片、生姜粒与粳米一同放入锅中，加入清水适量，大火煮沸后，改用小火煮粥即可。

用法：每日分早晚佐餐温热食用。

功效：健脾益气。

适应证：消化性溃疡脾胃虚弱，气血不足者。

（15）甘松粥

原料：甘松 10 克，粳米 100 克。

制作：将甘松洗净，放入锅中，加入清水适量，煎汁去渣；粳米淘洗干净。粳米放入锅中，加入清水适量，小火煮粥，待粥将成时加入药汁，再稍煮 1～2 沸即可。

用法：餐前少量食用或不拘时服用。

功效：温中健脾，助消化。

适应证：消化性溃疡脾胃虚寒、胃中受凉引起的脘腹胀痛，消化不良，胃寒呕吐。

18. 适宜于消化性溃疡患者食用的汤羹类食疗方有哪些

（1）清炖鸭汤

原料：青头鸭 1 只，苹果 50 克，赤小豆 250 克，葱白 30 克，食盐适量。

制作：将青头鸭宰杀，去毛杂及内脏，洗净，然后把赤小豆、苹果装入鸭腹内，腹口缝好，放入锅中，加入清水适量，大火煮沸后，改用小火慢炖至鸭肉七成熟时，入食盐及葱白，继续炖至鸭肉熟烂即可。

用法：每日 1～2 次，随量食鸭肉、赤小豆，喝汤。

功效:理气开胃,健脾利湿。

适应证:消化性溃疡肝脾不和、肝郁气滞所致的胸腹胀满,两胁不适,不思饮食,恶心欲吐等。

(2)茴香炖牛肉

原料:牛肉250克,小茴香、肉桂皮各3克,黄酒、胡椒、酱油、味精、食盐各适量。

制作:将牛肉洗净,切成小块;小茴香、肉桂皮洗净。把牛肉块、小茴香、肉桂皮、黄酒、胡椒、酱油一同放入砂锅中,加入清水适量,小火慢炖2小时左右,至牛肉熟烂,用味精、食盐调味即可。

用法:每日1次,随量食牛肉,喝汤。

功效:补益脾胃,温肾止泻。

适应证:消化性溃疡脾胃虚寒、脾肾阳虚者。

(3)莲子桂花羹

原料:莲子60克,桂花3克,白糖适量。

制作:将莲子用清水浸泡2小时,去心,放入砂锅中,加适量清水,大火煮沸后改用小火慢煮,至莲子肉酥烂,放入桂花和白糖,再炖5分钟左右即可。

用法:每日1～2次,佐餐食用。

功效:补益心脾,温中散寒,暖胃止痛。

适应证:消化性溃疡。

(4)酸甜猪肚汤

原料:猪肚100克,山楂片120克,冰糖60克。

制作:将猪肚洗净,切成细丝,与山楂片一同放入锅中,加入清水适量,大火煮沸后,改用小火慢炖,至猪肚丝熟烂,再加入冰糖,使其溶化调匀即可。

用法:每日1次,随量食猪肚,喝汤。

功效:滋阴润燥,养胃止痛。

适应证:消化性溃疡胃酸缺乏、消化不良者。

(5)陈皮猪肚汤

原料:陈皮 30 克,猪肚 150 克,食盐适量。

制作:将猪肚洗净,切成细丝,与洗净、切碎的陈皮一同放入锅中,加入清水适量,大火煮沸后,改用小火慢炖,至猪肚丝熟烂,加食盐调味即可。

用法:每日 1~2 次,随量食猪肚,喝汤。

功效:疏肝理气,和胃止痛。

适应证:肝胃不和型消化性溃疡。

(6)荸荠山楂羹

原料:山楂糕 150 克,荸荠 5 个,白糖 20 克,湿淀粉适量。

制作:将山楂糕碾成细泥;荸荠洗净,去皮,拍松,剁碎,放入碗中,用清水和匀。炒锅上大火,加入适量清水,放入白糖煮至溶化,再用湿淀粉勾流水芡,加入山楂糕泥、荸荠末搅匀,稍煮片刻,出锅盛入碗中即可。

用法:每日 1~2 次,佐餐食用。

功效:健脾消食,活血化瘀,生津止渴。

适应证:消化性溃疡脾虚血瘀,心烦口渴者。

(7)三七鸡肉汤

原料:鸡肉 100 克,三七 6 克,当归 12 克,枸杞子 15 克,食盐适量。

制作:将鸡肉洗净,切成细丝;三七洗净,打碎。将鸡肉丝、三七碎与当归、枸杞子一同放入锅中,加入清水适量,大火煮沸后,改用小火慢炖,至鸡肉熟烂,加食盐调味即可。

用法:每日 1~2 次,随量食鸡肉,喝汤。

功效:养血活血止血,行气和胃止痛。

适应证:血瘀胃络型消化性溃疡。

(8)山药赤小豆羹

原料:新鲜山药 300 克,赤小豆 100 克,湿淀粉、白糖、糖桂花各适量。

制作:将山药洗净,去皮,切成小粒;赤小豆淘洗干净。将山药粒、赤小豆一同放入锅中,煮至赤小豆熟烂,加入白糖,用湿淀粉勾芡后,撒上少许糖桂花即可。

用法:每日1～2次,佐餐食用。

功效:健脾养胃,利尿消肿,补脾养血。

适应证:消化性溃疡、贫血。

(9)干姜羊肉内金汤

原料:羊肉250克,干姜15克,鸡内金12克,大枣6枚,酱油、味精、食盐各适量。

制作:将羊肉洗净,切成小块;干姜、鸡内金、大枣(去核)分别洗净。羊肉、干姜、鸡内金、大枣一同放入锅中,加入清水适量,大火煮沸后,小火再煮1小时,至羊肉熟烂,用酱油、味精、食盐调味即可。

用法:每日1次,随量食羊肉,喝汤。

功效:温中散寒,健脾止泻。

适应证:消化性溃疡脾胃虚寒,脘痞纳呆者。

(10)党参大枣鳝鱼汤

原料:黄鳝250克,党参、陈皮各12克,大枣5个,生姜4片,食盐、胡椒、十三香各适量。

制作:将黄鳝活杀,去内脏,洗净,切成段,与大枣、党参、陈皮一同放入锅中,加入清水适量,大火煮沸后,再放入胡椒、十三香,改用小火炖1～2小时,至黄鳝熟烂,加食盐调味即可。

用法:每日1～2次,随量食鳝鱼肉,喝汤。

功效:补气健脾,行气和胃。

适应证:消化性溃疡脾胃虚弱,气血不足者。

(11)薏米陈皮鸭肉汤

原料:鸭肉250克,炒薏苡仁、莲子各30克,陈皮6克,生姜4片,胡椒、酱油、味精、食盐各适量。

制作:将鸭肉洗净,切成小块;薏苡仁、莲子(去心)、陈皮、生姜分别洗净。鸭肉块及洗净的药物一同放入锅中,加入清水适量,大火煮沸后,加入胡椒、酱油,改用小火再煮 2 小时左右,至鸭肉熟烂,用味精、食盐调味即可。

用法:每日 1 次,随量食鸭肉,喝汤。

功效:补益脾气,健胃祛湿。

适应证:消化性溃疡脾胃虚弱夹有湿滞者。

(12)白芍石斛瘦肉汤

原料:猪瘦肉 250 克,白芍、石斛各 12 克,大枣 6 枚,胡椒、酱油、食盐各适量。

制作:将猪瘦肉洗净,切块;白芍、石斛、大枣(去核)分别洗净。猪瘦肉和白芍、石斛、大枣一同放入锅中,加入清水适量,大火煮沸后,放入胡椒、酱油,改用小火慢炖 1 小时左右,至猪肉熟烂,用食盐调味即可。

用法:每日 1 次,随量食猪肉,喝汤。

功效:养阴益胃,缓急止痛。

适应证:消化性溃疡胃阴亏虚之胃脘痛。

19. 适宜于消化性溃疡患者服用的茶饮类食疗方有哪些

(1)桂圆龙姜奶茶

原料:桂圆肉 30 克,牛奶 100 毫升,白糖、米醋、生姜丝各适量。

制作:将桂圆肉放入锅中,加入清水适量,煎煮 30 分钟,再中白糖、米醋和生姜丝,微火煎 10 分钟,去生姜丝,入牛奶,再煮沸片刻即可。

用法:每日 1 剂,随意饮用。

功效:益心脾,养气血。

适应证:消化性溃疡脾胃虚弱,气血不足者。

(2)瓜藤茶

原料:黄瓜蔸藤适量。

制作:将黄瓜蒌藤洗净,切碎,放入锅中,加入清水适量,煎取浓藤汁约 200 毫升。

用法:胃痛时顿服。

功效:清热和胃止痛。

适应证:消化性溃疡胃热炽盛之胃脘痛。

(3)莲乳饮

原料:莲子肉 50 克,百合、生薏苡仁各 20 克,牛奶 250 毫升,白糖适量。

制作:将莲子肉、百合、生薏苡仁用纱布包裹缝好,放入锅中,加入清水适量,用中火煮沸 10 分钟,再改用小火慢煮 1 小时,把药包取出,在余液中加入牛奶,微火煮片刻,再放入白糖搅匀即可。

用法:每日 1 剂,随意饮用。

功效:补气养血,益胃和中。

适应证:消化性溃疡脾胃虚弱,气血不足者。

(4)槟榔饮

原料:槟榔、炒莱菔子各 10 克,橘皮 6 克,白糖适量。

制作:将槟榔打碎,橘皮洗净,与莱菔子一同放入锅中,加入清水适量,大火煮沸后,改用小火再煮 30 分钟,去渣取汁,加入白糖调匀即可。

用法:每日 1 剂,代茶饮用。

功效:理气和胃,消食化积。

适应证:消化性溃疡饮食积滞,脘腹胀痛,纳差嗳气者。

(5)佛手茶

原料:鲜佛手(干品 6 克)、麦芽各 15 克。

制作:先煎麦芽 15～20 分钟,去渣取汁,放入茶杯中,再入洗净的佛手,加盖闷 10～15 分钟即可。

用法:每日 1 剂,代茶饮用。

功效:疏肝理气和胃。

适应证:消化性溃疡肝胃气滞,脘胁胀满,气窜走痛,嗳气反酸者。

(6)枇杷饮

原料:枇杷叶、鲜芦根各10克。

制作:将枇杷叶用刷子刷去毛,洗净,烘干,与切成片的芦根一同放入锅中,加入清水适量,大火煮沸后,改用小火慢煮20~30分钟即可。

用法:每日1剂,代茶饮用。

功效:清热和胃止呕。

适应证:消化性溃疡胃中灼热,气逆作呕者。

(7)生姜茶

原料:生姜30克,红糖25克。

制作:将生姜捣烂,放入锅中,加入清水适量,煮沸10分钟,放入红糖,再稍煮片刻即可。

用法:每日1剂,分早晚各饮用1次。

功效:温胃散寒止痛。

适应证:消化性溃疡寒积胃痛。

(8)玫瑰花茶

原料:玫瑰花瓣6~10克。

制作:将玫瑰花瓣放入茶杯中,加适量开水冲泡,加盖闷片刻即可。

用法:每日1剂,代茶饮用。

功效:理气消胀。

适应证:消化性溃疡胃脘胀痛者。

(9)玫瑰桂花茶

原料:桂花子3克,玫瑰花1克。

制作:将桂花子研为细末,与玫瑰花一同放入茶杯中,加适量开水冲泡,加盖闷片刻即可。

用法:每日1~2剂,代茶饮用。

功效:理气和胃,散寒止呕。

适应证:消化性溃疡胃脘部冷痛,胀满不适,恶心者。

（10）党参小米茶

原料：党参 10 克，炒小米 50 克。

制作：将党参洗净，与淘洗干净的炒小米一同放入锅中，加入清水适量，煮成小米茶即可。

用法：隔日 1 剂，代茶饮用。

功效：补益脾胃。

适应证：消化性溃疡脾胃虚弱者。

（11）甘蔗姜汁饮

原料：甘蔗 1 棵，生姜 50 克。

制作：将甘蔗去皮，压取汁液；生姜洗净，压取汁液。把甘蔗汁、生姜汁倒在一起，搅匀即可。

用法：每日 1～2 次，缓缓饮之。

功效：和胃降逆止呕。

适应证：消化性溃疡胃气不和上逆作呕，胸中烦闷而频吐痰涎者。

（12）丁香酸梅茶

原料：乌梅 30 克，山楂 15 克，陈皮 6 克，丁香 3 克，羊奶 100 毫升，白糖适量。

制作：将乌梅、山楂洗净，逐个拍破，与陈皮、丁香一同装入纱布袋中扎口。将锅中注入清水适量，放入药袋，大火煮沸后，改用小火再煮约 30 分钟，捞出药袋，加入羊奶，再稍煮片刻，沉淀 15 分钟，滤出汤汁，加入白糖使其溶化即可。

用法：每日 1 剂，代茶饮用。

功效：健脾和胃，消食杀菌。

适应证：消化性溃疡胃脘痞满，口渴心烦，不思饮食者。

（13）荷叶冰糖饮

原料：鲜荷叶 5 张（或鲜藕 150～250 克），冰糖适量。

制作：将鲜荷叶或鲜藕洗净，捣烂，绞取汁液，加入冰糖及适量凉开水即可。

用法:每日1剂,代茶饮用。

功效:清热和胃。

适应证:消化性溃疡胃热呕吐。

(14)橘皮生姜茶

原料:橘皮20克,生姜5克。

制作:将橘皮、生姜一同放入锅中,加入清水适量,大火煮沸后,改用小火再煮20分钟左右,去渣取汁即可。

用法:每日1剂,代茶饮用。

功效:理气和胃,温中散寒,化痰止呕。

适应证:消化性溃疡胃脘部冷痛,纳差脘痞,恶心欲吐者。

(15)半夏姜枣茶

原料:半夏、生姜各6克,大枣5枚。

制作:将半夏、生姜、大枣一同放入锅中,加入清水适量,大火煮沸后,改用小火再煮20分钟左右,去渣取汁即可。

用法:每日1剂,代茶饮用。

功效:温补脾胃,散寒止痛。

适应证:消化性溃疡胃脘部冷痛,恶心欲吐者。

(16)旱莲大枣茶

原料:鲜墨旱莲30克,大枣6～10枚。

制作:将鲜墨旱莲、大枣一同放入锅中,加入清水适量,大火煮沸后,改用小火再煮20～30分钟,去渣取汁即可。

用法:每日1剂,2次饮用。

功效:补气健脾,滋养肝肾,补血生血。

适应证:消化性溃疡脾胃虚弱,气血不足者。

(17)橘皮大枣茶

原料:橘皮10克,大枣15克。

制作:将橘皮洗净,切成细丝;大枣炒焦。橘皮丝、大枣一同放入茶杯中,加开水冲泡,加盖闷片刻即可。

用法:每日1剂,代茶饮用。

功效:理气调中,燥湿化痰。

适应证:消化性溃疡脘痞不适,纳差者。

(18)韭菜生姜牛奶茶

原料:韭菜 250 克,生姜 30 克,牛奶 250 毫升。

制作:将韭菜去黄叶,洗净,切碎;生姜去皮,拍碎。韭菜、生姜一同绞压取汁,再把其汁液加入牛奶中搅匀,倒入锅中,用小火煮沸即可。

用法:每日 1 剂,代茶饮用。

功效:温暖脾胃,降逆止呕。

适应证:消化性溃疡脾胃虚寒,恶心呕吐者。

20. 适宜于消化性溃疡患者食用的菜肴类食疗方有哪些

(1)神仙鸭

原料:水鸭 1 只,大枣、白果、莲子各 49 枚,人参 3 克,黄酒、酱油各 15 毫升,食盐适量。

制作:将水鸭宰杀,去毛及内脏,洗净,沥干水分;大枣去核,洗净;白果洗净,去壳,抠心;莲子用水发涨,去皮,抠心;人参切片,炒脆,再打成细末;黄酒和酱油混匀涂在水鸭的表皮和腹内。将大枣、白果、莲子装在碗内,撒上人参末混匀,一同填入鸭腹。再把水鸭放入盛器中,上屉用大火蒸 2~3 小时,至鸭肉熟烂,食时用食盐调味。

用法:每日 1 次,少量食用。

功效:健脾补虚。

适应证:消化性溃疡恢复期脾虚食少,心悸乏力,面色无华者。

(2)山楂肉干

原料:山楂 100 克,猪瘦肉 1 000 克,香油 15 毫升,生姜丝、葱花各 30 克,花椒 6 克,黄酒 25 毫升,酱油 50 毫升,味精、白糖、植物油各适量。

制作:将山楂洗净,润软,切成圆片,将 50 克山楂片放入锅中,加水约 1 500 毫升,在大火上浇沸后,下入猪瘦肉,煮到六成熟,捞出稍晾后,切成约 5 厘米长的粗条,放在盆内,用酱油、葱花、生姜丝、黄酒、花椒拌匀,腌渍约 1 小时,再沥去水。炒锅倒入油炼熟,投入肉条炸干水气,色微黄时即用漏勺捞出沥去油。锅内留少许余油,投入余下的 50 克山楂,略炸后再将肉干倒入锅中,反复翻炒,微火溶干起锅装在方盘内,再淋入香油,撒入味精、白糖即可。

用法:每日 1~2 次,随量食用。

功效:滋阴补脾,开胃消食。

适应证:消化性溃疡脾虚食滞出现纳差、腹胀、脘痞、嗳气等症状者。

(3)辣子鸡丁

原料:鸡肉 300 克,干辣椒 30 克,黄酒、酱油、葱段、生姜丝、植物油、清汤、白糖、味精、香油各适量。

制作:将鸡肉用温水洗净,切成 2 厘米大小的丁;干辣椒去蒂及子,切成短节。把鸡丁放入碗中,倒入黄酒、酱油各适量,并放上葱段、生姜丝拌匀,腌渍 10 分钟。将炒锅上大火,放适量植物油烧至六成热,入鸡肉丁,炸干水气盛起,锅内留少量油,烧热后下干辣椒,煸出香味,再倒入鸡肉丁,烹入酱油、黄酒,并放少量清汤及适量白糖、味精,继续煸炒 3 分钟,淋上香油,翻炒匀盛起即可。

用法:每日 1 次,佐餐食用。

功效:温中散寒,补益脾胃。

适应证:消化性溃疡脾胃虚寒出现脘腹冷痛,口淡不渴者。

(4)包菜炒牛肉

原料:牛肉 60 克,包菜 500 克,大蒜、生姜丝、食盐、味精、白糖、植物油、湿芡粉各适量。

制作：将包菜洗净，切成片；大蒜去皮，捣成蓉；牛肉洗净，切成片、腌好，备用。炒锅上大火，加入植物油，烧热后爆香生姜丝，放入牛肉片，炒至八成熟起锅。炒锅再上大火，加入适量植物油，烧热后爆香蒜蓉，下包菜炒熟，再放入牛肉片，调入食盐、味精、白糖、湿芡粉，略翻炒即可。

用法：每日1～2次，佐餐食用。

功效：补脾健胃。

适应证：消化性溃疡脾胃虚弱，气血不足者。

（5）茭白土豆丝

原料：茭白、土豆、植物油、葱花、生姜丝、味精、食盐各适量。

制作：将茭白洗净，切成丝；土豆洗净，去外皮，切成细丝，备用。炒锅上大火，加入植物油，烧热后爆香葱花、生姜丝，再放入土豆丝、茭白丝，继续炒至将熟时，调入味精、食盐，炒熟即可。

用法：每日1～2次，佐餐食用。

功效：健脾养胃。

适应证：消化性溃疡消化不良，纳差食少者。

（6）砂仁猪肚条

原料：猪肚500克，砂仁末10克，植物油、花椒、胡椒粉、葱花、生姜丝、食盐各适量。

制作：将猪肚洗净，入开水中汆透，脱去膻味捞出，刮去内膜，把砂仁末放入猪肚中，备用。炒锅上大火，加入植物油烧热，爆香葱花、生姜丝，放入猪肚稍炒，加入适量清水、花椒、胡椒粉、食盐，小火焖至猪肚熟烂，捞出猪肚切成条即可。

用法：每日1～2次，佐餐食用。

功效：补益脾胃，理气和中，

适应证：消化性溃疡脾胃虚弱，纳差脘痞者。

（7）黄精党参蒸鸡

原料：嫩母鸡1只，黄精、党参、山药各30克，生姜丝、葱花、食盐、胡椒粉、味精、植物油各适量。

制作:将嫩母鸡活杀,去毛及内脏,洗净,切成小块,并用生姜丝、葱花、食盐、胡椒粉、味精、植物油调匀;黄精、党参、山药洗净,切碎。调好的鸡块与上述药物一同放入碟子中,拌匀,入锅中,隔水蒸熟即可。

用法:每日1次,佐餐随量食用。

功效:益气补虚,健脾开胃。

适应证:消化性溃疡脾胃虚弱,气血不足者。

(8)仙人掌炒牛肉

原料:牛肉90克,仙人掌60克,生姜丝、食盐、胡椒粉、湿芡粉、植物油、葱花各适量。

制作:将牛肉洗净,切成片,用调味料腌好;仙人掌洗净,切成细丝,备用。炒锅上大火,加入植物油烧热,爆香葱花、生姜丝,放入牛肉片、食盐、胡椒粉,炒至八成熟起锅。炒锅再上大火,加入适量植物油,烧热后下仙人掌炒熟,再放入牛肉片,调入湿芡粉略翻炒即可。

用法:每日1～2次,佐餐食用。

功效:行气活血,健脾益气。

适应证:消化性溃疡久病脾胃虚弱,气血不足者。

(9)陈皮椒姜焖母鸡

原料:母鸡(约重500克)1只,陈皮12克,高良姜6克,白胡椒10克,草果2个,葱丝、生姜丝、米醋、酱油、食盐各适量。

制作:将母鸡宰杀,去毛、肠、内脏,洗净,切成小块;陈皮、高良姜、白胡椒、草果分别洗净。鸡块、药物及葱丝、生姜丝、米醋、酱油一同放入锅中,加入清水适量,小火焖至母鸡肉熟烂,用食盐调味即可。

用法:每日1次,随量食用。

功效:补虚温中,健脾开胃。

适应证:消化性溃疡脾胃虚弱胃脘部不适者。

(10)橘皮胡椒煲鲫鱼

原料:鲫鱼1尾,生姜片20克,橘皮10克,胡椒3克,食盐适量。

制作:将鲫鱼宰杀,去鳞、鳃及内脏,洗净沥干;生姜片、橘皮及胡椒用纱布包好,纳入鲫鱼腹内。将鲫鱼放入砂锅中,放入食盐,注入清水适量,小火煲熟即可。

用法:每日1次,适量食用。

功效:理气和胃。

适应证:消化性溃疡脾胃虚弱,食欲缺乏者。

21. 适宜于消化性溃疡患者食用的面点类食疗方有哪些

(1)萝卜饼

原料:白萝卜500克,生猪板油50克,熟火腿25克,小麦面500克,植物油、葱花、味精、黄酒、食盐各适量。

制作:将白萝卜洗净,切成细丝,加食盐稍腌挤干水分;生猪板油切成小丁,用黄酒和食盐腌一会儿;熟火腿切成丝,备用。小麦面200克加植物油100毫升揉成干油酥;小麦面300克加植物油50毫升、温水适量揉成水油酥。两种油酥分别另揿成10个面剂,将干油酥逐个包入水油酥内,擀长叠拢,压成圆形皮。把萝卜丝、葱花、猪板油丁、火腿丝、味精拌匀,做成馅料,包入酥皮内擀成饼形。接着平底锅上大火,加入植物油,烧热后入饼料,将饼煎至两面金黄色熟透即可。

用法:每日1~2次,当点心食用。

功效:理气消积,化痰宽中。

适应证:消化性溃疡出现脘腹胀满不适,嗳气,呃逆等症状者。

(2)山药酥

原料:怀山药250克,黑芝麻15克,白糖100克,植物油适量。

制作:将怀山药洗净,去皮,切成菱角块,放入六成热的油锅中,炸至外硬中软,浮上油面时捞出。将炒锅上大火,烧热后用植物油滑锅,放入白糖,加水少许使之溶化,至糖汁成米黄色时,推入怀山药块,并不停地翻炒,使外面包上一层糖浆,最后撒上炒香的黑芝麻即可。

用法:当点心食用。

功效:健脾益胃,润肠通便。

适应证:消化性溃疡脾胃虚弱,大便燥结者。

(3)羊肉挂面

原料:羊肉50克,挂面100克,鸡蛋1个,蘑菇、葱花、生姜丝、植物油、胡椒粉、食盐、食醋各适量。

制作:将羊肉洗净,切成细丝;蘑菇洗净,切成细条,备用。炒锅上大火,加入适量植物油,烧热后爆香葱花、生姜丝,再放入羊肉,炒熟后盛出。炒锅再上大火,加入适量清水,煮沸后下入挂面,稍煮再放入蘑菇、胡椒粉、食盐,待面条将熟时倒入炒熟的羊肉,淋入鸡蛋液,煮沸后倒入食醋,搅匀即可。

用法:每日1次,当正餐食用。

功效:补脾益胃温中。

适应证:消化性溃疡脾胃虚寒者。

(4)豆蔻馒头

原料:白豆蔻15克,小麦面500克,苏打粉适量。

制作:将白豆蔻粉为细末,待小麦面粉制成面团发酵后,与苏打粉一起加入面团充分糅和,加工制成馒头,上屉蒸熟即可。

用法:每日2次,当主食食用。

功效:补虚健胃,行气化湿。

适应证:消化性溃疡脾虚湿阻,脘痞腹胀者。

(5)扁豆火烧

原料:白扁豆粉、山药粉各50克,发酵小麦面500克,葱末、食盐、植物油各适量。

制作:将葱末、食盐放入碗中,加入植物油拌匀稍腌片刻待用。把发酵小麦面用扁豆粉、山药粉为面扑揉匀,并按扁擀成大面片,取拌好的葱末撒在面片上,再将面片由下向上卷成长卷,切成 10 个火烧剂子,捏住两头的外皮(包住葱末和食盐),并逐个稍旋拧,擀成圆薄饼。取平底锅上中火,加入植物油,烧热后放入圆薄饼,烙熟即可。

用法:当主食随意食用。

功效:健脾养胃,补虚扶正。

适应证:消化性溃疡脾胃虚弱,气血不足者。

(6)山药面条

原料:山药粉 1 000 克,荞麦面 2 000 克,鸡蛋 300 克,大豆粉 100 克,香油、葱花、食盐、味精、菠菜叶各适量。

制作:将山药粉、荞麦面、大豆粉一同放入容器中,再把打破搅匀的鸡蛋倒入容器中,加适量清水及食盐,和成面团,擀成薄面片,切成面条。每次取适量面条,下入开水锅中,煮熟后放入香油、食盐、葱花、菠菜叶、味精,再稍煮即可。

用法:每日 1～2 次,当主食随意食用。

功效:补脾助运,补虚养胃。

适应证:消化性溃疡脾胃虚弱者。

(7)麻仁栗子糕

原料:火麻仁、芝麻各 30 克,栗子粉、玉米面、红糖各适量。

制作:火麻仁淘洗干净,研为细末;芝麻淘洗干净。火麻仁末、芝麻与玉米面、栗子粉、红糖充分混合,以水和面,制成麻仁栗子糕,蒸熟即可。

用法:每日 1 次,当早餐食用。

功效:补虚润燥,宽中通便。

适应证:消化性溃疡纳差脘痞,大便秘结者。

(8)桑葚芝麻糕

原料:黑芝麻 60 克,火麻仁 12 克,桑葚、白糖各 30 克,大米粉 800 克。

制作:将黑芝麻放入锅中,用小火炒香;桑葚、火麻仁淘洗干净后放入锅中,水煎去渣取汁。把大米粉、白糖一同放入盆中,加入药汁及适量清水,揉成面团,做成糕坯,在每块糕坯上撒上黑芝麻,上屉蒸 20 分钟左右,至熟即可。

用法:每日 1～2 次,配餐或当点心适量食用。

功效:健脾益胃,润肠通便。

适应证:消化性溃疡脾胃虚弱,肠燥便秘者。

(9)赤豆玫瑰饺

原料:赤小豆 150 克,小麦面 200 克,白糖、糖玫瑰、猪油各适量。

制作:将赤小豆加水浸泡半日,煮至熟烂,捞出制成豆沙;炒锅上火,放入猪油,烧热后加入白糖炒溶,再入豆沙,用小火翻炒,至水分炒干,放进糖玫瑰,炒透后放凉,即成馅料。面粉加水制成面剂,擀成面皮,将馅料放入面皮捏成饺子,上屉蒸熟即可。

用法:每日 1～2 次,当点心食用。

功效:健脾和胃,润肠通便。

适应证:消化性溃疡脾胃虚弱,肠燥便秘者。

(10)山药茯苓煎饼

原料:山药粉、茯苓粉各 100 克,荞麦面 150 克,植物油适量。

制作:将山药粉、茯苓粉与荞麦面混匀,用水调成稠糊状备用。平底锅上大火,加入植物油,烧热后每次取面糊适量,上锅摊成煎饼,煎熟即可。

用法:当主食,分早晚餐食用。

功效:健脾利湿,补虚润燥。

适应证:消化性溃疡出现脘痞腹胀,肢软乏力,大便溏薄者。

(11)葱花五香窝头

原料:玉米面 500 克,葱花 100 克,十三香、食盐各适量。

制作:将玉米面、葱花一同倒入盆中,放入十三香、食盐搅拌均匀,加温水和成面团,再把面团分成 5 份,制成窝头状,上屉蒸

30～40分钟,至熟出屉即可。

用法:每日1～2次,当正餐食用。

功效:健脾益气,宽中通便。

适应证:消化性溃疡胃脘部胀满不适及便秘者。

(12)荞麦面饼卷青菜

原料:荞麦面200克,嫩芽菜、芹菜、胡萝卜、黄瓜各100克,鸡蛋2个,黄油、面酱各适量。

制作:将嫩芽菜剪根,洗净,切碎;芹菜、胡萝卜、黄瓜洗净,切成细丝,混匀备用。把鸡蛋打破放入盆中,搅匀后加入荞麦面,再入适量清水搅成糊状。平底锅上大火,放入黄油烧热,倒入鸡蛋荞麦面糊摊成薄饼,煎熟后起锅装盘。

用法:每日1～2次,薄饼卷上蔬菜、面酱当点心食用。

功效:健胃消食,滑肠通便。

适应证:消化性溃疡伴消化不良及大便秘结者。

22. 肝胃不和型消化性溃疡可选用哪些食疗方

肝胃不和型消化性溃疡的饮食调养宜以疏肝理气,和胃止痛为主要原则,食疗方可选用佛手粳米粥、陈皮紫苏粥、佛手延胡猪肚汤、九里香党参煲猪瘦肉等。

(1)佛手粳米粥:佛手15克,粳米100克,冰糖适量。佛手洗净,放入锅中,加水适量,煎汤去渣取汁;粳米淘洗干净,放入锅中,加入清水适量,小火煮粥。待粥将成时加入佛手柑之煎汁及冰糖,再稍煮即可。每日早晚餐温热食用。

(2)陈皮紫苏粥:陈皮10克,紫苏叶12克,生姜4片,粳米60克。陈皮、紫苏叶、生姜一同放入砂锅中,水煎去渣取汁,把药汁与淘洗干净的粳米一同放入锅中,共煮成粥即可。每日早晚餐温热食用。

(3)佛手延胡猪肚汤:猪肚1个500克,鲜佛手50克,延胡索

10克,生姜、胡椒、酱油、食盐各适量。猪肚切去肥油,用食盐擦洗,并用清水反复漂洗干净,再放入开水中脱去腥味,刮去白膜,切成细丝;佛手(切片)、延胡索、生姜(切片)分别洗净。把猪肚丝和佛手、延胡索、生姜片一同放入锅中,加入清水适量,大火煮沸后,放入胡椒、酱油,改用小火慢炖1小时左右,至猪肚熟烂,用食盐调味即可。每日1次,随量食肉,喝汤。

(4)九里香党参煲猪瘦肉:党参30克,九里香15克,陈皮、砂仁各10克,猪瘦肉100克,食盐、葱花、生姜丝各适量。猪瘦肉洗净,切成片,与九里香、陈皮、砂仁、食盐、葱花、生姜丝一同放入砂煲中,加入清水适量煲汤,煲至猪肉熟烂汤厚即可。每日1剂,随意食猪肉,喝汤。

23. 脾胃虚寒型消化性溃疡可选用哪些食疗方

脾胃虚寒型消化性溃疡的饮食调养宜以温中补虚,和胃缓急止痛为主要原则,食疗方可选用丁香焖鸭、五香山药鸡、砂仁鲫鱼汤、姜朴炖猪肚等。

(1)丁香焖鸭:水鸭500克,丁香、肉桂、草豆蔻各5克,陈皮、砂仁各3克,生姜、葱白、食盐、酱油、黄酒、白糖、植物油各适量。丁香、肉桂、草豆蔻、陈皮、砂仁分别洗净,用水浸泡,煎取汁液;水鸭活杀,去毛、杂,切成小块。起油锅,用生姜、葱白爆香水鸭块,加入药汁,稍炖片刻,入酱油、黄酒、食盐、白糖各适量,焖至鸭肉熟烂即可。每日1次,佐餐随量食用。

(2)五香山药鸡:雏鸡1只,山药30克,生姜、肉桂、花椒、砂仁、白芷、荜茇、高良姜各15克,食盐少许。雏鸡宰杀,去毛杂及内脏,洗净,切成块状;山药去皮、切块。生姜、肉桂、花椒、砂仁、白芷、荜茇、高良姜用纱布包裹,鸡块、山药块一同放入砂锅中,加入清水适量,大火煮沸后,改用小火慢炖,至鸡肉熟烂,取出纱布袋,加食盐调味即可。每日1剂,食鸡肉,喝汤。

（3）砂仁鲫鱼汤：砂仁 6 克，鲫鱼 1 条，葱丝、生姜片、食盐各适量。鲫鱼宰杀，去鳞、鳃及内脏，洗净；把砂仁洗净，放入鱼腹中。将鱼置于砂锅中，加入清水适量，大火煮沸后，改用小火慢炖，至鱼肉熟透，入葱丝、生姜片、食盐，再稍煮数分钟即可。每日 1 剂，食鱼肉，喝汤。

（4）姜朴炖猪肚：猪肚 200 克，老姜 30 克，厚朴 10 克，食盐、葱段、葱花、花椒粉各适量。厚朴用少量清水洗去浮尘，老姜洗净、拍破，一同装入纱布袋中，扎紧袋口；猪肚洗净，切成二寸长方条。将猪肚条与纱布袋、葱段一同放入砂锅中，加入清水适量，大火煮沸后，改用小火慢炖 1 小时左右，至猪肚熟烂，捞去纱布袋和葱段，再把猪肚盛于碗中，加入食盐、葱花、花椒粉调味即可。每日 1 剂，食猪肚，喝汤。

24. 胃阴不足型消化性溃疡可选用哪些食疗方

胃阴不足型消化性溃疡的饮食调养宜以滋阴益胃，和中止痛为主要原则，食疗方可选用茭菇肉片、牛奶蜂蜜饮、生地黄山药炖鸭、鳖肉杞子熟地黄汤等。

（1）茭菇肉片：茭白、白蘑菇各 200 克，猪瘦肉 100 克，生姜片、花椒、葱丝、植物油、食盐、鲜汤、湿淀粉各适量。茭白、白蘑菇、猪瘦肉分别洗净，茭白、猪瘦肉切成薄片，白蘑菇撕碎，猪瘦肉片用少许食盐腌制后用湿淀粉上浆。炒锅上火，加入植物油，烧至七成热，将不浆的猪瘦肉片在热油中过一遍变成白色，盛入盘中备用。把生姜片、葱丝、花椒放入热油锅中爆出香味，下茭白片和蘑菇，翻炒几下后入肉片，再翻炒几下，注入鲜汤，加入食盐炒匀，加盖焖至猪肉熟透即成。每日 1 次，佐餐随量食用。

（2）牛奶蜂蜜饮：牛奶 200 毫升，蜂蜜 50 毫升，白及粉 6 克。牛奶煮沸，调入蜂蜜和白及粉，搅匀后于饭后饮用，每日 1～2 次。

（3）生地黄山药炖鸭：鸭肉 250 克，生地黄 15 克，山药 100 克，生姜片、食盐各适量。生地黄、山药分别洗净;鸭肉洗净分别将带骨的鸭肉和鸭油切成小块。把生鸭油块放入烧热的炒锅中,用锅铲挤压出油,油热后入生姜片爆香,再放入鸭肉块翻炒片刻,注入适量清水,加入备好的生地黄、山药,大火煮沸后,改用小火继续炖至鸭肉熟烂,加食盐调味即成。每日1次,佐餐随量食用。

(4)鳖肉杞子熟地黄汤:鳖肉125克,枸杞子、熟地黄各15克,食盐适量。鳖肉洗净,切成小块,枸杞子、熟地黄分别洗净,与鳖肉块一同放入锅中,加入清水适量,小火慢炖至鳖肉熟烂汤成,用食盐调味即可。每日1次,食肉,喝汤。

25. 寒热错杂型消化性溃疡可选用哪些食疗方

寒热错杂型消化性溃疡的饮食调养宜以寒热并用,辛开苦降,理气和胃为主要原则,食疗方可选用阳春肘子、胡椒乌梅茶、清蒸冬瓜夹、酸石榴蜂蜜汁等。

(1)阳春肘子:砂仁25克,猪肘子1000克,葱花50克,生姜丝15克,花椒3克,黄酒50毫升,香油少许,食盐适量。将猪肝肘子刮洗干净,沥去水分,再用竹签将皮面扎满小孔;花椒、食盐在锅内炒烫,趁热在肘子上搓揉,然后放入陶瓷容器内腌24小时。砂仁研细末待用。把腌好的肘子再刮洗一遍,沥去水分,在肉的内面撒上砂仁末,用净布包卷成筒形,再用绳捆紧,放入盛器中,再加入生姜丝、葱花及黄酒,用开水大火上屉蒸约一个半小时,取出解去绳布,抹上香油即可。每日1次,少量佐餐食用。

(2)胡椒乌梅茶:胡椒10粒,乌梅5个。胡椒和乌梅共研为细末,加入开水冲饮,每日1~2次。

(3)清蒸冬瓜夹:冬瓜500克,香肠75克,食盐、味精、葱花各适量。冬瓜削皮,去瓤、子,洗净,切成约1厘米厚的片,每片冬瓜由里向外切一刀,但不切断;香肠用温水洗净,再用刀斜切成薄片。在每一片冬瓜的刀缝间夹上一片香肠,整齐地码放在盘中,撒上食盐、味精,上屉用中火蒸 10~15 分钟,下屉后撒上葱花即可。每日 1~2 次,佐餐食用。

(4)酸石榴蜂蜜汁:酸石榴 2 个,蜂蜜 30 克。酸石榴捣烂取汁,与蜂蜜调匀,每日 1 次,用温开水冲饮。

26. 肝胃郁热型消化性溃疡可选用哪些食疗方

肝胃郁热型消化性溃疡的饮食调养宜以疏肝解郁,泻热和胃为主要原则,食疗方可选用包心菜粥、木耳豆腐汤、竹茹粳米粥、茉莉花佛手粥等。

(1)包心菜粥:包心菜 100 克,粳米 50 克。包心菜洗净,切碎,水煎取汁,与淘洗干净的粳米一同放入锅中,共煮成粥即可。每日早晚餐温热食用。

(2)木耳豆腐汤:黑木耳 30 克,豆腐 250 克,味精、食盐各适量。黑木耳洗净,豆腐洗净,切成小块,一同放入锅中,加入清水适量,共煮成汤,用味精、食盐调味即可。每日 1~2 次,食木耳、豆腐,喝汤。

(3)竹茹粳米粥:竹茹 30 克,粳米 100 克。竹茹洗净,放入锅中,加入清水适量,煎汁去渣;粳米淘洗干净,放入锅中,加入清水适量,小火煮粥,待粥将成时加入药汁,再稍煮 1~2 沸即可。每日早晚温热食用。

(4)茉莉花佛手粥:茉莉花 6 克,鲜佛手 10 克,粳米 60 克,白糖适量。茉莉花、鲜佛手水煎取汁,与淘洗干净的粳米一同放入锅中,小火煮粥,待粥将成时加入白糖,再稍煮即可。每日早晚温热食用。

27. 血瘀胃络型消化性溃疡可选用哪些食疗方

血瘀胃络型消化性溃疡的饮食调养宜以活血化瘀,和胃通络止痛为主要原则,食疗方可选用地龙桃花饼、桃仁白及粥、仙人掌猪肚、三七莲藕鸡蛋等。

(1)地龙桃花饼:黄芪、小麦面各 100 克,当归 50 克,干地龙 30 克,红花、赤芍、桃仁各 20 克,川芎 10 克,玉米面 400 克,白糖适量。干地龙用酒浸去腥味,烘干研粉;红花、赤芍、当归、黄芪、川芎共同水煎 2 次,去渣取汁备用。把地龙粉、玉米面、小麦面、白糖倒入药汁中调匀,做圆饼 20 个;桃仁去皮、尖,打碎,略炒,匀放于饼上,将饼入屉蒸熟或烤箱烤熟即可。每次 1~2 个,每日 2 次,当主食食用。

(2)桃仁白及粥:桃仁、白及粉各 15 克,红花 10 克,粳米 100 克,蜂蜜适量。桃仁洗净,捣烂,加开水研汁去渣;红花水煎取汁。把桃仁汁、红花汁与白及粉、粳米一同煮粥,待粥成时加入蜂蜜,再煮沸即可。每日 1 剂,分 2 次温热食用。

(3)仙人掌猪肚:鲜仙人掌 30~60 克,猪肚 1 个,食盐适量。鲜仙人掌洗净,切成块,装入洗净的猪肚中,把猪肚放入砂锅中,加入清水适量,大火煮沸后,放入食盐,改用小火慢炖,至猪肚熟烂即可。每日 1 次,食猪肚,喝汤,连用 5~10 日。

(4)三七莲藕鸡蛋:三七粉 3 克,鸡蛋 1 个,鲜藕 250 克。鲜藕去皮,洗净,切碎,绞汁备用;鸡蛋打入碗中,搅拌打成蛋浆。把藕汁、三七粉一同加入蛋浆中,搅匀后隔水炖至蛋浆熟透即可。每日早晨空腹时食用。

28. 消化性溃疡伴发便秘可选用哪些食疗方

(1)桑葚蒸蛋

原料:桑葚膏 30 克,鸡蛋 2 个,核桃泥 30 克,熟猪油 15 克,酱油、味精各适量。

制作:将鸡蛋打入碗中,加入桑葚膏、核桃泥、味精,搅散调匀,上屉用大火蒸 10 分钟左右,取出后加入熟猪油、酱油调匀即可。

用法:空腹温热食之。

功效:养血补虚,润燥通便。

(2)生地黄粥

原料:新鲜生地黄(或干地黄)适量,粳米 100 克,蜂蜜 30 毫升。

制作:将新鲜生地黄洗净,切段,榨取汁液(也可用适量的干地黄煎取汁液)备用。把粳米淘洗干净,放入锅中,加入清水适量,大火煮沸后,入适量地黄汁液,改用小火慢煮,至米熟粥成,再加蜂蜜调匀即可。

用法:每日早晚温热食用。

功效:清热生津,润肠通便。

(3)茼蒿炒笋丝

原料:茼蒿 100 克,莴笋 150 克,植物油、食盐、味精各适量。

制作:将茼蒿去老茎,洗净,切成小段;莴笋去外壳,洗净,切成细丝。炒锅上大火,放入植物油,烧至八成热,入笋丝翻炒片刻,再加茼蒿段同炒,放入食盐,加水焖熟,用味精调味即可。

用法:每日 1～2 次,佐餐食用。

功效:清热润肠通便。

(4)牛奶补养粥

原料:牛奶 200 毫升,粳米 100 克,大枣 20 枚。

制作:将粳米淘洗干净,大枣去核,淘洗干净。把粳米、大枣一同放入锅中,加入清水适量,大火煮沸后,改用小火煮粥,待米熟粥成时,加入牛奶,再煮沸即可。

用法:每日早晚食之。

功效:益气血,强身体,润肠通便。

(5)薏苡仁百合汤

原料:薏苡仁 30 克,百合 12 克,白糖适量。

制作:将薏苡仁放入锅中,加入清水适量,大火煮沸后,改用小火煮至薏苡仁熟烂,加入百合再煮片刻,放入白糖调匀即可。

用法:每日 2 次,空腹温热食用。

功效:养阴补血,润肠通便。

29. 消化性溃疡伴发贫血可选用哪些食疗方

(1)桂圆莲子粥

原料:桂圆肉 15 克,莲子 20 克,粳米 100 克,冰糖适量。

制作:将桂圆肉、莲子、粳米分别淘洗干净,一同放入锅中,加入清水适量,大火煮沸后,改用小火煮至米熟粥成,调入冰糖即可。

用法:每日 2 次,分早晚温热食用。

功效:补脾胃,益气血,安心神。

(2)茭白炒鸡蛋

原料:茭白 150 克,鸡蛋 3 个,葱花、食盐、植物油、味精、鲜汤各适量。

制作:将茭白去皮,洗净,放入开水中焯一下捞出,切成小片;鸡蛋液打入碗中,加入食盐搅匀备用。将炒锅上火,放入植物油,烧热后炸葱花,倒入蛋液炒熟,盛于盘中。接着原锅上火,放入植物油烧热,入茭白片翻炒片刻,加入鲜汤、食盐、味精,稍炒后倒入熟鸡蛋,再一同翻炒几下即可。

用法:每日 1～2 次,佐餐食用。

功效:补气养血,滋阴生津,健脾益胃。

(3)归参炖母鸡

原料:当归、党参各 15 克,母鸡 1 只,生姜片、葱段、食盐、料酒各适量。

制作:将母鸡宰杀,去毛杂及内脏,洗净,把当归、党参纳入鸡腹内,把母鸡放入砂锅中,加入清水适量,大火煮沸后,放入生姜片、葱段、食盐和料酒,改用小火煨至母鸡肉熟烂即可。

用法:每日 1 次,佐餐食用。

功效:补益气血。

(4)当归羊肉羹

原料:当归、黄芪、党参各 25 克,羊肉 500 克,生姜片、葱段、食盐、料酒各适量。

制作:将羊肉洗净,切成小块;当归、黄芪、党参装入纱布袋中。把羊肉块和纱布袋一同放入砂锅中,加入清水适量,大火煮沸后,放入生姜片、葱段、食盐和料酒,改用小火煨至羊肉熟烂即可。

用法:每日 1～2 次,佐餐食用。

功效:补养气血,健脾益胃。

(5)八宝鹌鹑蛋粥

原料:枸杞子、薏苡仁、扁豆、莲子、山药、桂圆肉、百合各 10 克,大枣 6 枚,鹌鹑蛋 3 个,粳米 100 克,白糖适量。

制作:将枸杞子、薏苡仁、扁豆、莲子、山药、桂圆肉、百合、大枣分别淘洗干净,一同放入锅中,加入清水适量,先用小火煎煮 30 分钟,放入淘洗干净的粳米,继续煮至米熟粥成,调入鹌鹑蛋液,再稍煮片刻即可。

用法:每日 2 次,分早晚食用。

功效:补脾健胃,益气养血。

30. 妊娠期和哺乳期消化性溃疡患者可选用哪些食疗方

(1)山药糊

原料:新鲜山药 500 克。

制作:将山药去须根及皮,洗净,切成黄豆大小的方丁,放入锅中,加入清水适量,大火煮沸后,改用小火煮至成稠粥糊即可。

用法:每日 1 剂,3 次温热食用。

功效:健脾益肾养胃。

(2)豆浆粥

原料:豆浆 150 毫升,粟米 50 克。

制作:将粟米淘洗干净,放入锅中,加入清水适量,大火煮沸后改用小火煮粥,待米熟粥成时,调入豆浆搅匀,再稍煮即可。

用法:每日早晨温热食用,可代替早餐。

功效:益气补虚,润燥养胃。

(3)香菇汤

原料:鲜香菇 4 个。

制作:将鲜香菇洗净,放入锅中,加入清水适量,煮至香菇熟汤成即可。

用法:每日 1 次,吃香菇,喝汤。

功效:健脾益胃,补气健身。

(4)生姜煲猪肚

原料:生姜 30 克,猪肚 1 个,食盐适量。

制作:将生姜洗净,切碎,装入洗净的猪肚中,把猪肚放入砂锅中,加入清水适量,大火煮沸后,加食盐适量,改用小火继续炖至猪肚熟烂即可。

用法:吃猪肚,喝汤。每 2 日吃 1 个猪肚,可连吃 3~4 个。

功效:健脾养胃,促进溃疡愈合。

(5)素炒小白菜

原料:小白菜 250 克,植物油 10 克,酱油 25 克,生姜丝少许,食盐适量。

制作:将小白菜去根,洗净。炒锅上大火,放入植物油,烧热后放入生姜丝稍炒,随即把小白菜放入锅中,用大火快炒至半熟,放入酱油、食盐,再稍炒片刻至熟即可。

用法:每日 1~2 次,佐餐食用。

功效:解热除烦,养阴润燥,护胃益肠。